读经典 做临床系列

针灸古典医籍精选导读

张　淼　刘晓瑜　卢淑洪　罗云　主编

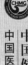

中国健康传媒集团
中国医药科技出版社

内容提要

本书为《读经典　做临床系列》丛书之一，精选《针灸甲乙经》《针灸资生经》《针灸大全》3 本针灸经典著作原文，并加以导读，对经穴定位、刺灸方法、病证处方研习均有重要参考价值。

本书适合中医药临床、教学、科研人员参考，也可供中医药爱好者参阅。

图书在版编目（CIP）数据

针灸古典医籍精选导读／张淼等主编 . -- 北京：中国医药科技出版社，2024.10. --（读经典　做临床系列）. -- ISBN 978 - 7 - 5214 - 4883 - 2

Ⅰ. R245

中国国家版本馆 CIP 数据核字第 2024X4D141 号

美术编辑　陈君杞
版式设计　南博文化

出版　**中国健康传媒集团**｜中国医药科技出版社
地址　北京市海淀区文慧园北路甲 22 号
邮编　100082
电话　发行：010 - 62227427　邮购：010 - 62236938
网址　www. cmstp. com
规格　710 × 1000mm $\frac{1}{16}$
印张　16
字数　307 千字
版次　2024 年 10 月第 1 版
印次　2024 年 10 月第 1 次印刷
印刷　天津市银博印刷集团有限公司
经销　全国各地新华书店
书号　ISBN 978 - 7 - 5214 - 4883 - 2
定价　**45.00 元**

获取新书信息、投稿、为图书纠错，请扫码联系我们。

编 委 会

　　古籍为中华民族悠久历史文化的宝贵遗产，对其整理和利用，对赓续中华文明血脉、弘扬民族传统精神、增强国家文化软实力、建设社会主义文化强国具有重要意义。中医药学文明古老，历史悠久，流传至今仍具有无限的生命力和巨大的影响力。中医古籍繁若星辰，浩如烟海，蕴含着丰富的古代医家思想及临床治验精髓，是中医药学传承的载体和源泉。

　　鉴于中医古典医籍存世数量巨大，收录情况散杂，亟待我们去挖掘、整理、提炼、运用，遂至浩瀚医书中精选甄别，编《读经典　做临床系列》20卷，以冀发挥中医古籍的文献与临床价值，以解今人望洋之叹、临证之惑，促进中医古籍文献与临床医学的融会贯通，推动中医药事业的传承发展。

　　根据中医药学术的发展情况以及医学分科的细化，本丛书精选《素问》《灵枢》《伤寒》《金匮》及温病、诊法、本草、医方、医理、医案、针灸、推拿、养生等相关经典医籍原文，又立足临床，分内科、外科、妇科、骨科、儿科、五官科，共计20册。每册选取古医籍品种不超过5种，爬罗剔抉，或全书点校收录，或选点部分卷次，均保留原书行文及体例，博览约取的同时，尽可能为读者还原古籍原貌，呈现学术发展的源流脉络。同时，每种医籍之前设有导读一篇，从成书背景、作者生平、学术特点等方面系统介绍，提纲挈领，帮助读者把握整体框架，满足个性化需求，提高中医古籍阅读效率，从而激发阅读兴趣，增进品读趣味，走进字里行间，感受古籍魅力。

　　由衷希望本书的出版，可以助力读者在浩瀚书海中掌舵前行，熟习相关古籍基本知识，汲取学术精华为临床所用，从而改善中医古籍临床运用不足之现象，为中医药学的继承发展推波助澜。疏漏不足之处难免，敬请广大读者批评指正。

中国医药科技出版社

2024 年 9 月

中医经典是中医之本，熟读经典、勤于临床是中医临床人才打牢基础、提高能力之必需。《读经典　做临床系列》丛书根据中医古籍品种分类，精选古籍原文，并加以导读，帮助读者掌握中医最基本和核心的理论与方法，提高学习、领会、研究经典的水准，学会将古人的经验精华应用于现代临床实践。

　　针灸起源于中国，具有悠久的历史，其起源可追溯到石器时代。当时人们出现某些疼痛或不适的时候，会不自觉地用手按摩、捶拍，甚至用尖锐的石器按压疼痛不适的部位，以使原有的症状减轻或消失。灸法的起源与火的使用有着密切的关系，当人身体有某种不适时，用火烘烤会使症状得以减轻，人们继而用各种树枝作为施灸工具，逐渐发展到艾灸。

　　针灸治疗方法是在漫长的历史过程中形成的，其学术思想也随着临床医学经验的积累渐渐完善。《黄帝内经》是现存的中医文献中最早而且完整的中医经典著作，已经形成了完整的经络系统，尤其是《灵枢经》所记载的针灸理论更为丰富而系统。晋代医学家皇甫谧潜心钻研《黄帝内经》等著作，撰写成《针灸甲乙经》，书中全面论述了脏腑经络学说，发展与确定了349个穴位，并对其位置、主治、操作进行了论述，同时介绍了针灸方法及常见病的治疗。唐宋时期，随着经济文化的繁荣昌盛，针灸学术也有很大的发展。著名针灸学家王惟一铸造了铜人模型，外刻经络腧穴，内置脏腑，作为针灸教学的直观教具和考核针灸医生之用，促进了针灸学术的发展。宋代王执中的《针灸资生经》对宋以前的针灸学成就进行了全面系统的总结，对后世针灸学有重要影响。明代是针灸学术发展的鼎盛时期，名医辈出，针灸理论研究逐渐深化，也出现了大量的针灸专著，如《针灸聚英》《针灸四书》《针灸大全》等，针灸学理论日益丰富。清初至民国时期，针灸医学由兴盛逐渐走向衰退。1949年以来，全国各地相继成立了针灸的研究、医疗、教学机构，从此以后，"针灸学"列入了中医院校学生的必修课，绝大多数中医院校开设了针灸专业，针灸人才辈出，针灸学走向辉煌。

本书精选《针灸甲乙经》《针灸资生经》《针灸大全》3本针灸经典著作原文，并加以导读，对经穴定位、刺灸方法、病证处方研习均有重要参考价值。

编者

2024年9月

目录

针灸甲乙经（节选）

目

录

目
录

针灸资生经（节选）

针灸大全（节选）

针灸甲乙经（节选）

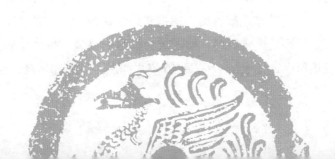

成书背景

《针灸甲乙经》是我国现存最早、内容较完整的一部针灸学专著，被称作"中医针灸学之祖"，被列为针灸学者必读的古典医书之一。该书约成书于公元259年，由魏晋医学家皇甫谧编著，原名《黄帝三部针灸甲乙经》，简称《针灸甲乙经》或《甲乙经》。其书名冠"黄帝"字样，乃是托名之作，并非真为黄帝所著。原书分为4卷（今传本12卷128篇），各卷以天干之甲、乙、丙、丁等顺序命名，故名《黄帝三部针灸甲乙经》。主要论述脏腑经络、诊法、腧穴部位、针灸方法及禁忌、各类疾病的病因病理及症候、针灸治疗取穴等。并对晋代以前的针灸疗法进行了系统的归纳和整理，对后世针灸学的发展起了重要作用。该书保存了《内经》等古典医学著作的内容，因而也是研究《内经》古传本的重要文献。

作者生平

皇甫谧，字士安，号玄晏先生。安定朝那（今甘肃省平凉市灵台县朝那镇）人。生于公元215年（东汉建安二十年），卒于公元282年（西晋太康三年），享年68岁。他的曾祖父是参加过镇压东汉末年黄巾起义军的皇甫嵩，可是到了他这一代，由于急剧的阶级分化，家道已经衰微了。在他成年以前，即过继给叔父，离开了世居的朝那，迁居到新安（今河南境内）。《晋书》记载他"居贫，躬自穑穑，带经而农"，经济情况的改变，对皇甫谧有很大影响。

皇甫谧与流俗异趣，不趋炎附势，累官不仕，专一著述为务。对《帝王世纪》《年历》等文史著作广采百纳，博据考稽，建树史学，对三皇五帝到曹魏数千年间的帝王世系及重要事件，做了较为详尽的整理。皇甫谧从事针灸医学研究的一个直接原因，是他在42岁到46岁之间患了风痹和耳聋，在54岁时又误服寒食散，使得病情日趋恶化。正是因为他感受到疾病的折磨，才在后半生钻研针灸医学，最终著成《针灸甲乙经》这一传世之作。

学术特点

1. 总结归纳，丰富基础理论

魏晋以前，有关解剖、生理、病理、体质等医学基础理论知识虽已不少，但却比较散乱，不便系统学习研究，《针灸甲乙经》将这类知识集为一体，使之自成条理，针灸理论体系渐臻充实完善。

《针灸甲乙经》汇集了此前的解剖知识，使之成为针灸学基础理论的一部分；运用前人成果，通过对五脏阴阳属性、气血津液的运化、升降、出入的论述，把五脏同六腑及五官九窍、四肢百骸的生理联系有机地、动态地表示出来，使中医整体观在人体组织结构和功能联系方面得以生动体现；讨论了五脏体积、位置与病理的联系，论述了气、血、津、液、精等物质与脏腑肢体、经脉窍道在病理上的相互影响，从而奠定了以整体观为指导的针灸病理学基础。

2. 划线布穴，厘定经穴位置

《针灸甲乙经》以人体内在经络为根据，以男女老幼共有的体表特征为标记，分区划线，把经络循行在体表的投影分段用腧穴点固定下来，从而制定了划线布穴法。如胸正中线，即胸骨柄静脉切迹与左右胸锁乳突肌之间所形成的凹陷处和剑突上方为标记的两点相连的一条线段。天突、璇玑、华盖、紫宫、玉堂、膻中、中庭7穴，都在这一线上求取，自然不会产生游移偏离。这种布穴法和《内经》的循经布穴法相比，突出的优点是清晰、明确、穴位固定、求取一致。划线布穴法的创立，腧穴的精详厘定，结束了魏晋以前腧穴内容单薄散碎，临床运用模糊混乱的局面，为后世针灸学的全面发展奠定了基础。

3. 取穴施治，贴近临床实用

《针灸甲乙经》卷七至卷十二针灸辨症应用最多的是经脉辨症，其次是脏腑辨症。皇甫谧在从《黄帝明堂经》辑录相关主治条文时，保留了具有辨症特征的典型症状，与前引之《灵枢》《素问》之总论形成有机的整体，展示出较为清晰的符合针灸临床特征的辨症施治框架。同样是腰痛，根据其表现出的不同的经脉病候特点和病位特点，选取不同经脉或不同部位的腧穴，从而将《内经》中的治疗原则大法落到了实处。

　　《针灸甲乙经》总结了不同部位、不同季节、不同时辰、不同病症的选穴规律，制定了循经取穴、依时取穴、据证取穴的原则。还对多种常见病的选穴规律做了全面综述。自此"子午流注学说"初见雏形，针灸辨证取穴治疗原则确立。此外，《针灸甲乙经》第七至第十二卷，集中介绍了魏晋以前内、外、妇、儿、五官等各科病症 900 余种针灸治疗方法。书中既从外感六淫、内伤七情及各种意外伤、虫兽伤等病因同脏腑经络相联属方面对疾病进行了宏观分类，又详细说明了每一病症的临床特点、病因病机、发展转归、主治腧穴、刺灸方法、刺灸量、刺灸禁忌、药物辅治。还对外症相似而感邪不同，或邪伤部位不同的病变在选穴、施针、用灸等方面的不同，以及同一病症在不同季节、不同时辰的不同刺灸法、刺灸量做了全面的介绍，使后学能因其说而用其治，明于心而善于手。

序

晋玄晏先生皇甫谧

夫医道所兴，其来久矣。上古神农始尝草木而知百药。黄帝咨访岐伯、伯高、少俞之徒，内考五脏六腑，外综经络血气色候，参之天地，验之人物，本性命，穷神极变，而针道生焉。其论至妙，雷公受业传之于后。伊尹以亚圣之才，撰用《神农本草》，以为《汤液》。中古名医，有俞跗、医缓、扁鹊；秦有医和，汉有仓公，其论皆经理识本，非徒诊病而已。汉有华佗、张仲景。其他奇方异治，施世者多，亦不能尽记其本末。若知直祭酒刘季琰病发于畏恶，治之而瘥，云："后九年季琰病应发，发当有感，仍本于畏恶，病动必死"，终如其言。仲景见侍中王仲宣时年二十余，谓曰："君有病，四十当眉落，眉落半年而死，令服五石汤可免。"仲宣嫌其言忤，受汤勿服。居三日见仲宣谓曰："服汤否？"仲宣曰："已服。"仲景曰："色候固非服汤之诊，君何轻命也。"仲宣犹不言，后二十年果眉落，后一百八十七日而死，终如其言。此二事虽扁鹊、仓公无以加也。华佗性恶矜技，终以戮死。仲景论广伊尹《汤液》为数十（十数）卷，用之多验。近代太医令王叔和撰次仲景遗论甚精，指（皆）事施用。按《七略》《艺文志》，《黄帝内经》十八卷，今有《针经》九卷，《素问》九卷，二九十八卷，即《内经》也，亦有所忘失。其论遐远，然称述多而切事少，有不编次，比按《仓公传》，其学皆出于《素问》，论病精微；《九卷》是原本经脉，其义深奥，不易觉也；又有《明堂经》，孔穴、针灸治要，皆黄帝岐伯选事也。三部同归，文多重复，错互非一。

甘露中，吾病风加苦聋百日，方治要皆浅近，乃撰集三部，使事类相从，删其浮辞，除其重复，论其精要，至为十二卷。《易》曰"观其所聚，而天地之情事见矣"，况物理乎。事类相从，聚之义也。夫受先人之体，有八尺之躯，而不知医事，此所谓游魂耳。若不精通于医道，虽有忠孝之心，仁慈之性，君父危困，赤子涂地，无以济之，此固圣贤所以精思极论尽其理也。由此言之，焉可忽乎？其本论，其文有理，虽不切于近事，不甚删也。若必精要，后其闲暇，当撰核以为教经云尔。

针灸甲乙经卷之二

十二经脉络脉支别第一上

雷公问曰：禁脉之言，凡刺之理，经脉为始，愿闻其道。黄帝答曰：经脉者，所以决死生，处百病，调虚实，不可不通也。

肺手太阴之脉，起于中焦，下络大肠，还循胃口，上膈属肺，从肺系横出腋下，下循臑内，行少阴、心主之前，下肘中，循臂内上骨下廉，入寸口，上鱼，循鱼际，出大指之端。其支者，从腕后直出次指内廉，出其端。是动则病肺胀满膨膨然而喘咳，缺盆中痛，甚则交两手而瞀音务，又音茂，是谓臂厥。是主肺所生病者：咳，上气，喘喝，烦心，胸满，臑音如臂内前廉痛厥，掌中热。气盛有余则肩背痛，风寒，汗出中风，小便数而欠；气虚则肩背痛寒，少气不足以息，溺色变—云卒遗矢无度，为此诸病。凡十二经之病，盛则泻之，虚则补之，热则疾之，寒则留之，陷下则灸之，不盛不虚，以经取之。盛者则寸口大三倍于人迎，虚者则寸口反小于人迎也。

大肠手阳明之脉，起于大指次指之端外侧，循指上廉，出合骨两骨之间，上入两筋之中，循臂上廉，入肘外廉，上循臑外廉上肩，出髃音隅骨之前廉，上出柱骨之会上，下入缺盆，络肺，下膈属大肠。其支者，从缺盆直上至颈，贯颊，下入齿中，还出夹口，交人中，左之右，右之左，上夹鼻孔。是动则病齿痛，颊肿。是主津液所生病者：目黄，口干，鼽音求衄，喉痹，肩前臑痛者，大指次指痛不用。气盛有余，则当脉所过者热肿；虚则寒栗不复。为此诸病，盛者则人迎大三倍于寸口；虚者则人迎反小于寸口也。

胃足阳明之脉，起于鼻，交頞中，旁约大肠之脉，下循鼻外，入上齿中，还出夹口，环唇，下交承浆，却循颐后下廉，出大迎，循颊车，上耳前，过客主人，循发际至额颅。其支者，从大迎前下人迎，循喉咙，入缺盆，下膈，属胃络脾。其直者，从缺盆下乳内廉，下夹脐，入气街中。其支者，起于胃口，下循腹里，下至气街中而合，以下髀关，抵伏兔，下入膝膑中，下循胻外廉，下足跗，入中指内间。其支者，下膝三寸而别，以下入中指外间。其支者，别跗上，入大指间，出其端。是动则病凄凄然振寒，善伸数欠，颜黑，病至则恶人与火，闻木音则惕然惊，心欲动，独闭户塞牖而处，甚则欲上高而歌，弃衣而走，贲响腹胀，是为臂—作骭厥。是主血所生病者：狂瘖—作疟，温淫汗出，鼽衄，口㖞，唇紧，颈肿，喉痹，大腹水肿，膝髌肿痛，循膺乳、气街、股、伏兔、骭外廉、足跗上皆痛，中指不用。气盛则身以前皆热，其有余于胃，则消谷善饥，溺色黄；气不足则身以前皆寒栗，胃中寒则胀满。为此诸病，盛者人迎大三倍于寸口；虚者人迎反小于寸口也。

脾足太阴之脉，起于大指之端，循指内侧白肉际，过核骨后，上内踝前廉，上腨内，循胫骨后，交出厥阴之前，上循膝股内前廉，入腹，属脾络胃，上膈夹咽，连舌本，散舌下。其支者，复从胃别上膈，注心中。是动则病舌本强，食则呕，胃脘痛，腹胀善噫，得后与气则快然而衰，身体皆重。是主脾所生病者：舌本痛，体不能动摇，食不下，烦心，心下急，寒疟，溏瘕音加泄，水闭，黄疸，不能食，唇青，强立，股膝内肿痛，厥，足大指不用。为此诸病，盛者则寸口大三倍于人迎；虚者则寸口反小于人迎也。

心手少阴之脉，起于心中，出属心系，下膈络小肠。其支者，从心系上夹咽，系目系—本作循胸出肠。其直者，复从心系却上肺，上出腋下，下循臑内后廉，循太阴、心主之后，下肘中内廉，循臂内后廉，抵掌后兑骨之端，入掌内后廉，循小指内出其端。是动则病嗌干心痛，渴而欲饮，是为臂厥。是主心所生病者：目黄，胁满痛，臑臂内后廉痛，厥，掌中热痛。为此诸病，盛者则寸口大再倍于人迎；虚者则寸口反小于人迎也。

小肠手太阳之脉，起于小指之端，循手外侧上腕，出踝中，直上循臂骨下廉，出肘内侧两骨之间，上循臑外后廉，出肩解，绕肩胛，交肩上，入缺盆向腋，下络心，循咽下膈，抵胃，属小肠。其支者，从缺盆循颈上颊，至目锐眦，却入耳中。其支者，别颊上䪼音拙抵鼻，至目内眦，斜络于颧。是动则病嗌痛颌肿，不可以顾，肩似拔，臑似折。是主液所生病者：耳聋目黄，颊肿，颈颔肩臑肘臂外后廉痛。为此诸病，盛者则人迎大再倍于寸口；虚者则人迎反小于寸口也。

膀胱足太阳之脉，起于目内眦，上额交巅。其支者，从巅至耳上角。其直者，从巅入络脑，还出别下项，循肩膊内，夹脊抵腰中，入循膂，络肾属膀胱。其支者，从腰中下会于后阴，贯臀入腘中。其支者，从膊内左右别下贯胛—作髋，夹脊内，过髀枢，循髀外后廉，下合腘中，以下贯踹足跟也内，出外踝之后，循京骨，至小指外侧。是动则病冲头痛，目似脱，项似拔，脊腰似折，不可以曲，腘如结，踹如裂，是谓踝厥。是主筋所生病者：痔疟，狂癫疾，头囟_{音信}项颈间痛，目黄泪出，鼽衄，项背腰尻腘踹脚皆痛，小指不用。为此诸病，盛者则人迎大再倍于寸口；虚者则人迎反小于寸口也。

肾足少阴之脉，起于小指之下，斜趣足心，出然谷之下，循内踝之后，别入跟中，以上踹内，出腘中内廉，上股内后廉，贯脊属肾，络膀胱。其直者，从肾上贯肝膈，入肺中，循喉咙，夹舌本_{一本云：从横骨中夹脐，循腹里上行而入肺}。其支者，从肺出络心，注胸中。是动则病饥不欲食，面黑如炭色，咳唾则有血，喝喝而喘_{一作喉鸣}，坐而欲起，目䀮䀮无所见，心如悬若饥状，气不足则善恐，心惕惕如人将捕之，是为骨厥。是主肾所生病者：口热舌干，咽肿上气，嗌干及痛，烦心，心痛，黄疸，肠澼，脊股内后廉痛，痿厥嗜卧，足下热而痛。灸则强食生肉，缓带被发，大杖重履而步。为此诸病，盛者则寸口大再倍于人迎；虚者则寸口反小于人迎也。

心主手厥阴之脉，起于胸中，出属心包络，下膈历络三焦。其支者，循胸出胁，下腋三寸，上抵腋下，下循臑内，行太阴、少阴之间，入肘中，下循臂，行两筋之间，入掌中，循中指出其端。其支者，别掌中，循小指次指出其端。是动则病手心热，臂肘挛急，腋肿，甚则胸胁支满，心中憺憺大动，面赤目黄，喜笑不休。是主脉_{一作心包络}所生病者：烦心，心痛，掌中热。为此诸病，盛者则寸口大一倍于人迎；虚者则人迎反大，寸口反小于人迎也。

三焦手少阳之脉，起于小指次指之端，上出两指之间，循手表腕出臂外两骨之间，上贯肘，循臑外上肩，而交出足少阳之后，入缺盆，布膻中，散络心包，下膈遍属三焦。其支者，从膻中上出缺盆，上项夹耳后直上出耳上角，以屈下颊_{一作颊}至䪼。其支者，从耳后入耳中，出走耳前，过客主人前，交颊至目兑眦。是动则病耳聋，浑浑焞焞，嗌肿喉痹。是主气所生病者：汗出，目兑眦痛，颊、耳后、肩、臑、肘臂外皆痛，小指次指不为用。为此诸病，盛者则人迎大一倍于寸口；虚者则人迎反小于寸口也。

胆足少阳之脉，起于目兑眦，上抵头角，下耳后，循颈行手少阳之前，至肩上却交出手少阳之后，入缺盆。其支者，从耳后入耳中，出走耳前，至目兑眦后。其支者，别兑眦，下大迎，合手少阳，抵于䪼下_{一本云别兑眦，上迎手少阳于颧}，加颊车，下颈合缺盆，以下胸中，贯膈络肝属胆，循胁里出气街，绕毛际，横入髀厌中。其直者，从缺盆下腋，循胸中过季胁，下合髀厌中，以下循髀阳，出膝外廉，下外辅骨之前，直下抵绝骨之端，下出外踝之前，循足跗上，出小指次指之端。其支者，别跗上，入大指之间，循大指歧骨内出其端，还贯入爪甲，出三毛。是动则病口苦，善太息，心胁痛不能反侧，甚则面微尘，体无膏泽，足外反热，是为阳厥。是主骨所生病者：头面颔痛，目兑眦痛，缺盆中肿痛，腋下肿痛，马刀挟瘿，汗出振寒，疟，胸中、胁肋、髀、膝外至胻、绝骨、外踝前及诸节皆痛，小指次指不用。为此诸病，盛者则人迎大一倍于寸口；虚者人迎反小于寸口也。

肝足厥阴之脉，起于大指丛毛之际，上循足跗上廉，去内踝一寸，上踝八寸交出太阴之后，上腘内廉，循股阴入毛中，环阴器，抵少腹，夹胃属肝络胆，上贯膈，布胁肋，循喉咙之后，上入颃颡，连目系，上出额，与督脉会于巅一云：其支者从小腹与太阴、少阳结于腰髁，夹脊下第三、第四骨孔中。其支者，从目系下颊里，环唇内。其支者，复从肝别贯膈，上注肺中。是动则病腰痛不可以俯仰，丈夫㿉疝，妇人少腹肿，甚则嗌干，面尘脱色。是主肝所生病者：胸满呕逆，洞泄，狐疝，遗精癃闭。为此诸病，盛者则寸口大一倍于人迎；虚者则寸口反小于人迎也。

足少阴气绝则骨枯。少阴者，冬脉也，伏行而濡骨髓者也。故骨不濡一作软则肉不能著骨也，骨肉不相亲，则肉濡而却，肉濡而却，故齿长而垢，发无润泽，无润泽者骨先死，戊笃己死，土胜水也。

手少阴气绝则脉不通，脉不通则血不流，血不流则发色不泽。故面色如黧一作漆柴者，血先死，壬笃癸死，水胜火也。《灵枢》云：少阴终者，面黑齿长而垢，腹胀闭，上下不通而终矣。

足太阴气绝则脉不营其口唇。口唇者，肌肉之本也。脉弗营，则肌肉濡，肌肉濡则人中满一作舌萎，人中满则唇反，唇反者，肉先死，甲笃乙死，木胜土也。

手太阴气绝则皮毛焦。太阴者，行气温于皮毛者也，气弗营则皮毛焦，皮毛焦则津液去，津液去则皮节著，皮节著则爪枯毛折，毛折者，毛先死，丙笃丁死，火胜金也。《九卷》云：腹胀闭不得息，善噫善呕，呕则逆，逆则面赤，不逆上下不通，上下不通则面黑皮毛焦而终矣。

足厥阴气绝则筋弛。厥阴者，肝脉也，肝者，筋之合也，筋者聚于阴器而脉络于舌本。故脉弗营则筋缩急，筋缩急则引卵与舌，故唇青，舌卷卵缩，则筋先死，庚笃辛死，金胜木也。《九卷》云：中热嗌干，喜溺，烦心，甚则舌卷卵上缩而终矣。

五阴俱绝，则目系转，转则目运，运为志先死。故志先死，则远一日半而死矣。

太阳脉绝，其终也，戴眼，反折瘛疭，其色白，绝汗乃出则终矣。少阳脉绝，其终也，耳聋，百节尽纵，目𦋐一作𦋐，一本无此字系绝，系绝一日半死，其死也，目白乃死一作色青白。阳明脉绝，其绝也，口目动作，善惊妄言，色黄，其上下经盛而不行一作不仁则终矣。

六阳俱绝，则阴阳相离，阴阳相离则腠理发泄，绝汗乃出，大如贯珠，转出不流则气先死矣。故旦占夕死，夕占旦死。

此十二经之败也。

十二经脉络脉支别第一下

黄帝问曰：经脉十二，而手太阴之脉独动不休，何也？岐伯对曰：足阳明胃脉也，胃者，五脏六腑之海，其清气上注于肺，肺气从太阴而行之。其行也，以息往来，故人脉一呼再动，一吸脉亦再动，呼吸不已，故动而不止。

问曰：气口何以独为五脏主？对曰：胃者，水谷之海，六腑之大源也。五味入于口，藏于胃，以养五脏气。气口亦太阴也，是以五脏六腑之气味皆出于胃，变见于气口，故五气入于鼻，藏于心肺，肺有病而鼻为之不利也。《九卷》言其动，《素问》论其气，此言其为五脏之所主，相发明也。

问曰：气之过于寸口也，上出焉息？下入焉伏？何道从还？不知其极也。对曰：气之离于脏也，卒然如弓弩之发，如水岸之下，上于鱼以反衰，其余气衰散以逆上，故其行微也。问曰：足阳明因何而动？对曰：胃气上注于肺，其悍气上冲头者，循喉上走空窍，循眼系入络脑，出颔，下客主人，循牙车合阳明，并下人迎，此胃气走于阳明者也，故阴阳上下，其动也若一。故阳病而阳脉小者为逆，阴病而阴脉大者为逆。阴阳俱盛与其俱动若引绳，相倾者病。

问曰：足少阴因何而动？对曰：冲脉者，十二经脉之海也，与少阴之络起于肾下，出于气街，循阴股内廉斜入腘中，循胻骨内廉并少阴之经，下入内踝之后足下。其别者，斜入踝内，出属跗上，入大指之间，以注诸络，以温足跗，此脉之常动者也。问曰：卫气之行也，上下相贯，如环无端。今有卒遇邪气及逢大寒，手足不遂，其脉阴阳之道，相腧之会，行相失也，气何由还？对曰：夫四末，阴阳之会，此气之大络也，四冲者，气之经也经，一作径。故络绝则经通。四末解则气从合，相输如环。黄帝曰：善。此所谓如环无端，莫知其纪，终而复始，此之谓也。

十二经脉伏行于分肉之间，深而不见。其常见者，足太阴脉，过于内踝之上无所隐。故诸脉之浮而常见者，皆络脉也。六经络，手阳明、少阴之大络起五指间，上合肘中。饮酒者，卫气先行皮肤，先充络脉，络脉先盛，则卫气以平，营气乃满，而经脉大盛也。脉之卒然动者，皆邪气居之，留于本末，不动则热，不坚则陷且空，不与众同，是以知其何脉之动也。

雷公问曰：何以知经脉之与络脉异也？黄帝答曰：经脉者常不可见也，其虚实也以气口知之，脉之见者，皆络脉也。诸络脉皆不能经大节之间，必行绝道而出，入复合于皮中，其会皆见于外。故诸刺络脉者，必刺其结上，甚血者虽无血结，急取之以泻其邪而出其血，留之发为痹也。

凡诊络脉，脉色青则寒且痛，赤则有热。胃中有寒，则手鱼际之络多青；胃中有热，则鱼际之络赤；其暴黑者，久留痹也；其有赤有青有黑者，寒热也；其青而小短者，少气也。凡刺寒热者，皆多血络，必间日而取之，血尽乃止，调其虚实。其小而短者少气，甚者泻之则闷，闷甚则仆，不能言。闷则急坐之也。

手太阴之别名曰**列缺**，起于腕上分间，并太阴之经直入掌中，散入于鱼际。其病实则手兑掌热，虚则欠㰦音袪，开口也，小便遗数，取之去腕一寸，别走阳明。

手少阴之别名曰**通里**，在腕一寸半，别而上行，循经入于心中。系舌本，属目系。实则支膈，虚则不能言，取之腕后一寸，别走太阳。

手心主之别名曰**内关**，去腕二寸，出于两筋之间，循经以上，系于心包，络心系。实则心痛，虚则为烦心，取之两筋间。

手太阳之别名曰**支正**，上腕五寸，内注少阴。其别者，上走肘，络肩髃。实则筋弛肘废，虚则生疣，小者如指痂疥，取之所别。

手阳明之别名曰**偏历**，去腕三寸，别走太阴。其别者上循臂，乘肩髃，上曲颊偏齿。其别者入耳，会于宗脉。实则龋音禹齿耳聋，虚则齿寒痹隔，取之所别。

手少阳之别名曰**外关**，去腕二寸，外绕臂，注胸中，合心主。实则肘挛，虚则不收，取之所别。

足太阳之别名曰**飞扬**，去踝七寸，别走少阴。实则窒鼻—云鼽窒，头背痛，虚则鼽衄，取之所别。

足少阳之别名曰**光明**，去踝上五寸，别走厥阴，并经下络足跗。实则厥，虚则痿躄，坐不能起，取之所别。

足阳明之别名曰**丰隆**，去踝八寸，别走太阴。其别者，循胫骨外廉上络头项，合诸经之气，下络喉嗌。其病气逆则喉痹卒喑，实则癫狂，虚则足不收，胫枯，取之所别。

足太阴之别名曰**公孙**，去本节后一寸，别走阳明。其别者，入络肠胃。厥气上逆则霍乱，实则肠中切痛，虚则鼓胀，取之所别。

足少阴之别名曰**大钟**，当踝后绕跟，别走太阳。其别者，并经上走于心包，下外贯腰脊，其病气逆则烦闷，实则癃闭，虚则腰痛，取之所别。

足厥阴之别名曰**蠡沟**，去内踝上五寸，别走少阳。其别者，循经上睾，结于茎。其病气逆则睾肿卒疝，实则挺长热，虚则暴痒，取之所别。

任脉之别名曰**尾翳**，下鸠尾，散于腹。实则腹皮痛，虚则搔痒，取之所别。

督脉之别名曰**长强**，夹脊上项散头上，下当肩胛左右，别走太阳，入贯膂。实则脊强，虚则头重，高摇之，挟脊之有过者《九墟》无此九字，取之所别。

脾之大络名曰**大包**，出渊腋下三寸，布胸胁。实则一身尽痛，虚则百脉皆纵。此脉若罗络之血者，皆取之。

凡此十五络者，实则必见，虚则必下，视之不见，求之上下，人经不同，络脉异所别也。

黄帝问曰：皮有分部，脉有经纪，愿闻其道。岐伯对曰：欲知皮部以经脉为纪者，诸经皆然。阳明之阳，名曰害蜚，十二经上下同法，视其部中有浮络者，皆阳明之络也。其色多青则痛，多黑则痹，黄赤则热，多白则寒，五色皆见，则寒热也。络盛则入客于经，阳主外，阴主内。少阳之阳，名曰枢杼—作持，视其部中有浮络者，皆少阳之络也。络盛则入客于经，故在阳者主内，在阴者主外，以渗于内也，诸经皆然。太阳之阳，名曰关枢，视其部中有浮络者，皆太阳之络也。络盛则入客于经。

少阴之阴，名曰枢儒，视其部中有浮络者，皆少阴之络也。络盛则入客于经，其入于经也，从阳部注于经，其出者，从阴部内注于骨。心主之阴，名曰害肩，视其部中有浮络者，皆心主之络也。络盛则入客于经。太阴之阴，名曰关蛰，视其部中有浮络者，皆太阴之络也。络盛则入客于经。

凡此十二经络脉者，皮之部也。

是故百病之始生也，必先客于皮毛，邪中之则腠理开，开则入客于络脉，留而不去，传入于经，留而不去，传入于腑，廪于肠胃。邪之始入于皮也，淅然起毫毛，开腠理；其入于络也，则络脉盛色变；其入客于经也则盛，虚乃陷下；其留于筋骨之间，寒多则筋挛骨痛，热多则筋弛骨消，肉烁䐃破，毛直而败也。

问曰：十二部，其生病何如？对曰：皮者，脉之部也，邪客于皮则腠理开，开则邪入客于络脉，络脉满则注于经脉，经脉满则入舍于腑脏，故皮有分部，不愈而生大病也。

问曰：夫络脉之见，其五色各异，其故何也？对曰：经有常色，而络无常变。问曰：经之常色何如？对曰：心赤，肺白，肝青，脾黄，肾黑，皆亦应其经脉之色也。问曰：其络之阴阳亦应其经乎？对曰：阴络之色应其经，阳络之色变无常，随四时而行。寒多则凝泣，凝泣则青黑，热多则淖泽音皋，淖泽则黄赤，此其常色者，谓之无病。五色俱见，谓之寒热。

问曰：余闻人之合于天地也，内有五脏，以应五音、五色、五味、五时、五位；外有六腑，以合六律，主持阴阳诸经，而合之十二月、十二辰、十二节、十二时、十二经水、十二经脉，此五脏六腑所以应天道也。夫十二经脉者，人之所以生，病之所以成，人之所以治，病之所以起，学之所始，工之所止，粗之所易，工之所难也，其离合出入奈何？对曰：此粗之所过，工之所悉也，请悉言之。

足太阳之正，别入于腘中，其一道下尻五寸，别入于肛，属于膀胱，散之肾，循膂，当心入散。直者，从膂上出于项，复属于太阳，此为一经也。

足少阴之正，至腘中，别走太阳而合，上至肾，当十四椎出属带脉。直者，系舌本，复出于项，合于太阳，此为一合。《九虚》或以诸阴之别者皆为正也。

足少阴之正，一本云：绕髀入于毛际，合于厥阴。别者入季胁之间，循胸里属胆，散之上肝贯心，以上夹咽，出颐颔中，散于面，系目系，合少阳于外眦。

足厥阴之正，别跗上，上至毛际，合于少阳，与别俱行，此为二合。

足阳明之正，上至髀，入于腹里，属于胃，散之脾，上通于心，上循咽，出于口，上颊颅，还系目，合于阳明。

足太阴之正则别，上至髀，合于阳明，与别俱行，上终于咽，贯舌本，此为三合。

手太阳之正，指地，别入于肩解，入腋走心，系小肠。

手少阴之正别，下于渊腋两筋之间，属心主，上走喉咙，出于面，合目内眦，此为四合。

手少阳之正，指天，别于巅，入于缺盆，下走三焦，散于胸中。

手心主之正别，下渊腋三寸，入胸中，别属三焦，出循喉咙，出耳后，合少阳完骨之下，此为五合。

手阳明之正，从手循膺乳，别于肩髃，入柱骨，下走大肠属于肺，上循喉咙出缺盆，合于阳明。

手太阴之正别，入渊腋少阴之前，入走肺，散之太阳，上出缺盆，循喉咙，复合阳明，此为六合。

奇经八脉第二

黄帝问曰：脉行之逆顺奈何？岐伯对曰：手之三阴，从脏走手；手之三阳，从手走头；足之三阳，从项走足；足之三阴，从足走腹。

问曰：少阴之脉独下行何也？对曰：冲脉者，五脏六腑之海也，五脏六腑皆禀焉。其上者出于颃颡，渗诸阳，灌诸阴。其下者注少阴之大络，出于气冲，循阴股内廉，斜入腘中，伏行骭骨内，下至内踝之后属而别。其下者，至于少阴之经，渗三阴。其前者，伏行出属跗，下循跗，入大指间，渗诸络而温肌肉，故别络结则跗上不动，不动则厥，厥则寒矣。问曰：何以明之？对曰：以言道之，切而验之，其非必动，然后可以明逆顺之行也。

冲脉、任脉者，皆起于胞中，上循脊里，为经络之海。其浮而外者，循腹上一作右行，会于咽喉，别而络唇口。血气盛则充肤热肉，血独盛则渗灌皮肤，生毫毛。妇人有余于气，不足于血，以其月水下，数脱血，任冲并伤故也。任冲之交脉，不营其唇，故髭须不生焉。任脉者，起于中极之上，以下毛际，循腹里，上关元，至咽喉，上颐，循目入面。冲脉者，起于气冲，并少阴之经《难经》作阳明之经，夹脐上行，至胸中而散其言冲脉与《九卷》异。任脉为病，男子内结七疝，女子带下瘕聚。冲脉为病，逆气里急。督脉为病，脊强反折。亦与《九卷》互相发也。

问曰：人有伤于阴，阴气绝而不起，阴不为用，髭须不去，宦者独去，何也？对曰：宦者，去其宗筋，伤其冲脉，血泻不复，皮肤内结，唇口不营，故无髭须。夫宦者，其任冲之脉不盛，宗筋不成，有气无血，口唇不营，故髭须不生。督脉者，经缺不具，见于《营气》曰：上额循巅下项中，循脊入骶，是督脉也。

《素问》曰：督脉者，起于少腹以下骨中央，女子入系廷孔，其孔，溺孔之端也。其络循阴器，合篡间，绕篡后，别绕臀，至少阴与巨阳中络者，合少阴上股内后廉，贯脊属肾，与太阳起于目内眦，上额交巅上，入络脑，还出别下项，循肩髆内，夹脊抵腰中，入循膂络肾。其男子循茎下至篡，与女子等。其小腹直上者，贯脐中中央，上贯心入喉，上颐环唇，上系两目之中。此生病：从小腹上冲心而痛，不得前后，为冲疝；其女子不孕，癃痔遗溺，嗌干，督脉生病治督脉。

《难》曰：督脉者，起于下极之俞，并于脊里，上至风府，入属于脑，上巅循额至鼻柱，阳脉之海也。《九卷》言营气之行于督脉，故从上下；《难经》言其脉之所起，故从下上，所以互相发也。《素问》言督脉似谓在冲，多闻阙疑，故并载以贻后之长者云。

问曰：跷脉安起安止，何气营也？对曰：跷脉者，少阴之别，起于然骨之后，上内踝之上，直上循阴股入阴，上循胸里入缺盆，上循人迎之前，上入鸠《灵枢》作频字，属目内眦，合于太阳、阳跷而上行。气相并相还，则为濡—作深目，气不营则目不合也。

问曰：气独行五脏，不营六腑，何也？对曰：气之不得无行也，如水之流，如日月之行不休，故阴脉营其脏，阳脉营其腑，如环之无端，莫知其纪，终而复始。其流溢之气，内溉脏腑，外濡腠理。

问曰：跷脉有阴阳，何者当其数？对曰：男子数其阳，女子数其阴，其阴一本无此二字当数者为经，不当数者为络也。《难》曰：阳跷脉者起于跟中，循外踝上行，入风池。阴跷脉者亦起于跟中，循内踝上行，入喉咙，交贯冲脉。此所以互相发明也。又曰：阳维、阴维者，维络于身，溢畜不能环流溉灌也。故阳维起于诸阳会，阴维起于诸阴交也。又曰：带脉起于季胁，回身一周。自冲脉以下，是谓奇经八脉。又曰：阴跷为病，阳缓而阴急；阳跷为病，阴缓而阳急。阳维维于阳，阴维维于阴，阴阳不能相维，为病腰腹纵容如囊水之状—云：腹满腰溶溶如坐水中状。此八脉之诊也。维脉、带脉皆见如此，详《素问·病论》及见于《九卷》。

脉度第三

黄帝问曰：愿闻脉度。岐伯对曰：手之六阳，从手至头，长五尺，五六合三丈。手之六阴，从手至胸中，长三尺五寸，三六一丈八尺，五六合三尺，凡二丈一尺。足之六阳，从头至足，长八尺，六八合四丈八尺。足之六阴，从足至胸中，长六尺五寸，六六合三丈六尺，五六三尺，凡三丈九尺。跷脉从足至目，长七尺五寸，二七一丈四尺，二五合一尺，凡一丈五尺。督脉、任脉各长四尺五寸，二四合八尺，二五合一尺，凡九尺。凡都合一十六丈二尺，此气之大经隧也。

经脉为里，支而横者为络，络之别者为孙络。孙络之盛而有血者，疾诛之，盛者泻之，虚者饮药以补之。

十二经标本第四

黄帝问曰：五脏者，所以藏精神魂魄也；六腑者，所以受水谷而化物者也。其气内循于五脏，而外络支节。其浮气之不循于经者为卫气；其精气之行于经者为营气。阴阳相随，外内相贯，如环无端，亭亭淳淳乎，孰能穷之？然其分别阴阳，皆有标本虚实所离之处。能别阴阳十二经者，知病之所生；候虚实之所在者，能得病之高下；知六经之气街者，能知解结绍于门户；能知虚实之坚濡者，知补泻之所在；能知六经标本者，可以无惑于天下也。岐伯对曰：博哉，圣帝之论，臣请悉言之。

足太阳之本，在跟上五寸中，标在两络命门。命门者，目也。

足少阴之本，在内踝下上三寸中，标在背腧与舌下两脉。

足少阳之本，在窍阴之间，标在窗笼之前。窗笼者，耳也。《千金》云：窗笼者，耳前上下脉，以手按之动者是也。

足阳明之本在厉兑，标在人迎，上颊颃颡。《九卷》云：标在人迎颊上夹颃颡。

足厥阴之本，在行间上五寸所，标在背腧。

足太阴之本，在中封前四寸之中，标在背腧与舌本。

手太阳之本，在外踝之后，标在命门之上一寸。《千金》云：命门在心上一寸。

手少阳之本，在小指、次指之间上三寸—作二寸，标在耳后上角下外眦。

手阳明之本，在肘骨中，上至别阳，标在颜下合钳上。

手太阴之本，在寸口之中，标在腋下内动脉是也。

手少阴之本，在兑骨之端，标在背腧。

手心主之本，在掌后两筋之间，标在腋下三寸。

凡候此者，主下虚则厥，下盛则热；上虚则眩，上盛则热痛。故实者绝而止之，虚者引而起之。

请言气街：胸气有街，腹气有街，头气有街，胻气有街。故气在头者，上_{一作止。下同}之于脑；在胸中者，上之膺与背腧；气在腹者，上之于背腧与冲脉于脐左右之动脉者；气在胻者，上之气街与承山、踝上以下。取此者，用毫针，必先按而久存之，应于手乃刺而予之。所刺者，头痛眩仆，腹痛中满，暴胀，及有新积可移者，易已也；积不痛者，难已也。

经脉根结第五

黄帝曰：天地相感，寒热相移，阴阳之数，孰少孰多？阴道偶而阳道奇。发于春夏，阴气少而阳气多，阴阳不调，何补何泻？发于秋冬，阳气少而阴气多，阴气盛阳气衰，故茎叶枯槁，湿雨下归，阴阳相离，何补何泻？奇邪离经，不可胜数，不知根结，五脏六腑，折关败枢，开阖而走，阴阳大失，不可复取。九针之要，在于终始，能知终始，一言而毕，不知终始，针道绝矣。

太阳根于至阴，结于命门。命门者，目也。阳明根于厉兑，结于颃颡，颃颡者钳大，钳大者，耳也。少阳根于窍阴，结于窗笼，窗笼者，耳也。

太阳为开，阳明为阖，少阳为枢。故开折则内节渎缓，而暴病起矣，故候暴病者，取之太阳，视有余不足，渎缓者，皮肉缓膲而弱也。阖折则气无所止息，而痿病起矣，故痿病者，皆取之阳明，视有余不足。无所止息者，真气稽留，邪气居之也。枢折则骨摇而不能安于地，故骨摇者，取之少阳，视有余不足。节缓而不收也，当核其本。

太阴根于隐白，结于太仓。厥阴根于大敦，结于玉英，络于膻中。少阴根于涌泉，结于廉泉。

太阴为开，厥阴为阖，少阴为枢。故开折则仓廪无所输膈洞，膈洞者，取之太阴，视有余不足。故开折者，则气不足而生病。阖则气弛而善悲，善悲者，取之厥阴，视有余不足。枢折则脉有所结而不通，不通者，取之少阴，视有余不足，有结者，皆取之。

足太阳根于至阴，流于京骨，注于昆仑，入于天柱、飞扬。足少阳根于窍阴，流于丘墟，注于阳辅，入于天容疑误、光明。足阳明根于厉兑，流于冲阳，注于下陵，入于人迎、丰隆。

手太阳根于少泽，流于阳谷，注于少海，入于天窗疑误、支正。手少阳根于关冲，流于阳池，注于支沟，入于天牖、外关。手阳明根于商阳，流于合谷，注于阳溪，入于扶突、偏历。

此所谓根十二经络也。络盛者，当取之。

一日一夜五十营，以营五脏之精，不应数者，谓之狂生。所谓五十营者，五脏皆受也。

经筋第六

足太阳之筋起于足小指上，结于踝，斜上结于膝，其下者，从足外侧结于踵，上循跟结于腘。其别者，结于腨外，上腘中内廉，与腘中并上结于臀，上夹脊上项。其支者，别入结于舌本。其直者，结于枕骨，上头下额一作颜，结于鼻。其支者，为目上纲，下结于頄《灵枢》作烦字。其下支者，从腋后外廉结于肩髃。其支者，入腋下，出缺盆，上结于完骨。其支者，出缺盆，斜上入于頄。其病：小指支，踵跟痛一作小指支踵痛，腘挛急，脊反折，项筋急，肩不举，腋支，缺盆中纽痛，不可左右摇。治在燔针劫刺，以知为数，以痛为输，名曰仲春痹。

足少阳之筋，起于小指次指之上，结于外踝，上循胫外廉，结于膝外廉。其支者，别起于外辅骨，上走髀，前者结于伏兔，后者结于尻。其直者，上乘眇季胁，上走腋前廉，系于膺乳，结于缺盆。直者，上出腋贯缺盆，出太阳之前，循耳后上额角，交巅上，下走颔，上结于頄。其支者，结于目外眦，为外维。其病：小指次指支转筋，引膝外转筋，膝不可屈伸，腘筋急，前引髀，后引尻，上乘眇季胁痛，上引缺盆膺乳颈维筋急，从左之右，右目不开，上过右角，并跷脉而行，左络于右，故伤左角，右足不用，命曰维筋相交。治在燔针劫刺，以知为数，以痛为输，名曰孟春痹。

足阳明之筋，起于中三指，结于跗上，斜外上加于辅骨，上结于膝外廉，直上结于髀枢，上循胁，属脊。其直者，上循骭结于膝。其支者，结于外辅骨，合少阳。其直者，上循伏兔，上结于髀，聚于阴器，上腹而布，至缺盆而结，上颈，上夹口，合于頄，下结于鼻，上合于太阳。太阳为目上纲，阳明为目下纲。其支者，从颊结于耳前。其病：足中指支，胫转筋，脚跳坚，伏兔转筋，髀前肿，㿉疝，腹筋乃急，引缺盆及颊，卒口僻，急者目不合，热则经弛纵不胜，目不开。颊筋有寒则急，引颊移口；有热则筋弛纵不胜收，故僻。治之以马膏膏其急者，以白酒和桂涂其缓者，以桑钩钩之，即以生桑灰置之坎中，高下与坐等，以膏熨急颊，且饮美酒，啖炙肉，不饮酒者，自强也，为之三拊而已。治在燔针劫刺，以知为数，以痛为输，名曰季春痹。

足太阴之筋，起于大指之端内侧，上结于内踝。其直者，上结于膝内辅骨，上循阴股结于髀，聚于阴器，上腹结于脐，循腹里结于胁，散于胸中。其内者，著于脊。其病：足大指支，内踝痛，转筋，内辅骨痛，阴股引髀而痛，阴器纽痛上脐，两胁痛，膺中脊内痛。治在燔针劫刺，以知为数，以痛为输，名曰孟秋痹。

足少阴之筋，起于小指之下，入足心，并足太阴，而斜走内踝之下，结于踵，则与太阳之筋合而上结于内辅之下，并太阴之经而上循阴股，结于阴器，循脊内夹脊上至项，结于枕骨，与足太阳之筋合。其病：足下转筋，及所过而结者皆痛及转筋。病在此者主痫瘛及痉，病在外者不能俯，在内者不能仰。故阳病者腰反折，不能俯，阴病者不能仰。治在燔针劫刺，以知为数，以痛为输。在内者，熨引饮药，此筋折纽纽，发数甚者，死不治，名曰仲秋痹。

足厥阴之筋，起于大指之上，结于内踝之前，上冲胻，上结内辅之下，上循阴股，结于阴器，络诸经—作筋。其病：足大指支，内踝之前痛，内辅痛，阴股痛，转筋，阴器不用，伤于内则不起，伤于寒则阴缩入，伤于热则纵挺不收。治在行水清阴器。其病转筋者，治在燔针劫刺，以知为数，以痛为输，名曰季秋痹。

手太阳之筋，起于小指之上，结于腕，上循臂内廉，结于肘内兑骨之后，弹之应小指之上，入结于腋下。其支者，从腋走后廉，上绕臑外廉上肩胛，循颈出足太阳之筋前，结于耳后完骨。其支者，入耳中。直者，出耳上，下结于颔，上属目外眦。其病：小指及肘内兑骨后廉痛，循臂阴入腋下，腋下痛，腋后廉痛，绕肩胛，引颈而痛，应耳中鸣，痛引颔，目瞑良久乃能视，颈筋急则为筋瘘，颈肿。寒热在颈者，治在燔针劫刺，以知为数，以痛为输。其为肿者，复而兑之。名曰仲夏痹。原本复而兑之，下有本"支者，上曲牙，循耳前，属目外眦，上颔结于角。其痛当所过者支，转筋，治在燔针劫刺，以知为数，以痛为输"一段。

手少阳之筋，起于小指次指之端，结于腕，上循臂，结于肘，上绕臑外廉，上肩走颈，合手太阳。其支者，上当曲颊入系于舌本。其支者，上曲牙，循耳前属目外眦，上乘颔，结于角。其病：当所过者即支，转筋，舌卷。治在燔针劫刺，以知为数，以痛为输，名曰季夏痹。

手阳明之筋，起于大指次指之端，结于腕，上循臂，上结于肘，上绕臑结于髃。其支者，绕肩胛，夹脊。其直者，从肩髃上颈。其支者，上颊结于頄。其直者，上出手太阳之前，上左角络头，下右颔。其病：当所过者支一本下有痛字及字，转筋痛，肩不举，颈不可左右视。治在燔针劫刺，以知为数，以痛为输，名曰孟夏痹。

手太阴之筋，起于大指之上，循指上行，结于鱼际后，行寸口外侧，上循臂，结肘中，上臑内廉入腋下，上出缺盆，结肩前髃，上结缺盆，下结于胸里，散贯贲，合胁下，抵季肋。其病：当所过者支，转筋痛，甚成息贲，胁急吐血。治在燔针劫刺，以知为数，以痛为输，名曰仲冬痹。

手心主之筋，起于中指，与太阴之经并行，结于肘内廉，上臂阴，结腋下，下散前后夹胁。其支者，入腋散胸中，结于贲。其病：当所过者支，转筋痛，手心主前及胸痛，息贲。治在燔针劫刺，以知为数，以痛为输，名曰孟冬痹。

手少阴之筋，起于小指之内侧，结于兑骨上，结肘内廉，上入腋，交太阴，夹乳里，结于胸中，循贲下系于脐。其病内急，心承伏梁，下为肘纲。其病：当所过者支，转筋痛。治在燔针劫刺，以知为数，以痛为输。其成伏梁吐脓血者，死不治。

凡经筋之病，寒则反折筋急，热则筋纵缓不收，阴痿不用，阳急则反折，阴急则俯不伸。焠刺者，刺寒急也；热则筋纵不收，无用燔针劫刺。名曰季冬痹。

足之阳明，手之太阳，筋急则口目为之㖞，目眦急，不能卒视，治此皆如上方也。

骨度肠度肠胃所受第七

黄帝问曰：脉度言经脉之长短，何以立之？伯高对曰：先度其骨节之大小、广狭、长短，而脉度定矣。问曰：人长七尺五寸者，其骨节之大小长短，知各几何？对曰：头一作颈之大骨围二尺六寸，胸围四尺五寸，腰围四尺二寸。发所覆者，颅至项一尺二寸，发以下至颐长一尺，君子参又作三，又作终折。结喉以下至缺盆中长四寸，至缺盆以下至髑骬长九寸，过则肺大，不满则肺小。髑骬以下至天枢长八寸，过则胃大，不及则胃小。天枢以下至横骨长六寸半，过则回肠广长，不满则狭短。

横骨长六寸半，横骨上廉以下至内辅之上廉，长一尺八寸，内辅之上廉以下至下廉长三寸半，内辅下廉至内踝长一尺三寸，内踝以下至地长三寸，膝腘以下至跗属长一尺六寸，跗属以下至地长三寸。故骨围大则大过，小则不及。角以下至柱骨，长一尺一作寸，行腋中不见者长四寸，腋以下至季胁长一尺二寸，季胁以下至髀枢长六寸，髀枢以下至膝中长一尺九寸，膝以下至外踝长一尺六寸，外踝以下至京骨长三寸，京骨以下至地长一寸。耳后当完骨者广九寸，耳前当耳门者广一尺二寸一作三寸，两颧之间广九寸半《九墟》作七寸，两乳之间广九寸半，两髀之间广六寸半，足长一尺二寸，广四寸半。

肩至肘长一尺七寸，肘至腕长一尺二寸半，腕至中指本节长四寸，本节至其末长四寸半。项发以下至脊骨长三寸半一作二寸，脊骨以下至尾骶二十一节长三尺，上节长一寸四分分之七奇分之一，奇分在下，故上七节下至膂骨九寸八分分之七。

此众人骨之度也，所以立经脉之长短也。是故视其经脉之在于身也，其见浮而坚，其见明而大者多血，细而沉者多气。乃经之长短也。

问曰：愿闻六腑传谷者，肠胃之大小长短，受谷之多少奈何？对曰：谷之所从出入浅深远近长短之度，唇至齿长九分，口广二寸半，齿以后至会厌深三寸半，大容五合。舌重十两，长七寸，广二寸半；咽门重十两，广二寸半，至胃长一尺六寸。胃纡曲屈，伸之长二尺六寸，大一尺五寸，径五寸，大容三一作二斗五升。小肠后附脊，左环回周叶一作叠，下同积，其注于回肠者，外附于脐上，回运环及十六曲，大二寸半，径八分分之少半，长三丈二尺一作三尺。回肠当脐左环回周叶积而下，回运环反十六曲，大四寸，径一寸寸之少半，长二丈一尺。广肠脐一作傅脊以受回肠，左环叶积一作脊上下，辟大八寸，径二寸之大半，长二尺八寸。肠胃所入至所出，长六丈四寸四分，回曲环反三十二曲。

问曰：人不食七日而死者，何也？对曰：胃大一尺五寸，径五寸，长二尺六寸，横屈受水谷三斗五升，其中之谷常留者二斗，水一斗五升而满。上焦泄气，出其精微，慓悍滑疾，下焦下溉，泄诸小肠。小肠大二寸半，径八分分之少半，长三丈二尺，受谷二斗四升，水六升三合合之大半。回肠大四寸，径一寸寸之少半，长二丈一尺，受谷一斗，水七升半。广肠大八寸，径二寸寸之大半，长二尺八寸，受谷九升三合八分合之一。肠胃之长凡五丈八尺四寸，受水谷九斗二升一合合之大半，此肠胃所受水谷之数也。

平人则不然，胃满则肠虚，肠满则胃虚，更满更虚，故气得上下，五脏安定，血脉和利，精神乃居。故神者，水谷之精气也。故肠胃之中，常留谷二斗四升，水一斗五升。故人一日再至后，后二升半，一日中五升，五七三斗五升而留水谷尽矣。故平人不饮不食，七日而死者，水谷精气津液皆尽，故七日死矣。

针灸甲乙经卷之三

头直鼻中发际旁行至头维凡七穴第一

黄帝问曰：气穴三百六十五以应一岁，愿闻孙络溪谷，亦各有应乎？岐伯对曰：孙络溪谷，三百六十五穴会，以应一岁，以洒《素问》作溢奇邪，以通荣卫。肉之大会为谷，肉之小会为溪，肉分之间，溪谷之会，以行荣卫，以舍《素问》作会大气也。

神庭，在发际直鼻，督脉、足太阳、阳明之会。禁不可刺，令人癫疾，目失精，灸三壮。

曲差，一名鼻冲，夹神庭两旁各一寸五分，在发际，足太阳脉气所发，正头取之。刺入三分，灸五壮。

本神，在曲差两旁各一寸五分，在发际一曰直耳上入发际四分，足少阳、阳维之会。刺入三分，灸三壮。

头维，在额角发际，夹本神两旁各一寸五分，足少阳、阳维之会。刺入五分，禁不可灸。

头直鼻中入发际一寸循督脉却行至
风府凡八穴第二

上星一穴，在颅上，直鼻中央，入发际一寸陷者中，可容豆，督脉气所发。刺入三分，留六呼，灸三壮。

囟会，在上星后一寸骨间陷者中，督脉气所发。刺入四分，灸五壮。

前顶，在囟会后一寸五分骨间陷者中，督脉气所发。刺入四分，灸五壮。

百会，一名三阳五会，在前顶后一寸五分，顶中央旋毛中，陷可容指，督脉、足太阳之会。刺入三分，灸三壮。

后顶，一名交冲，在百会后一寸五分，枕骨上，督脉气所发。刺入四分，灸五壮。

强间，一名大羽，在后顶后一寸五分，督脉气所发。刺入三分，灸五壮。

脑户，一名匝风，一名会额，在枕骨上，强间后一寸五分，督脉、足太阳之会。此别脑之会。不可灸，令人暗。《素问·禁刺论》云刺头中脑户入脑立死。王冰注云灸五壮。又《骨空论》云不可妄灸；《铜人经》云禁不可灸（针），灸（针）之令人哑。

风府，一名舌本，在项上入发际一寸大筋内穴穴（宛宛）中，疾言其肉立起，言休其肉立下，督脉、阳维之会。禁不可灸，灸之令人暗，刺入四分，留三呼。

头直夹督脉各一寸五分却行至玉枕凡十穴第三

五处，在督脉旁，去上星一寸五分，足太阳脉气所发。刺入三分，不可灸《素问·水热穴》注云：灸三壮。

承光，在五处后二寸，足太阳脉气所发。刺入三分，禁不可灸。

通天，一名天臼，在承光后一寸五分，足太阳脉气所发。刺入三分，留七呼，灸三壮。

络却，一名强阳，一名脑盖，一名反行，在通天后一寸三分，足太阳脉气所发。刺入三分，留五呼，灸三壮。

玉枕，在络却后七分半，夹脑户旁一寸三分起肉枕骨，入发际三寸，足太阳脉气所发。刺入三分，留三呼，灸三壮。

头直目上入发际五分却行至脑空凡十穴第四

临泣，当目上眦直入发际五分陷者中，足太阳、少阳、阳维之会。刺入三分，留七呼，灸五壮。

目窗，一名至荣，在临泣后一寸，足少阳、阳维之会。刺入三分，灸五壮。

正营，在目窗后一寸，足少阳、阳维之会。刺入三分，灸五壮。

承灵，在正营后一寸五分，足少阳、阳维之会。刺入三分，灸五壮。

脑空，一名颞音热颥音儒，在承灵后一寸五分，夹玉枕骨下陷者中，足少阳、阳维之会。刺入四分，灸五壮。《素问·气府论》注云：夹枕骨后，枕骨上。

头缘耳上却行至完骨凡十二穴第五

天冲，在耳上如前三分。刺入三分，灸三壮。《气府论》注云：足太阳、少阳之会。

率谷，在耳上入发际一寸五分，足太阳、少阳之会，嚼而取之。刺入四分，灸三壮。

曲鬓，在耳上入发际，曲隅陷者中，鼓颔有空，足太阳、少阳之会。刺入三分，灸三壮。

浮白，在耳后入发际一寸，足太阳、少阳之会。刺入三分，灸二壮《气穴》注云：灸三壮，刺入三分。

窍阴，在完骨上，枕骨下，摇动应手，足太阳、少阳之会。刺入四分，灸五壮《气穴》注云：灸三壮，刺入三分。

完骨，在耳后入发际四分，足太阳、少阳之会。刺入二分，留七呼，灸七壮《气穴》注云：刺入三分，灸三壮。

头自发际中央旁行凡五穴第六

喑门，一名舌横，一名舌厌，在后发际宛宛中，入系舌本，督脉、阳维之会，仰头取之。刺入四分，不可灸，灸之令人喑《气府论》注云：去风府一寸。

天柱，在夹项后发际，大筋外廉陷者中，足太阳脉气所发。刺入二分，留六呼，灸三壮。

风池，在颞颥后发际陷者中，足少阳、阳维之会。刺入三分，留三呼，灸三壮。《气府论》注云：在耳后陷者中，按之引耳，手足少阳脉之会。刺入四分。

背自第一椎循督脉行至脊骶凡十一穴第七

《气府论》注云：第六椎下有灵台；十椎下有中枢；十六椎下有阳关。

大椎，在第一椎陷者中，三阳、督脉之会。刺入五分，灸九壮。

陶道，在大椎节下间，督脉、足太阳之会，俯而取之。刺入五分，留五呼，灸五壮。

身柱，在第三椎节下间，督脉气所发，俯而取之。刺入五分，留五呼，灸三壮《气府论》注云：灸五壮。

神道，在第五椎节下间，督脉气所发，俯而取之。刺入五分，留五呼，灸三壮《气府论》注云：灸五壮。

至阳，在第七椎节下间，督脉气所发，俯而取之。刺入五分，灸三壮。

筋缩，在第九椎节下间，督脉气所发，俯而取之。刺入五分，灸三壮《气府论》注云：灸五壮。

脊中，在第十一椎节下间，督脉气所发，俯而取之。刺入五分，不可灸，灸则令人痿。

悬枢，在第十三椎节下间，督脉气所发，伏而取之。刺入三分，灸三壮。

命门，一名属累，在第十四椎节下间，督脉气所发，伏而取之。刺入五分，灸三壮。

腰俞，一名背解，一名髓空，一名腰户。在第二十一椎节下间，督脉气所发。刺入二寸，留七呼，灸五壮。《气府论》注云：刺入三分，《热》注、《水穴》注同。《热穴》注作二寸，《缪刺论》同。

长强，一名气之阴郄，督脉别络，在脊骶端，少阴所结。刺入三分，留七呼，灸三壮。《气府论》注及《水穴》注云：刺入二分。

背自第一椎两旁侠脊各一寸五分下至节凡四十二穴第八

凡五脏之俞出于背者，按其处，应在中而痛解，乃其俞也。灸之则可，刺之则不可，盛则泻之，虚则补之。以火补之者，无吹其火，须自灭也；以火泻之者，疾吹其火，拊其艾，须其火灭也。

大杼，在项第一椎下两旁各一寸五分陷者中，足太阳、手太阳之会。刺入三分，留七呼，灸七壮。《气穴论》注云：督脉别络、手足太阳三脉之会。

风门，热府，在第二椎下两旁各一寸五分，督脉、足太阳之会。刺入五分，留五呼，灸五壮。

肺俞，在第三椎下两旁各一寸五分。刺入三分，留七呼，灸三壮《气府论》注云：五脏俞并足太阳脉之会。

心俞，在第五椎下两旁各一寸五分。刺入三分，留七呼，灸三壮。

膈俞，在第七椎下两旁各一寸五分。刺入三分，留七呼，灸三壮。

肝俞，在第九椎下两旁各一寸五分。刺入三分，留六呼，灸三壮。

胆俞，在第十椎下两旁各一寸五分，足太阳脉所发，正坐取之。刺入五分，灸三壮。《气府论》注云：留七呼。《痹论》云：胆、胃、三焦、大小肠、膀胱俞，并足太阳脉气所发。

脾俞，在第十一椎下两旁各一寸五分。刺入三分，留七呼，灸三壮。

胃俞，在第十二椎下两旁各一寸五分。刺入三分，留七呼，灸三壮。

三焦俞，在第十三椎下两旁各一寸五分，足太阳脉气所发。刺入五分，灸三壮。

肾俞，在第十四椎下两旁各一寸五分。刺入三分，留七呼，灸三壮。

大肠俞，在第十六椎下两旁各一寸五分。刺入三分，留六呼，灸三壮。

小肠俞，在第十八椎下两旁各一寸五分。刺入三分，留六呼，灸三壮。

膀胱俞，在第十九椎下两旁各一寸五分。刺入三分，留六呼，灸三壮。

中膂俞，在第二十椎下两旁各一寸五分，夹脊胂而起。刺入三分，留六呼，灸三壮。

白环俞，在第二十一椎下两旁各一寸五分，足太阳脉气所发，伏而取之。刺入八分，得气则泻，泻讫多补之，不宜灸。《水穴》注云：刺入五分，灸三壮。自大肠俞至此五穴并足太阳脉气所发。

上髎，在第一空腰髁下一寸，夹脊陷者中，足太阳、少阳之络。刺入三分，留七呼，灸三壮。

次髎，在第二空夹脊陷者中。刺入三分，留七呼，灸三壮《铜人经》云：刺入三分，灸七壮。

中髎，在第三空夹脊陷者中。刺入二寸，留十呼，灸三壮《铜人经》云：针入二分。

下髎，在第四空夹脊陷者中。刺入二寸，留十呼，灸三壮《铜人经》云：针入三分。《素问·缪刺论》云：足太阳、厥阴、少阳所结。

会阳，一名利机，在阴毛骨两旁，督脉气所发。刺入八分，灸五壮《气府论》注云：灸三壮。

背自第二椎两旁侠脊各三寸行至
二十一椎下两旁夹脊凡二十六穴第九

附分，在第二椎下，附项内廉两旁各三寸，足太阳之会。刺入八分，灸五壮。

魄户，在第三椎下两旁各三寸，足太阳脉气所发。刺入三分，灸五壮。

神堂，在第五椎下两旁各三寸陷者中，足太阳脉气所发。刺入三分，灸五壮。

譩譆，在肩髆内廉，夹第六椎下两旁各三寸，以手痛按之，病者言譩譆是穴，足太阳脉气所发。刺入六分，灸五壮《骨空》注云：令病人呼譩譆之言，则指下动矣。灸三壮。

膈关，在第七椎下两旁各三寸陷者中，足太阳脉气所发，正坐开肩取之。刺入五分，灸五壮《气府论》注云：灸三壮。

魂门，在第九椎下两旁各三寸陷者中，足太阳脉气所发，正坐取之。刺入五分，灸五壮。

阳纲，在第十椎下两旁各三寸陷者中，足太阳脉气所发，正坐取之。刺入五分，灸三壮。

意舍，在第十一椎下两旁各三寸陷者中，足太阳脉气所发。刺入五分，灸三壮。

胃仓，在第十二椎下两旁各三寸陷者中，足太阳脉气所发。刺入五分，灸三壮。

肓门，在第十三椎下两旁各三寸入肘间，足太阳脉气所发。刺入五分，灸三壮。异《经》云：与鸠尾相值。

志室，在第十四椎下两旁各三寸陷者中，足太阳脉气所发，正坐取之。刺入五分，灸三壮《气府注》云：灸五壮。

胞肓，在第十九椎下两旁各三寸陷者中，足太阳脉气所发，伏而取之。刺入五分，灸三壮《气府》注云：灸五壮。

秩边，在第二十一椎下两旁各三寸陷者中，足太阳脉气所发，伏而取之。刺入五分，灸三壮。

面凡二十九穴第十

悬颅，在曲周颞颥中，足少阳脉气所发。刺入三分，留七呼，灸三壮。《气府》注云：在曲周上颞颥中。

颔厌，在曲周颞颥上廉，手少阳、足阳明之会。刺入七分，留七呼，灸三壮。《气府》注云：在曲周颞颥之上。刺深令人耳无闻。

悬厘，在曲周颞颥下廉，手足少阳、阳明之会。刺入三分，留七呼，灸三壮。《气府》注云：在曲周颞颥之上。刺深令人耳无闻。

阳白，在眉上一寸直瞳子，足少阳、阳维之会。刺入三分，灸三壮。《气府》注云：足阳明、阴维二脉之会。今详阳明之经不到于此，又阴维不与阳明会，疑《素问》注非是。

攒竹，一名员柱，一名始光，一名夜光，一名明光。在眉头陷者中，足太阳脉气所发。刺入三分，留六呼，灸三壮。

丝竹空，一名巨（目）髎，在眉后陷者中，足少阳脉气所发。刺入三分，留三呼，不可灸，灸之不幸，令人目小及盲。《气府论》注云：手少阳。又云：留六呼。

睛明，一名泪孔，在目内眦处，手足太阳、足阳明之会。刺入六分，留六呼，灸三壮。《气府论》注云：手足太阳、足阳明、阴阳跷五脉之会。

瞳子髎，在目外去眦五分，手太阳、手足少阳之会。刺入三分，灸三壮。

承泣，一名鼷穴，一名面髎。在目下七分，直目瞳子，阳跷、任脉、足阳明之会。刺入三分，不可灸。

四白，在目下一寸，面颅骨即颧骨颧空。足阳明脉气所发。刺入三分，灸七壮《气府论》注云：刺入四分，不可灸。

颧髎，一名兑骨，在面颅骨下廉陷者中，手少阳、太阳之会。刺入三分。

素髎，一名面王，在鼻柱上端，督脉气所发。刺入三分，禁灸。

迎香，一名冲阳，在禾髎上，鼻下孔旁，手足阳明之会。刺入三分。

巨髎，在夹鼻孔旁八分，直瞳子，跷脉、足阳明之会。刺入三分。

禾髎，一名颐，在直鼻孔下，夹溪水沟旁五分，手阳明脉气所发。刺入三分。

水沟，在鼻柱下人中，督脉、手足阳明之会，直唇取之。刺入三分，留七呼，灸三壮。

兑端，在唇上端，手阳明脉气所发。刺入三分，留六呼，灸三壮。

龈交，在唇内齿上龈缝中。刺入三分，灸三壮。《气府论》注云：任督脉二经之会。

地仓，一名会维，夹口旁四分如近下是，跷脉、手足阳明之会。刺入三分。

承浆，一名天池，在颐前唇之下，足阳明、任脉之会，开口取之。刺入三分，留六呼，灸三壮。《气府论》注云：作五呼。

颊车，在耳下曲颊端陷者中，开口有孔，足阳明脉气所发。刺入三分，灸三壮。

大迎，一名髓孔，在曲颔前一寸三分骨陷者中动脉，足太阳脉气所发。刺入三分，留七呼，灸三壮。

耳前后凡二十穴第十一

上关，一名客主人，在耳前上廉起骨端，开口有孔，手少阳、足阳明之会。刺入三分，留七呼，灸三壮。刺太深令人耳无闻。《气府论》注云：手足太阳、少阳、足阳明三脉之会。《气穴》《刺禁》注与《甲乙经》同。

下关，在客主人下，耳前动脉下空下廉，合口有孔，张口即闭，足阳明、少阳之会。刺入三分，留七呼，灸三壮。耳中有干摘音适抵，不可灸。摘抵，一作适之；不可灸，一作针，久留针。

耳门，在耳前起肉当耳缺者。刺入三分，留三呼，灸三壮。

和髎，在耳前兑发下横动脉，手足少阳、手太阳之会。刺入三分，灸三壮。《气府论》注云：手足少阳二脉之会。

听会，在耳前陷者中，张口得之，动脉应手，手少阳脉气所发。刺入四分，灸三壮。《缪刺》注云：正当手阳明脉之分。

听宫，在耳中珠子，大明如赤小豆，手足少阳、手太阳之会。刺入三分，灸三壮。《气穴》注云：刺入一分。

角孙，在耳廓中间，开口有孔，手足少阳、手阳明之会。刺入三分，灸三壮。《气府论》注云：在耳上廓表之间，发际之下，手太阳、手足少阳三脉之会。

瘈脉，一名资脉，在耳本后鸡足青络脉。刺出血如豆。

颅息，在耳后间青络脉，足少阳脉气所发。刺入一分，出血多则杀人，灸三壮。

翳风，在耳后陷者中，按之引耳中，手足少阳之会。刺入四分，灸三壮。

颈凡十七穴第十二

廉泉，一名本池，在颔下结喉上舌本下，阴维、任脉之会。刺入二分，留三呼，灸三壮《气府论》注云：刺入三分。

人迎，一名天五会，在颈大脉动应手，夹结喉，以候五脏气，足阳明脉气所发。禁不可灸，刺入四分，过深不幸杀人。《素问·阴阳类论》注云：人迎在结喉旁一寸五分，动脉应手。

天窗，一名窗笼，在曲颊下扶突后，动脉应手陷者中，手太阳脉气所发。刺入六分，灸三壮。

天牖，在颈筋间，缺盆上，天容后，天柱前，完骨后，发际上，手少阳脉气所发。刺入一寸，灸三壮。

天容，在耳曲颊后，手少阳脉气所发。刺入一寸，灸三壮。

水突，一名水门，在颈大筋前，直人迎下，气舍上，足阳明脉气所发。刺入一寸，灸三壮。

气舍，在颈，直人迎下夹天突陷者中，足阳明脉气所发。刺入三分，灸五壮。

扶突，在人迎后一寸五分，手阳明脉气所发。刺入三分，灸三壮。《针经》云：在气舍后一寸五分。

天鼎，在颈缺盆上，直扶突，气舍后一寸五分，手阳明脉气所发。刺入四分，灸三壮。《气府论》注云：在气舍后半寸。

肩凡二十六穴第十三

肩井，在肩上陷者中，缺盆上，大骨前，手少阳、阳维之会。刺入五分，灸三壮。《气府论》注云：灸三壮。

肩贞，在肩曲胛下两骨解间，肩髃后陷者中，手太阳脉气所发。刺入八分，灸三壮。

巨骨，在肩端上行两叉骨间陷者中，手阳明、跷脉之会。刺入一寸五分，灸五壮《气府论》注云：灸三壮。

天髎，在肩缺盆中，毖骨之际陷者中，手少阳、阳维之会。刺入八分，灸三壮。

肩髃，在肩端两骨间，手阳明、跷脉之会。刺入六分，留六呼，灸三壮。

肩髎，在肩端臑上，斜举臂取之。刺入七分，灸三壮。《气府论》注云：手少阳脉气所发。

臑俞，在肩臑后大骨下，胛上廉陷者中，手太阳、阳维、跷脉之会，举臂取之。刺入八分，灸三壮。

秉风，夹天髎在外，肩上小髃骨后，举臂有空，手阳明、太阳、手足少阳之会，举臂取之。刺入五分，灸五壮《气府论》注云：灸三壮。

天宗，在秉风后大骨下陷者中，手太阳脉气所发。刺入五分，留六呼，灸三壮。

肩外俞，在肩胛上廉，去脊三寸陷者中。刺入六分，灸三壮。

肩中俞，在肩胛内廉，去脊二寸陷者中。刺入三分，留七呼，灸三壮。

曲垣，在肩中央曲胛陷者中，按之动脉应手。刺入八九分，灸十壮。

缺盆，一名天盖，在肩上横骨陷者中。刺入三分，留七呼，灸三壮。刺太深，令人逆息。《骨空论》注云：手阳明脉气所发；《气府论》注云：足阳明脉气所发。

臑会，一名臑髎，在臂前廉，去肩头三寸，手阳明之络。刺入五分，灸五壮。《气府论》注云：手阳明、手少阳结脉之会。

胸自天突循任脉下行至中庭凡七穴第十四

天突，一名玉户，在颈结喉下二寸《气府论》注云：五寸中央宛宛中，阴维、任脉之会。低头取之。刺入一寸，留七呼，灸三壮《气府论》注云：灸五壮。

璇玑，在天突下一寸中央陷者中，任脉气所发，仰头取之。刺入三分，灸五壮。

华盖，在璇玑下一寸陷者中，任脉气所发，仰头取之。刺入三分，灸五壮。

紫宫，在华盖下一寸六分陷者中，任脉气所发，仰头取之。刺入三分，灸五壮。

玉堂，一名玉英，在紫宫下一寸六分陷者中，任脉气所发，仰头取之。刺入三分，灸五壮。

膻中，一名元儿，在玉堂下一寸六分陷者中，任脉气所发，仰而取之。刺入三分，灸五壮。

中庭，在膻中下一寸六分陷者中，任脉气所发，仰而取之。刺入三分，灸五壮。

胸自输府夹任脉两旁各二寸下行至
步廊凡十二穴第十五

输府，在巨骨下，去璇玑旁各二寸陷者中，足少阴脉气所发，仰而取之。刺入四分，灸五壮。

彧中，在输府下一寸六分陷者中，足少阴脉气所发，仰而取之。刺入四分，灸五壮。

神藏，在彧中下一寸六分陷者中，足少阴脉气所发，仰而取之。刺入四分，灸五壮。

灵墟，在神藏下一寸六分陷者中，足少阴脉气所发，仰而取之。刺入四分，灸五壮。

神封，在灵墟下一寸六分陷者中，足少阴脉气所发，仰而取之。刺入四分，灸五壮。

步廊，在神封下一寸六分陷者中，足少阴脉气所发，仰而取之。刺入四分，灸五壮。

胸自气户夹输府两旁各二寸下行至
乳根凡十二穴第十六

气户，在巨骨下，输府两旁各二寸陷者中，足阳明脉气所发，仰而取之。刺入四分，灸五壮。《气府论》注云：去膺窗上四寸八分，灸三壮。

库房，在气户下一寸六分陷者中，足阳明脉气所发，仰而取之。刺入四分，灸五壮《气府论》注云：灸三壮。

屋翳，在库房下一寸六分。刺入四分，灸五壮。《气府论》注云：在气户下三寸二分，灸三壮。

膺窗，在屋翳下一寸六分。刺入四分，灸五壮。《气府论》注云：在胸两旁夹中行各四寸，巨骨下四寸八分陷者中，足阳明脉气所发，仰而取之。

乳中，禁不可刺灸，灸刺之不幸生蚀疮，疮中有脓血清汁者可治，疮中有息肉若蚀疮者死。

乳根，在乳下一寸六分陷者中，足阳明脉气所发，仰而取之。刺入四分，灸五壮《气府论》注云：灸一壮。

胸自云门夹气户两旁各二寸下行至
食窦凡十二穴第十七

云门，在巨骨下，气户两旁各二寸陷者中，动脉应手，太阴脉气所发，举臂取之。刺入七分，灸五壮，刺太深令人逆息《气府论》注云：在巨骨下，任脉两旁各六寸。《刺热穴论》注云：手太阴脉气所发。

中府，肺之募也，一名膺中俞。在云门下一寸，乳上三肋间陷者中，动脉应手，仰而取之，手太阴之会。刺入三分，留五呼，灸五壮。

周荣，在中府下一寸六分陷者中，足太阴脉气所发，仰而取之。刺入四分，灸五壮。

胸乡，在周荣下一寸六分陷者中，足太阴脉气所发，仰而取之。刺入四分，灸五壮。

天溪，在胸乡下一寸六分陷者中，足太阴脉气所发，仰而取之。刺入四分，灸五壮。

食窦，在天溪下一寸六分陷者中，足太阴脉气所发，举臂取之。刺入四分，灸五壮。《气穴论》注云：手太阴脉气所发。

腋胁下凡八穴第十八

渊腋，在腋下三寸宛宛中，举臂取之。刺入三分，不可灸，灸之不幸生肿蚀。马刀伤内溃者死，寒热生马疡可治。《气穴论》注云：足少阳脉气所发。

大包，在渊腋下三寸，脾之大络，布胸胁中，出九肋间及季胁端，别络诸阴者。刺入三分，灸三壮。

辄筋，在腋下三寸，复前行一寸著胁，足少阳脉气所发。刺入六分，灸三壮。

天池，一名天会，在乳后一寸《气府论》注云：二寸，腋下三寸，著胁直掖撅肋间，手厥阴、足少阳脉之会一作手心、足少阳脉之会。刺入七分，灸三壮《气府论》注云：刺入三分。

腹自鸠尾循任脉下行至
会阴凡十五穴第十九

鸠尾，一名尾翳，一名𩩲骬。在臆前蔽骨下五分，任脉之别。不可灸刺。鸠尾盖心上，人无蔽骨者，当从上歧骨度下行一寸半。○《气府论》注云：一寸为鸠尾处。若不为鸠尾处，则针巨阙者中心。人有鸠尾短者，少饶今强一寸。

巨阙，心募也，在鸠尾下一寸，任脉气所发。刺入六分，留七呼，灸五壮。《气府论》注云：刺入一寸六分。

上脘，在巨阙下一寸五分，去蔽骨三寸，任脉、足阳明、手太阳之会。刺入八分，灸五壮。

中脘，一名太仓，胃募也。在上脘下一寸，居心蔽骨与脐之中，手太阳、少阳、足阳明所生，任脉之会。刺入二分，灸七壮。《九卷》云：𩩲骬至脐八寸。太仓居其中，为脐上四寸。吕广撰《募腧经》云太仓在脐上三寸，非也。

建里，在中脘下一寸。刺入五分，留十呼，灸五壮《气府论》注云：刺入六分，留七呼。

下脘，在建里下一寸，足太阴、任脉之会。刺入一寸，灸五壮。

水分，在下脘下一寸，脐上一寸，任脉气所发。刺入一寸，灸五壮。

脐中，禁不可刺，刺之令人恶疡，遗矢者死不治，灸三壮。

阴交，一名少因，一名横户。在脐下一寸，任脉、气冲之会。刺入八分，灸五壮。

气海，一名脖胦，一名下肓。在脐下一寸五分，任脉气所发。刺入一寸三分，灸五壮。

石门，三焦募也，一名利机，一名精露，一名丹田，一名命门。在脐下二寸，任脉气所发。刺入五分，留十呼，灸三壮，女子禁不可刺灸中央，不幸使人绝子。《气府论》注云：刺入六分，留七呼，灸五壮。

关元，小肠募也，一名次门。在脐下三寸，足三阴、任脉之会。刺入二寸，留七呼，灸七壮《气府论》注云：刺入一寸二分。

中极，膀胱募也，一名气原，一名玉泉。在脐下四寸，足三阴、任脉之会。刺入二寸，留七呼，灸三壮《气府论》注云：刺入一寸二分。

曲骨，在横骨上，中极下一寸毛际陷者中，动脉应手，任脉、足厥阴之会。刺入一寸五分，留七呼，灸三壮。《气府论》注云：自鸠尾至曲骨十四穴，并任脉气所发。

会阴，一名屏翳，在大便前、小便后两阴之间，任脉别络，夹督脉、冲脉之会。刺入二寸，留三呼，灸三壮。《气府论》注云：留七呼。

腹自幽门夹巨阙两旁各半寸循冲脉下行至横骨凡二十二穴第二十

幽门，一名上门，在巨阙两旁各五分陷者中，冲脉、足少阴之会。刺入五分，灸五壮《气府论》注云：刺入一寸。

通谷，在幽门下一寸陷者中，冲脉、足少阴之会。刺入五分，灸五壮《气府论》注云：刺入一寸。

阴都，一名食宫，在通谷下一寸，冲脉、足少阴之会。刺入一寸，灸五壮。

石关，在阴都下一寸，冲脉、足少阴之会。刺入一寸，灸五壮。

商曲，在石关下一寸，冲脉、足少阴之会。刺入一寸，灸五壮。

肓俞，在商曲下一寸，直脐旁五分，冲脉、足少阴之会。刺入一寸，灸五壮。

中注，在肓俞下五分，冲脉、足少阴之会。刺入一寸，灸五壮。《素问·水穴论》注云：在脐下五分，两旁相去任脉各五分。

四满，一名髓府，在中注下一寸，冲脉、足少阴之会。刺入一寸，灸五壮。

气穴，一名胞门，一名子户。在四满下一寸，冲脉、足少阴之会。刺入一寸，灸五壮。

大赫，一名阴维，一名阴关。在气穴下一寸，冲脉、足少阴之会。刺入一寸，灸五壮。

横骨，一名下极，在大赫下一寸，冲脉、足少阴之会。刺入一寸，灸五壮。

腹自不容夹幽门两旁各一寸五分至
气冲凡二十四穴第二十一

不容，在幽门旁一寸五分，去任脉二寸，至直四肋端，相去四寸，足阳明脉气所发。刺入五分，灸五壮。《气府论》注云：刺入八分。又云：下至太乙各上下相去一寸。

承满，在不容下一寸，足阳明脉气所发。刺入八分，灸五壮。

梁门，在承满下一寸，足阳明脉气所发。刺入八分，灸五壮。

关门，在梁门下，太乙上足阳明脉中间穴外延，足阳明脉气所发。刺入八分，灸五壮。

太乙，在关门下一寸，足阳明脉气所发。刺入八分，灸五壮。

滑肉门，在太乙下一寸，足阳明脉气所发。刺入八分，灸五壮。

天枢，大肠募也，一名长溪，一名谷门。去肓俞一寸五分，夹脐两旁各二寸陷者中，足阳明脉气所发。刺入五分，留七呼，灸五壮。《气府论》注云：在滑肉门下一寸，正当脐。

外陵，在天枢下，大巨上，足阳明脉气所发。刺入八分，灸五壮。《气府论》注云：在天枢下一寸。《水穴论》注云：在脐下一寸，两旁去冲脉各一寸五分。

大巨，一名腋门，在长溪下二寸，足阳明脉气所发。刺入八分，灸五壮。《气府论》注云：在外陵下一寸。

水道，在大巨下三寸，足阳明脉气所发。刺入二寸五分，灸五壮。

归来，一名溪穴，在水道下二寸。刺入八分，灸五壮。《水穴论》注云：足阳明脉气所发。

气冲，在归来下，鼠鼷上一寸。动脉应手，足阳明脉气所发。刺入三分，留七呼，灸三壮，灸之不幸使人不得息。《气府论》注云：在腹脐下横骨两端鼠鼷上一寸。《刺禁论》注云：在腹下夹脐两旁，相去四寸，鼠鼷上一寸，动脉应手。《骨空》注云：在毛际两旁，鼠鼷上一寸。

腹自期门上直两乳夹不容两旁
各一寸五分下行至冲门凡十四穴第二十二

期门，肝募也，在第二肋端，不容傍各一寸五分，上直两乳，足太阴、厥阴、阴维之会，举臂取之。刺入四分，灸五壮。

日月，胆募也，在期门下一寸五分，足太阴、少阳之会。刺入七分，灸五壮。《气府论》注云：在第三肋端，横直心蔽骨旁各二寸五分，上直两乳。

腹哀，在日月下一寸五分，足太阴、阴维之会。刺入七分，灸五壮。

大横，在腹哀下三寸，直脐旁，足太阴、阴维之会。刺入七分，灸五壮。

腹屈，一名腹结，在大横下一寸三分。刺入七分，灸五壮。

府舍，在腹结下三寸，足太阴、阴维、厥阴之会。此脉上下入腹络胸，结心肺，从胁上至肩，比太阴郄，三阴阳明支别。刺入七分，灸五壮。

冲门，一名慈宫，上去大横五寸，在府舍下，横骨两端约纹中动脉，足太阴、厥阴之会。刺入七分，灸五壮。

腹自章门下行至居髎凡十二穴第二十三

章门，脾募也，一名长平，一名胁髎。在大横外直脐季肋端，足厥阴、少阳之会。侧卧屈上足，伸下足，举臂取之。刺入八分，留六呼，灸三壮。

带脉，在季肋下一寸八分。刺入六分，灸五壮。《气府论》注云：足少阳、带脉二经之会。

五枢，在带脉下三寸。一曰：在水道旁一寸五分。刺入一寸，灸五壮。《气府论》注云：足少府、带脉二经之会。

京门，肾募也，一名气府，一名气俞。在监骨下腰中侠脊，季肋本夹脊。刺入三分，留七呼，灸三壮。

维道，一名外枢，在章门下五寸三分，足少阳、带脉之会。刺入八分，灸三壮。

居髎，在长平下八寸三分，监骨上陷者中，阳跷、足少阳之会。刺入八分，灸三壮。《气府论》注云：监骨作髀骨。

手太阴及臂凡一十八穴第二十四

黄帝问曰：愿闻五脏六腑所出之处。岐伯对曰：五脏五输，五五二十五输；六腑六输，六六三十六输。经脉十二，络脉十五，凡二十七气上下行。所出为井，所溜为荥，所注为输，所过为原，所行为经，所入为合。别而言之则所注为输；总而言之，则手太阴井也、荥也、原也、经也、合也，皆谓之输。非此六者谓之间。

凡穴，手太阴之脉，出于大指之端，内侧循白肉际，至本节后太渊，溜以澹，外屈本指以下一作本于上节，内屈与诸阴络会于鱼际，数脉并注疑此处有缺文，其气滑利，伏行雍骨之下，外屈一本下有出字于寸口而行，上至于肘内廉，入于大筋之下，内屈上行臑阴入腋下，内屈走肺，此顺行逆数之屈折也。

肺出**少商**，少商者，木也。在手大指端内侧，去爪甲如韭叶，手太阴脉之所出也，为井。刺入一分，留一呼，灸一壮《气府论》注云：作三壮。

鱼际者，火也。在手大指本节后内侧散脉中，手太阴脉之所溜也，为荥。刺入二分，留三呼，灸三壮。

太渊者，土也。在掌后陷者中，手太阴脉之所注也，为输。刺入二分，留二呼，灸三壮。

经渠者，金也。在寸口陷者中，手太阴脉之所行也，为经。刺入三分，留三呼，不可灸，灸之伤人神明。

列缺，手太阴之络，去腕上一寸五分，别走阳明者。刺入三分，留三呼，灸五壮。

孔最，手太阴之郄，去腕七寸，专此处缺文金二七，水之父母。刺入三呼，留三分，灸五壮。

尺泽者，水也。在肘中约上动脉，手太阴之所入也，为合。刺入三分，灸五壮。《素问·气穴论》注云：留三呼。

侠白，在天府下，去肘五寸动脉中，手太阴之别。刺入四分，留三呼，灸五壮。

天府，在腋下三寸，臂臑内廉动脉中，手太阴脉气所发。禁不可灸，灸之令人逆气，刺入四分，留三呼。

手厥阴心主及臂一十六穴第二十五

手心主之脉，出于中指之端，内屈中指内廉，以上留于掌中，伏一本以下有行字两骨之间，外屈两筋之间，骨肉之际，其气滑利，上二寸外屈一本下有出字行两筋之间，上至肘内廉，入于小筋之下一本下有留字，两骨之会，上入于胸中，内络心胞。

心主出**中冲**，中冲者，木也。在手中指之端，去爪甲如韭叶陷者中，手心主脉之所出也，为井，刺入一分，留三呼，灸一壮。

劳宫者，火也。一名五里。在掌中央动脉中，手心主脉之所溜也，为荥。刺入三分，留六呼，灸三壮。

大陵者，土也。在掌后两筋间陷者中，手心主脉之所注也，为输。刺入六分，留七呼，灸三壮。

内关，手心主络，在掌后去腕二寸，别走少阳。刺入二分，灸五壮。

间使者，金也。在掌后三寸两筋间陷者中，手心主脉之所行也，为经。刺入六分，留七呼，灸三壮。

郄门，手心主郄，去腕五寸。刺入三分，灸三壮。

曲泽者，水也。在肘内廉下陷者中，屈肘得之，手心主脉之所入也，为合。刺入三分，留七呼，灸三壮。

天泉，一名天温。在曲腋下，去臂二寸，举腋取之。刺入六分，灸三壮。

手少阴及臂凡一十六穴第二十六

黄帝问曰：手少阴之脉独无腧，何也？岐伯对曰：少阴者，心脉也，心者，五脏六腑之大主也，为帝王，精神之舍也。其脏坚固，邪弗能容也，容之则心伤，心伤则神去，神去则死矣。故诸邪之在于心者，皆在心之包络，包络者，心主之脉也，故独无俞焉。问曰：少阴脉独无俞者，心不病乎？对曰：其外经脉病而脏不病，故独取其经于掌后兑骨之端，其余脉出入曲折，皆如手少阴少阴"少"字宜作"太"字，《铜人经》作"厥"字、心主之脉行也。故本俞者皆因其气之虚实疾徐以取之，是谓因冲而泄，因衰而补。如是者，邪气得去，真气坚固，是谓因天之叙。

心出**少冲**，少冲者，木也，一名经始。在手小指内廉之端，去爪甲如韭叶，手少阴脉之所出也，为井。刺入一分，留一呼，灸一壮。少阴八穴，其七有治，一无治者，邪弗能容也，故曰无俞焉。

少府者，火也。在手小指本节后陷者中，直劳宫，手少阴脉之所溜也，为荥。刺入三分。

神门者，土也，一名兑冲，一名中都。在掌后兑骨之端陷者中，手少阴脉之所注也，为输。刺入三分，留七呼，灸三壮。《素问·阴阳论》注云：神门在掌后五分，当小指间。

手少**阴郄**，在掌后脉中，去腕五分。刺入三分，灸三壮。《阴阳论》注云：当小指之后。

通里，手少阴络，在腕后一寸，别走太阳。刺入三分，灸三壮。

灵道者，金也。在掌后一寸五分，或曰一寸，手少阴脉之所行也，为经。刺入三分，灸三壮。

少海者，水也，一名曲节。在肘内廉节后陷者中，动脉应手，手少阴脉之所入也，为合。刺入五分，灸三壮。

极泉，在腋下筋间动脉入胸中，手少阴脉气所发。刺入三分，灸五壮。

手阳明及臂凡二十八穴第二十七

大肠合手阳明，出于**商阳**。商阳者，金也，一名绝阳。在手大指次指内侧，去爪甲角如韭叶，手阳明脉之所出也，为井。刺入一分，留一呼，灸三壮。

二间者，水也，一名间谷。在手大指次指本节前内侧陷者中，手阳明脉之所溜也，为荥。刺入三分，留六呼，灸三壮。

三间者，木也，一名少谷。在手大指次指本节后内侧陷者中，手阳明脉之所注也，为输。刺入三分，留三呼，灸三壮。

合谷，一名虎口。在手大指次指歧骨间，手阳明脉之所过也，为原。刺入三分，留六呼，灸三壮。

阳溪者，火也，一名中魁。在腕中上侧两傍间陷者中，手阳明脉之所行也，为经。刺入三分，留七呼，灸三壮。

偏历，手阳明络，在腕后三寸，别走太阴者。刺入三分，留七呼，灸三壮。

温溜，一名逆注，一名蛇头，手阳明郄，在腕后少士五寸，大士六寸。刺入三分，灸三壮。大士少士，谓大人小儿也。

下廉，在辅骨下，去上廉一寸，恐疑误辅齐兑肉，其分外邪。刺入五分，留五呼，灸三壮。

上廉，在三里下一寸，其分抵阳明之会外邪。刺入五分，灸五壮。

手三里，在曲池下二寸，按之肉起兑肉之端。刺入三分，灸三壮。

曲池者，土也。在肘外辅骨肘骨之中，手阳明脉之所入也，为合。以手按胸取之。刺入五分，留七呼，灸三壮。

肘髎，在肘大骨外廉陷者中。刺入四分，灸三壮。

五里，在肘上三寸，行向里大脉中央。禁不可刺，灸三壮。

臂臑，在肘上七寸腘肉端，手阳明络之会。刺入三分，灸三壮。

手少阳及臂凡二十四穴第二十八

三焦上合手少阳，出于**关冲**。关冲者，金也。在小指次指之端，去爪甲角如韭叶，手少阳脉之所出也，为井。刺入一分，留三呼，灸三壮。

液门者，水也。在小指次指间陷者中，手少阳脉之所溜也，为荥。刺入三分，灸三壮。

中渚者，木也。在手小指次指本节后陷者中，手少阳脉之所注也，为输。刺入二分，留三呼，灸三壮。

阳池，一名别阳，在手表腕上陷者中，手少阳脉之所过也，为原。刺入二分，留三呼，灸五壮《铜人经》云：不可灸。

外关，手少阳络，在腕后二寸陷者中，别走心者。刺入三分，留七呼，灸三壮。

支沟者，火也。在腕后三寸两骨之间陷者中，手少阳脉之所行也，为经。刺入二分，留七呼，灸三壮。

会宗，手少阳郄，在腕后三寸空中。刺入三分，灸三壮。

三阳络，在臂上大交脉，支沟上一寸。不可刺，灸五壮。

四渎，在肘前五寸外廉陷者中。刺入六分，留七呼，灸三壮。

天井者，土也。在肘外大骨之后两筋间陷者中，屈肘得之，手少阳脉之所入也，为合。刺入一分，留七呼，灸三壮。

清泠渊，在肘上三寸，伸肘举臂取之。刺入三分，灸三壮。

消泺，在肩下臂外开腋斜肘分下胻一本无胻字。刺入六分，灸三壮。《气府论》注云：手少阳脉之会。

手太阳凡一十六穴第二十九

小肠上合手太阳，出于**少泽**。少泽者，金也，一名小吉。在手小指之端去爪甲一分陷者中，手太阳脉之所出也，为井。刺入一分，留二呼，灸一壮。

前谷者，水也。在手小指外侧本节前陷者中，手太阳脉之所溜也，为荥。刺入一分，留三呼，灸三壮。

后溪者，木也。在手小指外侧本节后陷者中，手太阳脉之所注也，为输。刺入一分，留二呼，灸一壮。

腕骨，在手外侧腕前起骨下陷者中，手太阳脉之所过也，为原。刺入二分，留三呼，灸三壮。

阳谷者，火也。在手外侧腕中兑骨下陷者中，手太阳脉之所行也，为经。刺入二分，留二呼，灸三壮。《气穴论》注云：留三呼。

养老，手太阳郄，在手踝骨上一空，腕后一寸陷者中。刺入三分，灸三壮。

支正，手太阳络，在肘后一本作腕后五寸，别走少阴者。刺入三分，留七呼，灸三壮。

小海者，土也。在肘内大骨外，去肘端五分陷者中，屈肘乃得之。手太阳脉之所入也，为合。刺入二分，留七呼，灸七壮。《气穴论》注云：作少海。

足太阴及股凡二十二穴第三十

脾在隐白，隐白者，木也。在足大指端内侧，去爪甲如韭叶，足太阴脉之所出也，为井。刺入一分，留三呼，灸三壮。

大都者，火也。在足大指本节后陷者中，足太阴脉之所溜也，为荥。刺入三分，留七呼，灸一壮。

太白者，土也。在足内侧核骨下陷者中，足太阴脉之所注也，为输。刺入三分，留七呼，灸三壮。

公孙，在足大指本节后一寸，别走阳明，太阴络也。刺入四分，留二十呼，灸三壮。

商丘者，金也。在足内踝下微前陷者中，足太阴脉之所行也，为经。刺入三分，留七呼，灸三壮。《气穴论》注云：刺入四分。

三阴交，在内踝上三寸骨下陷者中，足太阴、厥阴、少阴之会。刺入三分，留七呼，灸三壮。

漏谷，在内踝上六寸骨下陷者中，足太阴络。刺入三分，留七呼，灸三壮。

地机，一名脾舍，足太阴郄，别走上一寸，空在膝下五寸。刺入三分，灸五壮。

阴陵泉者，水也。在膝下内侧辅骨下陷者中，伸足乃得之，足太阴脉之所入也，为合。刺入五分，留七呼，灸三壮。

血海，在膝髌上内廉白肉际二寸半，足太阴脉气所发。刺入五分，灸五壮。

箕门，在鱼腹上越两筋间，动脉应手太阴内市（市内），足太阴脉气所发。一云：在股上起筋间。此当是。刺入三分，留六呼，灸三壮。《素问·三部九候论》注云：直五里下，宽巩足单衣，沉取乃得之，动脉应于手。

足厥阴及股凡二十二穴第三十一

肝出**大敦**，大敦者，木也。在足大指端，去爪甲如韭叶及三毛中，足厥阴脉之所出也，为井。刺入三分，留十呼，灸三壮。

行间者，火也。在足大指间动脉陷者中，足厥阴脉之所溜也，为荥。刺入六分，留十呼，灸三壮。

太冲者，土也。在足大指本节后二寸，或曰一寸五分陷者中，足厥阴脉之所注也，为输。刺入三分，留十呼，灸三壮。《素问·刺腰痛论》注云：在足大指本节后内间二寸陷者中，动脉应手。

中封者，金也。在足内踝前一寸，仰足取之陷者中，伸足乃得之，足厥阴脉之所注也，为经。刺入四分，留七呼，灸三壮。楼英曰：其穴使足逆仰则穴有宛陷可定，针使手足和，其穴有巷道可通，故曰使逆则宛，和则通也。

蠡沟，足厥阴之络，在足内踝上五寸，别走少阳。刺入二分，留三呼，灸三壮。

中郄，一名中都，足厥阴郄。在内踝上七寸骱中，与少阴相直。刺入三分，留六呼，灸五壮。

膝关，在犊鼻下二寸陷者中，足厥阴脉气所发。刺入四分，灸五壮。

曲泉者，水也。在膝内辅骨下，大筋上，小筋下陷者中，屈膝得之，足厥阴脉之所入也，为合。刺入六分，留十呼，灸三壮。

阴包，在膝上四寸股内廉两筋间，足厥阴别走此处有缺。刺入六分，灸三壮。

五里，在阴廉下，去气冲三寸阴股中动脉。刺入六分，灸五壮。《外台秘要》作：去气冲三寸，去阴廉二寸。

阴廉，在羊矢下，去气冲二寸动脉中，刺入八分，灸三壮。

足少阴及股并阴跷阴维
凡二十穴第三十二

肾出**涌泉**，涌泉者，木也，一名地冲。在足心陷者中，屈足卷指宛宛中，足少阴脉之所出也，为井。刺入三分，留三呼，灸三壮。

然谷者，火也，一名龙渊。在足内踝前起大骨下陷者中，足少阴脉之所溜也，为荥。刺入三分，留三呼，灸三壮。刺之多见血，使人立饥欲食。

太溪者，土也。在足内踝后跟骨上动脉陷者中，足少阴脉之所注也，为输。刺入三分，留七呼，灸三壮。

大钟，在足跟后冲中，别走太阳，足少阴络。刺入二分，留七呼，灸三壮。《素问·水热穴论》注云：在内踝后。《刺腰痛论》注云：在足跟后冲中动脉应手。

照海，阴跷脉所生，在足内踝下一寸。刺入四分，留六呼，灸三壮。

水泉，足少阴郄，去太溪下一寸，在内踝下。刺入四分，灸五壮。

复溜者，金也，一名伏白，一名昌阳，在足内踝上二寸陷者中，足少阴脉之所行也，为经。刺入三分，留三呼，灸五壮。《刺腰痛论》注云：在内踝上二寸动脉。

交信，在足内踝上二寸，少阴前，太阴后，筋骨间，阴跷之郄。刺入四分，留五呼，灸三壮。

筑宾，阴维之郄，在足内踝上腨分中。刺入三分，灸五壮。《刺腰痛论》注云：在内踝后。

阴谷者，水也。在膝下内辅骨后，大筋之下，小筋之上，按之应手，屈膝得之，足少阴脉之所入也，为合。刺入四分，灸三壮。

足阳明及股凡三十穴第三十三

胃出**厉兑**，厉兑者，金也。在足大指次指之端，去爪甲角如韭叶，足阳明脉之所出也，为井。刺入一分，留一呼，灸三壮。

内庭者，水也。在足大指次指外间陷者中，足阳明脉之所溜也，为荥。刺入三分，留二十呼，灸三壮《气穴论》注云：留十呼，灸三壮。

陷谷者，木也。在足大指次指外间本节后陷者中，去内庭二寸，足阳明脉之所注也，为输。刺入五分，留七呼，灸三壮。

冲阳，一名会原。在足跗上五寸骨间动脉上，去陷谷三寸，足阳明脉之所过也，为原。刺入三分，留十呼，灸三壮。

解溪者，火也。在冲阳后一寸五分，腕上陷者中，足阳明脉之所行也，为经。刺入五分，留五呼，灸三壮。《气穴论》注云：二寸五分；《刺疟论》注云：三寸五分。

丰隆，足阳明络也，在外踝上八寸，下廉胻外廉陷者中，别走太阴者。刺入三分，灸三壮。

巨虚下廉，足阳明与小肠合，在上廉下三寸。刺入三分，灸三壮。《气穴论》注云：足阳明脉气所发。

条口，在下廉上一寸，足阳明脉气所发。刺入八分，灸三壮。

巨虚上廉，足阳明与大肠合，在三里下三寸。刺入八分，灸三壮。《气穴论》注云：在犊鼻下六寸，足阳明脉气所发。

三里者，土也。在膝下三寸，胻外廉，足阳明脉气所入也，为合。刺入一寸五分，留七呼，灸三壮。《素问》云：在膝下三寸，胻外廉两筋间分间。

犊鼻，在膝髌下，胻上夹解大筋中，足阳明脉气所发。刺入六分，灸三壮。

梁丘，足阳明郄，在膝上二寸两筋间。刺入三分，灸三壮。

阴市，一名阴鼎。在膝上三寸伏兔下，若拜而取之，足阳明脉气所发。刺入三分，留七呼，禁不可灸。《刺腰痛论》注云：伏兔下陷者中，灸三壮。

伏兔，在膝上六寸起肉间，足阳明脉气所发。刺入五分，禁不可灸。

髀关，在膝上伏兔后交分中。刺入六分，灸三壮。

足少阳及股并阳维四穴
凡二十八穴第三十四

胆出于**窍阴**，窍阴者，金也。在足小指次指之端，去爪甲如韭叶，足少阳脉之所出也，为井。刺入三分，留三呼，灸三壮。《气穴论》注云：作一呼。

侠溪者，水也。在足小指次指二歧骨间，本节前陷者中，足少阳脉之所溜也，为荥。刺入三分，留三呼，灸三壮。

地五会，在足小指次指本节后间陷者中。刺入三分，不可灸，灸之令人瘦，不出三年死。

临泣者，木也。在足小指次指本节后间陷者中，去侠溪一寸五分，足少阳脉之所注也，为输。刺入二分，灸三壮。

丘墟，在足外廉踝下如前陷者中，去临泣一寸，足少阳脉之所过也，为原。刺入五分，留七呼，灸三壮。

悬钟，在足外踝上三寸动者脉中，足三阳络，按之阳明脉绝乃取之。刺入六分，留七呼，灸五壮。

光明，足少阳络，在足外踝上五寸，别走厥阴者。刺入六分，留七呼，灸五壮《骨空论》注云：刺入七分，留十呼。

外丘，足少阳郄，少阳所生。在内踝上七寸。刺入三分，灸三壮。

阳辅者，火也。在足外踝上四寸《气穴论》注无"四寸"二字，辅骨前绝骨端，如前三分所，去丘墟七寸，足少阳脉之所行也，为经。刺入五分，留七呼，灸三壮。

阳交，一名别阳，一名足髎，阳维之郄。在外踝上七寸，斜属三阳分肉间。刺入六分，留七呼，灸三壮。

阳陵泉者，土也。在膝下一寸䯒外廉陷者中，足少阳脉之所入也，为合。刺入六分，留十呼，灸三壮。

阳关，在阳陵泉上三寸，犊鼻外陷者中。刺入五分，禁不可灸。

中渎，在髀骨外，膝上五寸分肉间陷者中，足少阳脉气所发也。刺入五分，留七呼，灸五壮。

环跳，在髀枢中，侧卧伸下足，屈上足取之，足少阳脉气所发。刺入一寸，留二十呼，灸五十壮。《气穴论》注云：髀枢后，足少阳、太阳二脉之会。灸三壮。

足太阳及股并阳跷六穴凡三十六
穴第三十五

膀胱出于**至阴**，至阴者，金也。在足小指外侧，去爪甲角如韭叶，足太阳脉之所出也，为井。刺入一分，留五呼，灸三壮。

通谷者，水也。在足小指外侧本节前陷者中，足太阳脉之所溜也，为荥。刺入二分，留五呼，灸三壮。

束骨者，木也。在足小指外侧本节后陷者中，足太阳脉之所注也，为输。

刺入三分，灸三壮。《气穴论》注云：本节后赤白肉际。

京骨，在足外侧大骨下赤白肉际陷者中，按而得之，足太阳脉之所过也，为原。刺入三分，留七呼，灸三壮。

申脉，阳跷所生也，在足外踝下陷者中，容爪甲许。刺入三分，留六呼，灸三壮。《刺腰痛论》注云：外踝下五分。

金门，在足太阳郄，一空在足外踝下，一名关梁，阳维所别属也。刺入三分，灸三壮。

仆参，一名安邪。在跟骨下陷者中，拱足得之，足太阳、阳跷脉所会。刺入三分，留六呼，灸三壮。

昆仑者，火也。在足外踝后跟骨上陷者中，足太阳脉之所行也，为经。刺入五分，留十呼，灸三壮。《刺腰痛论》注云：陷者中，细脉动应手。

付阳，阳跷之郄，在足外踝上三寸，太阳前、少阳后筋骨间。刺入六分，留七呼，灸三壮。《气穴论》注作附阳。

飞扬，一名厥阳，在足外踝上七寸，足太阳络，别走少阴者。刺入三分，灸三壮。

承山，一名鱼腹，一名肉柱。在兑腨肠下分肉间陷者中。刺入七分，灸三壮。

承筋，一名腨肠，一名直肠，在腨肠中央陷者中，足太阳脉气所发。禁不可刺，灸三壮。《刺腰痛论》注云：在腨中央。

合阳，在膝约纹中央下二寸。刺入六分，灸五壮。

委中者，土也。在腘中央约纹中动脉，足太阳脉之所入也，为合。刺入五分，留七呼，灸三壮。《素问·骨空论》注云：腘，谓膝解之后曲脚之中，背面取之。《刺腰痛论》注云：在足膝后屈处。

委阳，三焦下辅俞也。在足太阳之前，少阳之后，出于腘中外廉两筋间，扶承下六寸，此足太阳之别络也。刺入七分，留五呼，灸三壮。屈身而取之。

浮郄，在委阳上一寸，屈膝得之。刺入五分，灸三壮。

殷门，在肉郄下六寸。刺入五分，留七呼，灸三壮。

扶承，一名肉郄，一名阴关，一名皮部。在尻臀下股阴肿上约纹中。刺入二寸，留七呼，灸三壮。

欲令灸发者，灸鞴音遍熨之，三日即发。

针灸甲乙经卷之五

针灸禁忌第一上

黄帝问曰：四时之气，各不同形，百病之起，皆有所生，灸刺之道，何者为宝？岐伯对曰：四时之气，各有所在，灸刺之道，气穴为宝。

故春刺络脉诸荥大经分肉之间，甚者深取之，间者浅取之。《素问》曰：春刺散俞及与分理，血出而止。又曰：春者木始治，肝气始生，肝气急，其风疾，经脉常深，其气少不能深入，故取络脉分肉之间。《九卷》云春刺荥者正同，于义为是。又曰：春取络脉治皮肤。又曰：春取经与脉分肉之间，二者义亦略同。又曰：春气在经脉。

夏取诸俞孙络肌肉皮肤之上。又曰夏刺俞，二者正同，于义为是。长夏刺经。又曰：取盛经络，取分间绝皮肤。又曰：夏取分腠治肌肉，义亦略同。《素问》曰：夏刺络俞，见血而止。又曰：夏者火始治，心气始长，脉瘦气弱，阳气流一作留溢，血温于腠，内至于经，故取盛经分腠，绝肤而病去者，邪居浅也。所谓盛经者，阳脉也义亦略同。又曰：夏气在孙络，长夏气在肌肉。

秋刺诸合，余如春法秋取经俞，邪气在腑，取之于合。《素问》曰：秋刺皮肤循理，上下同法。又曰：秋者金始治，肺将收杀，金将胜火，阳气在合，阴初胜，湿气及体，阴气未盛，未能深入，故取俞以泻阴邪，取合以虚阳邪，阳气始衰，故取于合。是谓始秋之治变也。又曰：秋气在肤，闭腠者是也。《九卷》又曰：秋取气口治筋脉。于义不同。

冬取井诸俞之分，欲深而留之又曰：冬取井荥。《素问》曰：冬取俞窍及于分理，甚者直下，间者散下俞窍与诸俞之分，义亦略同。又曰：冬者水始治，肾方闭，阳气衰少，阴气坚盛，巨阳伏沉，阳脉乃去，取井以下阴逆，取荥以通气一云以实阳气。又曰：冬取井荥，春不鼽衄。是谓末冬之治变也。又曰：冬气在骨髓。又曰：冬刺井，病在脏取之井。二者正同，于义为是。又曰：冬取经俞，治骨髓五脏。五脏则同，经俞有疑。

春刺夏分，脉乱气微，入淫骨髓，病不得愈，令人不嗜食，又且少气。春刺秋分，筋挛逆气，环为咳嗽，病不愈，令人时惊，又且笑一作哭。春刺冬分，邪气着脏，令人腹胀，病不愈，又且欲言语。

夏刺春分，病不愈，令人解堕。夏刺秋分，病不愈，令人心中闷，无言，惕惕如人将捕之。夏刺冬分，病不愈，令人少气，时欲怒。

秋刺春分，病不愈，令人惕然，欲有所为，起而忘之。秋刺夏分，病不愈，令人益嗜卧，又且善梦谓立秋之后。秋刺冬分，病不愈，令人凄凄时寒。

冬刺春分，病不愈，令人欲卧不能眠，眠而有见谓十二月中旬以前。冬刺夏分，病不愈，令人气上，发为诸痹。冬刺秋分，病不愈，令人善渴。

足之阳者，阴中之少阳也；足之阴者，阴中之太阴也。手之阳者，阳中之太阳也；手之阴者，阳中之少阴也。

正月、二月、三月，人气在左，无刺左足之阳；四月、五月、六月，人气在右，无刺右足之阳；七月、八月、九月，人气在右，无刺右足之阴；十月、十一月、十二月，人气在左，无刺左足之阴。

刺法曰：无刺熇熇之热，无刺漉漉之汗，无刺浑浑音魂之脉，无刺病与脉相逆者。上工刺其未生者也，其次刺其未成者也，其次刺其已衰者也。下工刺其方袭者，与其形之盛者，与其病之与脉相逆者也。故曰：方其盛也，勿敢毁伤，刺其已衰，事必大昌。故曰：上工治未病，不治已病。

大寒无刺，大温无凝。月生无泻，月满无补，月郭空无治。

新纳无刺，已刺勿纳。大怒无刺，已刺勿怒。大劳无刺，已刺勿劳。大醉无刺，已刺勿醉。大饱无刺，已刺勿饱。大饥无刺，已刺勿饥。已渴无刺，已刺勿渴。乘车来者，卧而休之，如食顷乃刺之。步行来者，坐而休之，如行十里顷乃刺之。大惊大怒，必定其气乃刺之。

凡禁者，脉乱气散，逆其荣卫，经气不次。因而刺之，则阳病入于阴，阴病出为阳，则邪复生。粗工不察，是谓伐形，身体淫泺，反消骨髓，津液不化，脱其五味，是谓失气也。

问曰：愿闻刺浅深之分。对曰：刺骨者无伤筋，刺筋者无伤肉，刺肉者无伤脉，刺脉者无伤皮，刺皮者无伤肉，刺肉者无伤筋，刺筋者无伤骨。

问曰：余不知所谓，愿闻其详。对曰：刺骨无伤筋者，针至筋而去，不及骨也；刺筋无伤肉者，至肉而去，不及筋也；刺肉无伤脉者，至脉而去，不及肉也；刺脉无伤皮者，至皮而去，不及脉也；刺皮无伤肉者，病在皮中，针入皮无中肉也；刺肉无伤筋者，过肉中筋；刺筋无伤骨者，过筋中骨，此之谓反也。

刺中心，一日死，其动为噫。刺中肺，三日死，其动为咳。刺中肝，五日死，其动为欠《素问》作语。刺中脾，十五日死，其动为吞《素问》作十日，一作五日。刺中肾，三日死，其动为嚏《素问》作六日，一作七日。刺中胆，一日半死，其动为呕。刺中膈，为伤中，其病虽愈，不过一岁必死。刺跗上，中大脉，血出不止死。刺阴股中大脉，血出不止死。刺面中流脉，不幸为盲。刺客主人，内陷中脉，为漏为聋。刺头中脑户，入脑立死。刺膝髌出液，为跛。刺舌下中脉太过，血出不止为喑。刺臂太阴脉出血多，立死。刺足下布络中脉，血不出为肿。刺足少阴脉，重虚出血，为舌难以言。刺郄中大脉，令人仆脱色。刺膺中陷脉《素问》作刺膺中陷中肺，为喘逆仰息。刺气街中脉，血不出为肿鼠鼷音卜。刺肘中内陷，气归之，为不屈伸。刺脊间中髓，为伛。刺阴股中阴三寸内陷，令人遗溺。刺乳上中乳房，为肿根蚀。刺腋下胁间内陷，令人咳。刺缺盆中内陷，气泄，令人喘咳逆。刺少腹中膀胱，溺出，令人少腹满。刺手鱼腹内陷，为肿。刺腨肠内陷，为肿。刺眶上陷骨中脉，为漏为盲。刺关节中液出，不得屈伸。

针灸禁忌第一下

黄帝问曰：愿闻刺要。岐伯对曰：病有浮沉，刺有浅深，各至其理，无过其道，过之则内伤，不及则生外壅，壅则邪从之，浅深不及，反为大贼，内伤五脏，后生大病。故曰：病有在毫毛腠理者，有在皮肤者，有在肌肉者，有在脉者，有在筋者，有在骨者，有在髓者。是故刺毫毛腠理无伤皮，皮伤则内动肺，肺动则秋病温疟，热厥，淅然寒栗。刺皮无伤肉，肉伤则内动脾，脾动则七十二日四季之月病腹胀烦满，不嗜食。刺肉无伤脉，脉伤则内动心，心动则夏病心痛。刺脉无伤筋，筋伤则内动肝，肝动则春病热而筋弛。刺筋无伤骨，骨伤则内动肾，肾动则冬病胀，腰痛。刺骨无伤髓，髓伤则消泺胻酸，体解㑊然不去矣。

神庭禁不可刺，**上关**禁不可刺深深则令人耳无所闻，**颅息**刺不可多出血，左角刺不可久留，**人迎**刺过深杀人，**云门**刺不可深深则使人逆息不能食，**脐中**禁不可刺，**伏兔**禁不可刺本穴云刺入五分，**三阳络**禁不可刺，**复溜**刺无多见血，**承筋**禁不可刺，**然谷**刺无多见血，**乳中**禁不可刺，**鸠尾**禁不可刺。

上刺禁。

头维禁不可灸，**承光**禁不可灸，**脑户**禁不可灸，**风府**禁不可灸，**喑门**禁不可灸灸之令人喑。**下关**，耳中有干糙，禁不可灸，一作擿。**耳门**，耳中有脓，禁不可灸。**人迎**禁不可灸，**丝竹空**禁不可灸灸之不幸令人目小或昏，**承泣**禁不可灸，**脊中**禁不可灸灸之使人偻，**白环俞**禁不可灸，**乳中**禁不可灸，**石门女子**禁不可灸，**气街**禁不可灸灸之不幸不得息，**渊腋**禁不可灸灸之不幸生肿蚀，**经渠**禁不可灸伤人神，**鸠尾**禁不可灸，**阴市**禁不可灸，**阳关**禁不可灸，**天府**禁不可灸使人逆息，**伏兔**禁不可灸，**地五会**禁不可灸使人瘦，**瘈脉**禁不可灸。

上禁灸。

凡刺之道，必中气穴，无中肉节。中气穴则针游于巷，中肉节则皮肤痛。补泻反则病益笃，中筋则筋缓，邪气不出，与真相薄，乱而不去，反还内著。用针不审，以顺为逆也。

凡刺之理，补泻无过其度，病与脉逆者无刺。形肉已夺，是一夺也；大夺血之后，是二夺也；大夺汗之后，是三夺也；大泄之后，是四夺也；新产及大下血，是五夺也，此皆不可泻也。

问曰：针能杀生人，不能起死人乎？对曰：能杀生人，不起死生者，是人之所受气谷，谷之所注者，胃也。胃者，水谷气血之海也，海之所行云雨者，天下也，胃之所出气血者，经隧也，经隧者，五脏六腑之大络也，逆而夺之而已矣。迎之五里，中道而止，五里而已，五往一作注而脏之气尽矣，故五五二十五而竭其输矣，此所谓夺其天气。故曰：窥门而刺之者，死于家，入门而刺之者，死于堂。帝曰：请传之后世，以为刺禁。

九针九变十二节五刺五邪第二

黄帝问曰：九针安生？岐伯对曰：九针者，天地之数也。天地之数始于一，终于九，故一以法天，二以法地，三以法人，四以法四时，五以法五音，六以法六律，七以法七星，八以法八风，九以法九野。

问曰：以针应九之数奈何？对曰：一者天，天者阳也。五脏之应天者，肺也，肺者，五脏六腑之盖也。皮者，肺之合也，人之阳也，故为之治镵针。镵针者，取法于布一作巾针，去末半寸卒兑之，长一寸六分，大其头而兑其末，令无得深入而阳气出，主热在头身。故曰：病在皮肤无常处者，取之镵针于病所，肤白勿取。

二者地，地者土也。人之所以应土者，肉也，故为之治圆针。圆针者，取法于絮针，筒其身而圆其末，其锋如卵，长一寸六分，以泻肉分之气，令不伤肌肉，则邪气得竭。故曰：病在分肉间，取以圆针。

三者人也，人之所以成生者，血脉也，故为之治锭音兑针。锭针者，取法于黍粟，大其身而员其末，如黍粟之兑，长三寸五分，令可以按脉勿陷，以致其气，使邪独出。故曰：病在脉，少气，当补之以锭针，针于井荥分腧。

四者时也，时者，人于四时八正之风，客于经络之中，为痼病者也，故为之治锋针。锋针者，取法于絮针，筒其身而锋其末，其刃三隅，长一寸六分，令可以泻热出血，发泄痼病。故曰：病在五脏固居者，取以锋针，泻于井荥分腧，取以四时也。

五者音也，音者，冬夏之分，分于子午。阴与阳别，寒与热争，两气相薄，合为痈肿者，故为之治铍针。铍针者，取法于剑，令末如剑锋，广二分半，长四寸，可以取大脓出血。故曰：病为大脓血，取以铍针。

六者律也，律者，调阴阳四时，合十二经脉，虚邪客于经络而为暴痹者也，故为之治圆利针。圆利针者，取法于牦针，且员且兑，身中微大，长一寸六分，以取痈肿暴痹。一曰：尖如牦，微大其末，反小其身，令可深纳也，故曰：痹气暴发者，取以员利针。

七者星也，星者，人之七窍。邪之所客于经，舍于络而为痛痹者也，故为之治毫针。毫针者，取法于毫毛，长一寸六分，令尖如蚊虻喙，静以徐往，微以久留，正气因之，真邪俱往，出针而养，主以治痛痹在络也，故曰：病痹气补而去之者，取之毫针。

八者风也，风者，人之股肱八节也。八正之虚风伤人，内舍于骨解腰脊节腠之间，为深痹者也，故为之治长针。长针者，取法于綦针，长七寸，其身薄而锋其末，令可以取深邪远痹。故曰：病在中者，取以长针。

九者野也，野者，人之骨解，虚风伤人内舍于骨解皮肤之间也，淫邪流溢于身，如风水之状，不能过于机关大节者也，故为之治大针。大针者，取法于锋针一作锭针，其锋微员，长四寸，以泻机关内外大气之不能过关节者也。故曰：病水肿不能过关节者，取以大针。

凡刺之要，官针最妙。九针之宜，各有所为，长短大小，各有所施，不得其用，病不能移。疾浅针深，内伤良肉，皮肤为痈；疾深针浅，病气不泻，反为大脓。病小针大，气泻太甚，病后必为害；病大针小，大气不泻，亦为后败。

夫针之宜，大者大泻，小者不移。以言其过，请言其所施。

凡刺有九，以应九变：一曰输刺，输刺者，刺诸经荥俞脏俞也。二曰道刺，道刺者，病在上，取之下，刺腑腧也。三曰经刺，经刺者，刺大经之结络经分也。四曰络刺，络刺者，刺小络之血脉也。五曰分刺，分刺者，刺分肉之间也。六曰大泻刺一作太刺，大泻刺者，刺大脓以铍针也。七曰毛刺，毛刺者，刺浮痹于皮肤也。八曰巨刺，巨刺者，左取右，右取左也。九曰焠刺，焠刺者，燔针取痹气也。

凡刺有十二节，以应十二经。一曰偶刺，偶刺者，以手直心若背，直痛所，一刺前，一刺后，以刺心痹，刺此者，旁针之也。二曰报刺，报刺者，刺痛无常处，上下行者，直纳拔针，以左手随病所按之，乃出针复刺之也。三曰恢刺，恢刺者，直刺旁之，举之前后，恢筋急以治筋痹也。四曰齐刺，齐刺者，直入一，旁入二，以治寒热气小深者，或曰参刺，参刺者，治痹气小深者也。五曰阳刺，阳刺者，正纳一，旁纳四而浮之，以治寒热之博大者也。六曰直针刺，直针刺者，引皮乃刺之，以治寒气之浅者也。七曰腧刺，腧刺者，直入直出，稀发针而深之，以治气盛而热者也。八曰短刺，短刺者，刺骨痹，稍摇而深之，致针骨所，以上下摩骨也。九曰浮刺，浮刺者，旁入而浮之，此治肌急而寒者也。十曰阴刺，阴刺者，左右卒刺之，此治寒厥中寒者，取踝后少阴也。十一曰旁刺，旁刺者，直刺旁刺各一，此治留痹久居者也。十二曰赞刺，赞刺者，直入直出，数发针而浅之出血，此治痈肿者也。

脉之所居深不见者刺之，微纳针而久留之，致其脉空，脉气之浅者勿刺，按绝其脉刺之，无令精出，独出其邪气耳。所谓三刺之则谷气出者，先浅刺绝皮以出阳邪；再刺则阴邪出者，少益深，绝皮致肌肉，未入分肉之间；后刺深之，已入分肉之间，则谷气出矣。故刺法曰：始刺浅之，以逐阳邪之气；后刺深之，以致阴邪之气；最后刺极深之，以下谷气，此之谓也。此文解乃后针道终始篇三刺及至谷邪之文也。故用针者，不知年之所加，气之盛衰，虚实之所起，不可以为工矣。

凡刺有五，以应五脏。一曰半刺，半刺者，浅纳而疾发针，无针伤肉，如拔发一作毛状，以取皮气，此肺之应也。二曰豹文刺，豹文刺者，左右前后针之，中脉为故，以取经络之血者，此心之应也。三曰关刺，关刺者，直刺左右尽筋上，以取筋痹，慎无出血，此肝之应也。四曰合谷刺，或曰渊刺，又曰岂刺。合谷刺者，左右鸡足，针于分肉之间，以取肌痹，此脾之应也。五曰腧刺，腧刺者，直入直出，深纳之至骨，以取骨痹，此肾之应也。

问曰：刺有五邪，何谓五邪？对曰：病有持痈者，有大者，有小者，有热者，有寒者，是为五邪。凡刺痈邪用铍针无迎陇，易俗移性不得脓，越道更行去其乡，不安处所乃散亡。诸阴阳遇痈所者，取之其俞泻也。凡刺大邪用锋针曰以少，泄夺其有余乃益虚。摽其道，针其邪于肌肉视之无有乃自直道，刺诸阳分肉之间。凡刺小邪用圆针曰以大，补益其不足乃无害，视其所在迎之界，远近尽至不得外，侵而行之乃自贵—作费。刺分肉之间。凡刺热邪用镵针越而沧，出游不归乃无病，为开道乎辟门户，使邪得出病乃已。凡刺寒邪用毫针曰以温，徐往疾去致其神，门户已闭气不分，虚实得调真气存。

缪刺第三

黄帝问曰：何谓缪刺？岐伯对曰：夫邪之客于形也，必先舍于皮毛，留而不去入舍于络脉，留而不去入舍于经脉，内连五脏，散于肠胃，阴阳俱感，五脏乃伤，此乃邪之从皮毛而入，极于五脏之次也，如此则治其经焉。

今邪客于皮毛，入舍于孙脉留而不去，闭塞不通，不得入经，溢于大络而生奇病焉。夫邪客大络者，左注右，右注左，上下左右，与经相干，而布于四末。其气无常处，不及于经俞，名曰缪刺。

问曰：以左取右，以右取左，其与巨刺何以别之？对曰：邪客于经也，左盛则右病，右盛则左病，亦病易且移者，左痛未已而右脉先病，如此者必巨刺之，必中其经，非络脉也，故络病者，其痛与经脉缪处，故曰缪刺。巨刺者刺其经，缪刺者刺其络。

问曰：缪刺取之何如？对曰：邪客于足少阴之络，令人卒心痛，暴胀，胸胁反满，无积者，刺然骨之前出血，如食顷而已，左取右，右取左。病新发者，五日已。

邪客于手少阴—作阳之络，令人喉痹舌卷，口干心烦，臂外廉痛，手不及头，刺手中指当作小指次指爪甲上去端如韭叶各一痏音悔，壮者立已，老者有顷已，左取右，右取左。此新病，数日已。

邪客于足厥阴之络，令人卒疝暴痛，刺足大指爪甲上与肉交者各一痏，男子立已，女子有顷已，左取右，右取左。

邪客于足太阳之络，令人头项痛，肩痛，刺足小指爪甲上与肉交者各一痏，立已。不已，刺外踝上三痏，左取右，右取左，如食顷已。

邪客于手阳明之络，令人气满胸中，喘急而支胠，胸中热，刺手大指次指爪甲上端如韭叶各一痏，左取右，右取左，如食顷已。

邪客于臂掌之间，不得屈，刺其踝后，先以指按之，痛乃刺之，以月死生为数，月生一日一痏，二日二痏，十五日十五痏，十六日十四痏。

邪客于足阳跷之脉，令人目痛从内眦始，刺外踝之下半寸所各二痏，左取右，右取左，如行十里顷而已。人有所堕坠，恶血留于内，腹中胀满，不得前后，先饮利药，此上伤厥阴之脉，下伤少阴之络，刺足内踝之下，然骨之前血脉出血，刺跗上动脉，不已，刺三毛上各一痏，见血立已，左取右，右取左。善惊善悲不乐，刺如上方。

邪客于手阳明之络，令人耳聋，时不闻音，刺手大指次指爪甲上去端如韭叶各一痏，立闻。不已，刺中指爪甲上与肉交者，立闻，其不时闻者，不可刺也。耳中生风者，亦刺之如此数，右取左，左取右。凡痹行往来无常处者，在分肉间，痛而刺之，以月生死为数。用针者，随气盛衰以为痏数，针过其日数则脱气，不及其日数则气不泻。左刺右，右刺左，病如故，复刺之如法，以月死生为数，月生一日一痏，二日二痏，渐多之，十五日十五痏，十六日十四痏，渐少之。

邪客于足阳明之络《素问》作经，王冰云：以其脉左右交于面部，故举经脉之病，以明缪刺之类，令人鼽衄，上齿寒，刺足中指《素问》注云：刺大指次指爪甲上与肉交者各一痏，左取右，右取左。

邪客于足少阳之络，令人胁痛不得息，咳而汗出，刺足小指《素》有次指二字爪甲上与肉交者各一痏，不得息立已，汗出立止，咳者温衣饮食，一日已。左刺右，右刺左，病立已。不已，复刺如法。

邪客于足少阴之络，令人咽痛，不可纳食，无故善怒，气上走贲上，刺足下中央之络各三痏，凡六刺，立已，左刺右，右刺左。

邪客于足太阴之络，令人腰痛，引少腹控䏚，不可以仰息，刺其腰尻之解，两胂之上，是腰俞，以月死生为痏数，发针立已，左刺右，右刺左。

邪客于足太阳之络，令人拘挛背急，引胁而痛，内引心而痛，刺之从项始数脊椎，夹脊疾按之，应手而痛，刺入旁三痏，立已。

邪客于足少阳之络，令人留于枢中痛，髀不得气一作髀不可举，刺枢中以毫针，寒则留针，以月生死为痏数，立已。

诸经刺之，所过者不病，则缪刺之。耳聋刺手阳明；不已，刺其过脉出耳前者。齿龋刺手阳明，立已；不已，刺其脉入齿中者，立已。

邪客于五脏之间，其病也，脉引而痛，时来时止，补其病脉，缪刺之于手足爪甲上，视其脉，出其血，间日一刺，一刺不已，五刺已。

缪传引上齿，齿唇寒《素》多一痛字，视其手背脉血者去之，刺足阳明中指爪甲上一痏，手大指次指爪甲上各一痏，立已，左取右，右取左。

嗌中肿，不能纳唾，不能出唾者，缪刺然骨之前出血，立已，左取右，右取左。自嗌肿至此二十九字，《素问》王冰注原在邪客足少阴络之下，今移在此。

邪客于手足少阴、太阴一作阳、足阳明之络，此五络者，皆会于耳中，上络左角，五络俱竭，令人身脉皆动，而形无知也，其状若尸，或曰尸厥，刺足大指内侧爪甲上去端如韭叶，后刺足心，后刺足中指爪甲上各一痏，后刺手大指内侧爪甲上端如韭叶，后刺手少阴兑骨之端各一痏，立已《素问》又云后刺手心主者，非也。不已，以竹筒吹其两耳中，剔其左角之发方寸，燔治，饮以美酒一杯，不能饮者，灌之立已。

凡刺之数，先视其经脉，切而循之，审其虚实而调之，不调者，经刺之，有痛而经不病者，缪刺之，目视其皮部有血络者尽取之，此缪刺之数也。

针道第四

夫针之要，易陈而难入。粗守形，工守神，神乎神，客在门，未睹其病，恶知其源？刺之微，在速迟，粗守关，工守机，机之不动，不离其空，空中之机，清静以微，其来不可逢，其往不可追。知机道者，不可挂以发，不知机者，叩之不发，知其往来，要与之期，粗之暗乎，妙哉工独有之也。往者为逆，来者为顺，明知逆顺，正行无问。迎而夺之，恶得无虚，追而济之，恶得无实，迎而随之，以意和之，针道毕矣。

凡用针者，虚则实之，满则泄之，菀陈则除之，邪胜则虚之。《大要》曰：徐而疾则实，疾而徐则虚。言其实与虚，若有若无，察后与先，若存若亡，为虚为实，若得若失，虚实之妙，九针最妙，补泻之时，以针为之。泻曰迎之，迎之意，必持而纳之，放而出之，排阳出针，疾气得泄，按而引针，是谓内温，血不得散，气不得出。补曰随之，随之意，若忘之，若行若按，如蚊虻止，如留如环，去如绝弦，令左属右，其气故止，外门已闭，中气乃实，必无留血，急取诛之。

持针之道，坚者为实《素问》作宝，正指直刺，无针左右，神在秋毫，属意病者，审视血脉，刺之无殆。方刺之时，必在悬阳，及与两衡一作冲，神属勿去，知病存亡。取血脉者，在俞横居，视之独满，切之独坚。

夫气之在脉也，邪气在上，浊气在中，清气在下。故针陷脉则邪气出，针中脉则浊气出，针太深则邪反沉，病益甚。故曰：皮肉筋脉，各有所处，病各有所舍，针各有所宜，各不同形，各以任其所宜，无实实虚虚，损不足，益有余，是为重病，病益甚。取五脉者死，取三脉者恇，夺阴者厥，夺阳者狂，针害毕也。

知其所苦。膈有上下，知其气之所在。先得其道，布而渫之《太素》作希而疏之，稍深而留之，故能徐入之。

大热在上者，推而下之。从下上者，引而去之。视前痛者，常先取之。大寒在外，留而补之。入于中者，从合泻之，针所不为，灸之所宜。上气不足，推而扬之；下气不足，积而从之。阴阳皆虚，火自当之。厥而寒甚，骨廉陷下，寒过于膝，下陵三里，阴络所过，得之留止。寒入于中，推而行之。经陷下者，即火当之。结络坚紧，火之所治。不知其苦，两跷之下，男阳女阴，良工所禁，针论毕矣。

凡刺，虚者实之，满者泄之，此皆众工之所共知也。若夫法天则地，随应而动，和之若响，随之若影，道无鬼神，独来独往。

凡刺之真，必先治神，五脏已定，九候已明，后乃存针。众脉所《素》作不见，众凶所《素》作弗闻，外内相得，无以形先，可玩往来，乃施于人。虚实之要，五虚勿近，五实勿远，至其当发，间不容瞚，手动若务，针耀而匀，静意视义，观适之变，是谓冥冥，莫知其形，见其乌乌，见其稷稷，从见其飞，不知其谁，伏如横弩，起若发机。刺虚者须其实，刺实者须其虚，经气已至，慎守勿失，深浅在志，远近若一，如临深渊，手如握虎，神无营于众物。

黄帝问曰：愿闻禁数。岐伯对曰：脏有要害，不可不察，肝生于左，肺藏于右，心部于表，肾治于里，脾为之使，胃为之市，膈肓之上，中有父母，七节之旁，中有志心《素》作小心，顺之有福，逆之有咎。

泻必用方《太素》作员，切而转之，其气乃行，疾入徐出，邪气乃出，伸而迎之，摇大其穴，气出乃疾。补必用员《太素》作方，外引其皮，令当其门，左引其枢，右推其肤，微旋而徐推之，必端以正，安以静，坚心无解，欲微以留，气下而疾出之，推其皮，盖其外门，真气乃存。用针之要，勿忘养神。

泻者，以气方盛，以月方满，以日方温，以身方定，以息方吸而纳针，乃复候其方吸而转针，乃复候其方呼而徐引针。补者，行也，行者，移也。刺必中其荣，复以吸排针也。必知形之肥瘦，荣卫血气之衰盛。血气者，人之神，不可不谨养。

形乎形，目瞑瞑，扪其所痛《素》作问其所痛，索之于经，慧然在前，按之弗得，不知其情，故曰形。

神乎神，耳不闻，目明心开而志光，慧然独觉，口弗能言，俱视独见，象若昏，昭然独明，若风吹云，故曰神。三部九候为之原，九针之论不必存。

凡刺之而气不至，无问其数；刺之而气至，乃去之，勿复针。针各有所宜，各不同形，各任其所为。刺之要，气至而效，效之信，若风吹云，昭然于天，凡刺之道毕矣。

节之交，凡三百六十五会，知其要者，一言而终，不知其要者，流散无穷，所言节者，神气之所游行出入也，非皮肉筋骨也。

睹其色，察其目，知其散复。一其形，听其动静，知其邪正。右主推之，左持而御之，气至而去之。

凡将用针，必先视脉气之剧易，乃可以治病。五脏之气已绝于内，而用针者反实其外，是谓重竭，重竭必死，其死也静，治之者，辄反其气，取腋与膺；五脏之气已绝于外，而用针者，反实其内，是谓逆厥，逆厥则必死，其死也躁，治之者，反取四末。刺之害，中而不去则精泄；害中而去则致气。精泄则病甚而恇，致气则生为痈疡。

刺针必肃，刺肿摇针，经刺勿摇，此刺之道也。

刺诸热者，如手探汤；刺寒清者，如人不欲行。

刺虚者，刺其去；刺实者，刺其来。

刺上关者，呿不能欠；刺下关者，欠不能呿；刺犊鼻者，屈不能伸；刺内关者，伸不能屈。

病高而内者，取之阴陵泉；病高而外者，取之阳陵泉。阴有阳疾者，取之下陵三里，正往无殆，气下乃止，不下复始矣。

针道终始第五

凡刺之道，毕于终始，明知终始，五脏为纪，阴阳定矣。阴者主脏，阳者主腑，阳受气于四肢，阴受气于五脏。故泻者迎之，补者随之，知迎知随，气可令和。和气之方，必通阴阳，五脏为阴，六腑为阳，谨奉天道，请言终始。终始者，经脉为纪，持其脉口人迎，以知阴阳有余不足，平与不平，天道毕矣。所谓平人者，不病也，不病者，脉口人迎应四时也，上下相应而俱往来也。六经之脉不结动也，本末相遇，寒温相守司，形肉血气必相称也，是谓平人。若少气者，脉口人迎俱少而不称尺寸。如是者，则阴阳俱不足，补阳则阴竭，泻阴则阳脱。如是者，可将以甘药，不可饮以至剂。如此者弗灸，不已者，因而泻之，则五脏气坏矣。

人迎一盛，病在足少阳，一盛而躁，在手少阳；人迎二盛，病在足太阳，二盛而躁，在手太阳；人迎三盛，病在足阳明，三盛而躁，在手阳明；人迎四盛，且大且数，名曰溢阳，溢阳为外格。脉口一盛，病在足厥阴，一盛而躁，在手心主；脉口二盛，病在足少阴，二盛而躁，在手少阴；脉口三盛，在足太阴，三盛而躁，在手太阴；脉口四盛，且大且数，名曰溢阴，溢阴为内关，不通者死不治。人迎与太阴脉口俱盛四倍以上，名曰关格，关格者，与之短期。

人迎一盛，泻足少阳而补足厥阴，二泻一补，日一取之，必切而验之，疏取之上，气和乃止。人迎二盛，泻足太阳而补足少阴，二泻一补，二日一取之，必切而验之，疏取之上，气和乃止。人迎三盛，泻足阳明而补足太阴，二泻一补，日一取之，必切而验之，疏取之上，气和乃止。脉口一盛，泻足厥阴而补足少阳，二补一泻，日一取之，必切而验之，气和乃止，疏取之。脉口二盛，泻足少阴而补足太阳，二泻一补，二日一取之，必切而验之，气和乃止，疏取之。脉口三盛，泻足太阴而补足阳明，二补一泻，日二取之，必切而验之，气和乃止，疏取之。所以日二取之者，太阴主胃，大富于谷，故可日二取之也。人迎脉口俱盛四倍以上《灵枢》作三倍，名曰阴阳俱溢，如是者，不开则血脉闭塞，气无所行，流淫于中，五脏内伤。如此者，因而灸之，则变易为他病矣。

凡刺之道，气和乃止，补阴泻阳，音声益彰，耳目聪明，反此者，血气不行。所谓气至而有效者，泻则益虚，虚者，脉大如其故而不坚也，大如故而益坚者，适虽言快，病未去也。补则益实，实者，脉大如其故而益坚也，大如故而不坚者，适虽言快，病未去也。故补则实，泻则虚，病虽不随针减，病必衰去矣。必先通十二经之所生病，而后可传于终始。故阴阳不相移，虚实不相倾，取之其经。

凡刺之属，三刺至谷气，邪澼妄合，阴阳移居，逆顺相反，浮沉异处，四时不相得，稽留淫泆，须针而去，故一刺阳邪出，再刺阴邪出，三刺则谷气至而止。所谓谷气至者，已补而实，已泻而虚，故知谷气至也。邪气独去者，阴与阳未能调而病知愈也。故曰补则实，泻则虚，病虽不随针减，病必衰去矣。此文似解前第三篇中。

阳盛而阴虚，先补其阴，后泻其阳而和之；阴盛而阳虚，先补其阳，后泻其阴而和之。

三脉动于足大指之间，必审其虚实，虚而泻之，是谓重虚，重虚病益甚。凡刺此者，以指按之，脉动而实且疾者，则泻之；虚而徐者，则补之，反此者病益甚。三脉动一作重于大指者，谓阳明在上，厥阴在中，少阴在下。

膺腧中膺，背腧中背，肩髆虚者取之上。重舌，刺舌柱以铍针也。手屈而不伸者，其病在筋；伸而不可屈者，其病在骨。在骨守骨，在筋守筋。

补泻须一方实，深取之，稀按其痏，以极出其邪气。一方虚，浅刺之，以养其脉，疾按其痏，无使邪气得入。邪气之来也紧而疾，谷气之来也徐而和。脉实者，深刺之以泄其气；脉虚者，浅刺之，使精气无得出，以养其脉，独出其邪气。刺诸痛者，深刺之。诸痛者，其脉皆实。

从腰以上者，手太阴、阳明主之；从腰以下者，足太阴、阳明主之。病在下者，高取之；病在上者，下取之。病在头者，取之足；病在腰者，取之腘。病生于头者头重，生于手者臂重，生于足者足重。治病者，先刺其病所从生者也。

春气在毫毛，夏气在皮肤，秋气在分肉，冬气在筋骨，刺此病者，各以其时为齐。刺肥人者，以秋冬为之齐；刺瘦人者，以春夏为之齐。刺病痛者阴也，痛而以手按之不得者，亦阴也，深刺之。痒者，阳也，浅刺之。病在上者，阳也；在下者，阴也。病先起于阴者，先治其阴而后治其阳；病先起于阳者，先治其阳而后治其阴。久病者，邪气入深。刺此病者，深纳而久留之，间日复刺之，必先调其左右，去其血脉，刺道毕矣。

凡刺之法，必察其形气。形气未脱，少气而脉又躁，躁厥者一作疾字，必为缪刺之，散气可收，聚气可布。深居静处，占神往来，闭户塞牖，魂魄不散，专意一神，精气之分，无闻人声，以收其精，必一其神，令志在针，浅而留之，微而浮之，以移其神，气至乃休。男女内外，坚拒勿出，谨守勿纳，是谓得气。

针道自然逆顺第六 前系"逆顺肥瘦"文，后系"根结"文

黄帝问曰：愿闻针道自然。岐伯对曰：用自然者，临深决水，不用功力而水可竭也；循掘决冲，不顾坚密而经可通也。此言气之滑涩，血之清浊，行之逆顺也。

问曰：人之黑白肥瘦少长，各有数乎？对曰：年质壮大，血气充盛，皮肤坚固，因加以邪，刺此者，深而留之此肥人也。广肩腋项，肉薄厚皮而黑色，唇临临然者，其血黑以浊，其气涩以迟，其人贪于取予，刺此者，深而留之，多益其数。

问曰：刺瘦人奈何？对曰：瘦人者，皮薄色少，肉廉廉然，薄唇轻言，其血清，其气滑，易脱于气，易损于血，刺此者，浅而疾之。

问曰：刺常人奈何？对曰：视其黑白，各为调之，端正纯厚者，其血气和调，刺此者，无失其常数。

问曰：刺壮士真骨者，奈何？对曰：刺壮士真骨，坚肉缓节验验一作监监然，此人重则气涩血浊，刺此者，深而留之，多益其数。劲则气滑血清，刺此者，浅而疾之也。

问曰：刺婴儿奈何？对曰：婴儿者，其肉脆，血少气弱，刺此者，以毫针，浅刺而疾发针，日再可也。

问曰：临深决水奈何？对曰：血清气浊，疾泻之，则气竭矣。问曰：循掘决冲奈何？对曰：血浊气涩，疾泻之，则气可通也。

问曰：逆顺五体，经络之数，此皆布衣匹夫之士也。食血者《九墟》作血食之君，身体柔脆，肤肉软弱，血气慓悍滑利，刺之岂可同乎？对曰：夫膏粱菽藿之味，何可同也？气滑则出疾，气涩则出迟，气悍则针小而入浅，气涩则针大而入深。深则欲留，浅则欲疾，故刺布衣者，深以留，刺王公大人者，微以徐，此皆因其气之慓悍滑利者也。

问曰：形气之逆顺奈何？对曰：形气不足，病气有余，是邪胜也，急泻之。形气有余，病气不足，急补之。形气不足，病气不足，此阴阳俱不足，不可复刺之，刺之则重不足，重不足则阴阳俱竭，血气皆尽，五脏空虚，筋骨髓枯，老者绝灭，壮者不复矣。形气有余，病气有余者，此谓阴阳俱有余也，急泻其邪，调其虚实。故曰：有余者泻之，不足者补之，此之谓也。故曰：刺不知逆

顺，真邪相薄，实而补之，则阴阳血气皆溢，肠胃充郭，肺肝内胀，阴阳相错。虚而泻之，则经脉空虚，血气枯竭，肠胃㥄辟，皮肤薄著，毛腠夭焦，予之死期。故曰：用针之要，在于知调，调阴与阳，精气乃充，合形与气，使神内藏。故曰：上工平气，中工乱经，下工绝气危生，不可不慎也。必察其五脏之变化，五脉之相应，经脉之虚实，皮肤之柔粗，而后取之也。

针道外揣纵舍第七

黄帝问曰：夫九针少则无内，大则无外，恍惚无穷，流溢无极，余知其合于天道人事四时之变也，余愿浑求为一可乎？岐伯对曰：夫唯道焉，非道何可？大、小、浅、深，离合为一乎哉。故远者，司外揣内，近者，司内揣外，是谓阴阳之极，天地之盖。

问曰：持针纵舍奈何？对曰：必先明知十二经之本末，皮肤之寒热，脉之盛衰滑涩。其脉滑而盛者，病日进；虚而细者，久以持；大以涩者，为痛痹；阴阳如一者，病难治。察其本末上下，有热者病常在；其热已衰者，其病亦去矣。因持其尺，察其肉之坚脆、大小、滑涩、寒热、燥湿。因视目之五色，以知五脏而决死生；视其血脉，察其五色，以知寒热痛痛。

问曰：持针纵舍，余未得其意也。对曰：持针之道，欲端以正，安以静，先知虚实，而行疾徐，左手执骨，右手循之，无与肉裹。泻欲端正，补必闭肤，转针导气，邪气不得淫泆，真气以居。

问曰：扞皮开腠理奈何？对曰：因其分肉，左别其肤，微纳而徐端之，适神不散，邪气得去也。

针灸甲乙经卷之六

八正八虚八风大论第一

黄帝问曰：岁之所以皆同病者，何气使然？少师对曰：此八症之候也，候此者，常以冬至之日。风从南方来者，名曰虚风，贼伤人者也。其以夜半至者，万民皆卧而不犯，故其岁民少病；其以昼至者，万民懈惰而皆中于邪风，故民多病。虚邪入客于骨而不发于外，至其立春，阳气大发，腠理开，有因立春之日，风从西方来，万民皆中虚风，此两邪相搏，经气结代，故诸逢其风而遇其雨者，名曰遇岁露焉。因岁之和，而少贼风者，民少病而少死；岁多贼风邪气，寒温不和，则民多病而死矣。

问曰：虚邪之风，其所伤贵贱何如？候之奈何？对曰：正月朔日，风从西方来而大，名曰白骨，将国有殃，人多死亡。正月朔日，平旦西北风行，民病多，十有三也。正月朔日，日中北风，夏，民多死者一作多病。正月朔日，平旦北风，春，民多死者。正月朔日，夕时北风，秋，民多死者。正月朔日，天时和温不风，民无病；大寒疾风，民多病。二月丑不风，民多心腹病；三月戌不温，民多寒热病；四月巳不暑，民多瘅病；十月申不寒，民多暴死。诸所谓风者，发屋拔树，扬沙石，起毫毛，发腠理者也。

风从其冲后来者，名曰虚风，贼伤人者也，主杀害，必谨候虚风而谨避之。避邪之道，如避矢石，然后邪弗能害也。

风从南方来，名曰大弱风，其伤人也，内舍于心，外在于脉，其气主为热。

风从西南方来，名曰谋风，其伤人也，内舍于脾，外在于肌肉，其气主为弱。

风从西方来，名曰刚风，其伤人也，内舍于肺，外在于皮肤，其气主为燥。

风从西北方来，名曰折风，其伤人也，内舍于小肠，外在于手太阳之脉，脉绝则泄，脉闭则结不通，善暴死。

风从北方来，名曰大刚风，其伤人也，内舍于肾，外在于骨与肩背之膂筋，其气主为寒。

风从东北方来，名曰凶风，其伤人也，内舍于大肠，外在于两胁腋骨下及肢节。

风从东方来，名曰婴儿风，其伤人也，内舍于肝，外在于筋纽，其气主为湿。

风从东南方来，名曰弱风，其伤人也，内舍于胃，外在于肌，其气主为体重。

凡此八风者，皆从其虚之乡来，乃能病人，三虚相薄，则为暴病卒死；两实一虚，则为淋露寒热；犯其雨湿之地，则为痿。故圣人避邪，如避矢石。其三虚偏中于邪风，则为击仆偏枯矣。

问曰：四时八风之中人也，因有寒暑，寒则皮肤急，腠理闭，暑则皮肤缓，腠理开。贼风邪气，因得以入乎？将必须八正风邪，乃能伤人乎？对曰：贼风邪气之中人也，不得以时，然必因其开也，其入深，其内亟—作极也疾，其病人也卒暴；因其闭也，其入浅以留，其病人也徐以迟。问曰：其有寒温和适，腠理不开，然有卒病者，其故何也？对曰：人虽平居，其腠理开闭缓急，固常有时也。夫人与天地相参，与日月相应，故月满则海水西盛，人血气积，肌肉充，皮肤致，毛发坚，腠理郄，烟垢著，当是之时，虽遇贼风，其入浅，亦不深。到其月郭空，则海水东盛，人血气虚，其卫气去，形独居，肌肉减，皮肤缓，腠理开，毛发薄，腘垢泽，当是之时，遇贼风，其入深，其病人卒暴。

问曰：人有卒然暴死者，何邪使然？对曰：得三虚者，其死疾；得三实者，邪不能伤也。乘年之衰，逢月之空，失时之和，人气乏少，因为贼风邪气所伤，是谓三虚。故论不知三虚，工反为粗。若逢年之盛，遇月之满，得时之和，虽有贼风邪气，不能伤也。

逆顺病本末方宜形志大论第二

黄帝问曰：治民治身，可得闻乎？岐伯对曰：治民与自治，治彼与治此，治小与治大，治国与治家，未有逆而能治者，夫惟顺而已矣。故入国问其俗，临病人问所便。问曰：便病奈何？对曰：中热消瘅则便寒，寒中之属则便热。胃中热则消谷，令人悬心善饥，脐以上皮热；肠中热，则出黄如糜色，脐以下皮寒。胃中寒则填胀；肠中寒则肠鸣飧泄。胃中寒，肠中热，则胀且泄；胃中热，肠中寒，则疾饥，少腹痛胀。

问曰：胃欲寒饮，肠欲热饮，两者相逆，治之奈何？对曰：春夏先治其标，后治其本；秋冬先治其本，后治其标。

问曰：便其相逆者奈何？对曰：便此者，食饮衣服，欲适寒温，寒无凄怆，暑无出汗。食饮者，热无灼灼，寒无沧沧，寒温中适，故气搏持，乃不致邪僻。

先病而后逆者，治其本；先逆而后病者，治其本。先寒而后生病者，治其本；先病而后生寒者，治其本。先热而后生病者，治其本；先病而后生热者，治其本。先热而后生中满者，治其标。先病而后泄者，治其本；先泄而后生他病者，治其本，必先调之，乃治其他病。先病而后中满者，治其标；先中满而后烦心者，治其本。人有客气同气同一作固，小大不利治其标；小大便利治其本。病发而有余，本而标之，先治其本，后治其标；病发而不足，标而本之，先治其标，后治其本。谨察间甚而调之，间者并行，甚者独行。小大不利而后生他病者，治其本。

东方滨海傍水，其民食鱼嗜咸。鱼者使人热中，咸者胜血，其民皆黑色疏理，其病多痈肿，其治宜砭石。

西方水土刚强，其民华食而脂肥，故邪不能伤其形体，其病生于内，其治宜毒药。

北方风寒冰冽，其民乐野处而乳食，脏寒生满病，其治宜灸焫。

南方其地下，水土弱，雾露之所聚也，其民嗜酸而食胕，故致理而赤色，其病挛痹，其治宜微针。

中央其地平以湿，天地所生物者众，其民食杂而不劳，故其病多痿厥寒热，其治宜导引按蹻。故圣人杂合以治，各得其宜。

形乐志苦，病生于脉，治之以灸刺；形苦志乐，病生于筋，治之以熨引；形乐志乐，病生于肉，治之以针石；形苦志苦，病生于咽喝一作困竭，治之以甘药；形数惊恐，经络不通，病生于不仁，治之以按摩醪醴，是谓五形志。故曰：刺阳明出血气，刺太阳出血恶气，刺少阳出气恶血，刺太阴出气恶血，刺少阴出气恶血，刺厥阴出血恶气。

五脏六腑虚实大论第三

黄帝问曰：刺法言"有余泻之，不足补之"，何谓也？岐伯对曰：神有有余，有不足；气有有余，有不足；血有有余，有不足；形有有余，有不足；志有有余，有不足。心藏神，肺藏气，肝藏血，脾藏肉，肾藏志，志意通达，内连骨髓，而成形。五脏之道，皆出于经渠，以行血气，血气不和，百病乃变化而生，故守经渠焉。

神有余则笑不休，不足则忧《素问》作悲，王冰曰：作忧者误，血气未并，五脏安定，邪客于形，凄厥《素问》作洒淅起于毫毛，未入于经络，故命曰神之微。神有余则泻其小络之血，出血勿之深斥，无中其大经，神气乃平。神不足者，视其虚络，切而致之，刺而和之，无出其血，无泄其气，以通其经，神气乃平。问曰：刺微奈何？对曰：按摩勿释，著针勿斥，移气于足《素问》作不足，神气乃得复。

气有余则喘咳上气，不足则息利少气，血气未并，五脏安定，皮肤微病，命曰白气微泄。有余则泻其经渠，无伤其经，无出其血，无泄其气；不足则补其经渠，无出其气。问曰：刺微奈何？对曰：按摩勿释，出针视之，曰：故《素问》故作我将深之。适人必革，精气自伏，邪气乱散，无所休息，气泄腠理，真气乃相得。

血有余则怒，不足则慧《素问》作恐。血气未并，五脏安定，孙络外溢，则络有留血。有余则刺其盛经，出其血；不足则视其虚，纳针其脉中，久留之，血至《素问》作而视脉大，疾出其针，无令血泄。问曰：刺留奈何？对曰：视其血络，刺出其血，无令恶血得入于经，以成其病。

形有余则腹胀，泾溲不利；不足则四肢不用。血气未并，五脏安定，肌肉蠕一作溢动，名曰微风。有余则泻其阳经，不足则补其阳络。问曰：刺微奈何？对曰：取分肉间，无中其经，无伤其络，卫气得复，邪气乃索。

志有余则腹胀飧泄，不足则厥。血气未并，五脏安定，骨节有伤。有余则泻然筋血者，出其血；不足则补其复溜。问曰：刺未并奈何？对曰：即取之，无中其经，以去其邪，乃能立虚。

问曰：虚实之形，不知其何以生？对曰：血气已并，阴阳相倾，气乱于卫，血逆于经，血气离居，一实一虚。血并于阴，气并于阳，故为惊狂；血并于阳，气并于阴，乃为炅中。血并于上，气并于下，心烦闷，善怒；血并于下，气并于上，乱而喜忘《素》作善忘。问曰：血并于阴，气并于阳，如是血气离居，何者为实，何者为虚？对曰：血气者，喜温而恶寒，寒则泣不流，温则消而去之，是故气之所并为血虚，血之所并为气虚。

问曰：人之所有者，血与气耳。乃言血并为虚，气并为虚，是无实乎？对曰：有者为实，无者为虚，故气并则无血，血并则无气，今血与气相失，故为虚焉。络之与孙脉俱注—作输于经，血与气并，则为实焉。血之与气并走于上，则为大厥，厥则暴死，气复反则生，不反则死。

问曰：实者何道从来？虚者何道从去？对曰：夫阴与阳，皆有输会，阳注于阴，阴满之外，阴阳绷音巡平《素》作均平，以充其形，九候若一，名曰平人。夫邪之所生，或生于阳，或生于阴。其生于阳者，得之风雨寒暑；其生于阴者，得之饮食起居，阴阳喜怒。

问曰：风雨之伤人奈何？对曰：风雨之伤人，先客于皮肤，传入于孙脉，孙脉满则传入于络脉，络脉满乃注于大经脉，血气与邪气并客于分腠之间，其脉坚大，故曰实。实者外坚充满不可按，按之则痛。问曰：寒湿之伤人奈何？对曰：寒湿之中人也，皮肤收《素问》作不收，肌肉坚紧，营血涩，卫气去，故曰虚。虚者摄辟，气不足，血涩，按之则气足温之，故快然而不痛。

问曰：阴之生实奈何？对曰：喜怒不节，则阴气上逆，上逆则下虚，下虚则阳气走之，故曰实。问曰：阴之生虚奈何？对曰：喜则气下，悲则气消，消则脉空虚，因寒饮食，寒气动脏—作重满，则血泣气去，故曰虚。

问曰：阳虚则外寒，阴虚则内热，阳盛则外热，阴盛则内寒，不知所由然？对曰：阳受气于上焦，以温皮肤分肉之间，今寒气在外，则上焦不通，不通则寒独留于外，故寒栗。有所劳倦，形气衰少，谷气不盛，上焦不行，下焦《素问》作下脘不通，胃气热熏胸中，故内热。上焦不通利，皮肤致密，腠理闭塞《素问》下有玄府二字不通，卫气不得泄越，故外热。厥气上逆，寒气积于胸中而不泻，不泻则温气去，寒独留，则血凝泣，凝则腠理不通，其脉盛大以涩，故中寒。

问曰：阴与阳并，血气已并，病形已成，刺之奈何？对曰：刺此者，取之经渠，取血于营，取气于卫，用形哉，因四时多少高下。问曰：血气已并，病形已成，阴阳相倾，补泻奈何？对曰：泻实者，气盛乃纳针，针与气俱纳，以开其门，如利其户，针与气俱出，精气不伤，邪气乃下，外门不闭，以出其疾，摇大其道，如利其路，是谓大泻。必切而出，大气乃屈。问曰：补虚奈何？对曰：持针勿置，以定其意，候呼纳针，气出针入，针空四塞，精无从去，方实而疾出针，气入针出，热不得还，闭塞其门，邪气布散，精气乃得存，动后时《素问》作动气后时，近气不失，远气乃来，是谓追之。

问曰：虚实有十，生于五脏五脉耳。夫十二经脉者，皆生百《素》作其病，今独言五脏。夫十二经脉者，皆络三百六十五节，节有病，必被经脉，经脉之病者，皆有虚实。何以合之乎？对曰：五脏与六腑为表里，经络肢节各生虚实，视其病所居，随而调之。病在血，调之脉；病在血，调之络；病在气，调诸卫；病在肉，调之分肉；病在筋，调之筋；病在骨，调之骨。燔针劫刺其下及与急者。病在骨，焠针药熨。病不知所痛，两跷为上。身形有痛，九候莫病，则缪刺之；病在于左而右脉病者，则巨刺之。必谨察其九候，针道毕也。

阴阳清浊顺治逆乱大论第四

黄帝问曰：经脉十二者，别为五行，分为四时，何失而乱？何得而治？岐伯对曰：五行有序，四时有分，相顺而治，相逆而乱。问曰：何谓相顺而治？对曰：经脉十二以应十二月，十二月者，分为四时，四时者，春夏秋冬，其气各异。营卫相随，阴阳以和，清浊不相干，如是则顺而治矣。问曰：何谓相逆而乱？对曰：清气在阴，浊气在阳，营气顺脉，卫气逆行，清浊相干，乱于胸中，是谓大悦。故气乱于心，则烦心密默，俯首静伏；乱于肺，则俯仰喘喝，按手以呼；乱于肠胃，则为霍乱；乱于臂胫，则为四厥；乱于头，则为厥逆，头痛—作头重眩仆。

气在心者，取之手少阴心主之俞；气在于肺者，取之手太阴荥，足少阴俞；气在于肠胃者，取之手足太阴、阳明，不下者取之三里；气在于头者，取之天柱、大杼，不知，取足《灵枢》作手太阳之荥俞；气在臂足者，先去血脉，后取其阳明、少阳之荥俞。

徐入徐出，是谓之导气，补泻无形，是谓之同精。是非有余不足也，乱气之相逆也。

四时贼风邪气大论第五

黄帝问曰：有人于此，并行并立，其年之长少等也，衣之厚薄均也，卒然遇烈风疾雨，或病或不病，或皆死，其故何也？岐伯对曰：春温风，夏阳风，秋凉风，冬寒风。凡此四时之风者，其所病各不同形。黄色薄皮弱肉者，不胜春之虚风；白色薄皮弱肉者，不胜夏之虚风；青色薄皮弱肉者，不胜秋之虚风；赤色薄皮弱肉者，不胜冬之虚风。问曰：黑色不病乎？对曰：黑色而皮厚肉坚，固不能伤于四时之风。其皮薄而肉不坚，色不一者，长夏至而有虚风者，病矣；其皮厚而肌肉坚者，长夏至而有虚风者，不病矣；其皮厚而肌肉坚者，必重感于寒，内外皆然，乃病也。

问曰：贼风邪气之伤人也，令人病焉，今有不离屏蔽，不出室穴之中，卒然而病者，其故何也？对曰：此皆尝有所伤于湿气，藏于血脉之中，外肉之间，久留而不去，若有所坠堕，恶血在内而不去，卒然喜怒不节，饮食不适，寒温不时，腠理闭不通《素》下有其开二字，而适遇风寒，则血气凝结，与故邪相袭，则为寒痹。其有热则汗出，汗出则受风，虽不遇贼风邪气，必有因加而发矣。问曰：夫子之所言，皆病人所自知也，其无遇邪风，又无怵惕之志，卒然而病，其故何也？唯有因鬼神之事乎？对曰：此亦有故邪留而未发也，因而志有所恶，及有所慕，血气内乱，两气相薄，其所从来者微，视之不见，听之不闻，故似鬼神。问曰：其有祝由而已者，其故何也？对曰：先巫者，因知百病之胜，先知百病之所从者，可祝由而已也。

内外形诊老壮肥瘦病旦慧夜甚大论第六

黄帝问曰：人之生也，有刚有柔，有弱有强，有短有长，有阴有阳，愿闻其方。岐伯对曰：阴中有阳，阳中有阴，审知阴阳，刺之有方。得病所始，刺之有理，谨度病端，与时相应，内合于五脏六腑，外合于筋骨皮肤，是故内有阴阳，外有阴阳。有内者，五脏为阴，六腑为阳；有外者，筋骨为阴，皮肤为阳。故曰：病在阴之阴者，刺阴之荥俞；病在阳之阳者，刺阳之合；病在阳之阴者，刺阴之经；病在阴之阳者，刺阳之络。病在阳者名曰风，病在阴者名曰痹，阴阳俱病名曰风痹。病有形而不痛者，阳之类；无形而痛者，阴之类。无形而痛者，其阳完《九墟》完作缓，下同而阴伤，急治其阳，无攻其阴《九墟》作急治其阴，无攻其阳；有形而不痛者，其阴完而阳伤，急治其阴，无攻其阳《九墟》作急治其阳，无攻其阴；阴阳俱动，乍有乍无，加以烦心，名曰阴胜其阳，此谓不表不里，其形不久也。

问曰：形气病之先后，内外之应奈何？对曰：风寒伤形，忧恐忿怒伤气。气伤脏，乃病脏；寒伤形，乃应形；风伤筋脉，筋脉乃应。此形气内外之相应也。问曰：刺之奈何？对曰：病九日者，三刺而已；病一月者，十刺而已。多少远近，以此衰之。久痹不去身者，视其血络，尽去其血。问曰：外内之病，难易之治奈何？对曰：形先病而未入脏者，刺之半其日；脏先病而形乃应者，刺之倍其日，此外内难易之应也。

问曰：何以知其皮肉血气筋骨之病也？对曰：色起两眉间薄泽者，病在皮；唇色青黄赤白黑者，病在肌肉；营气濡然者，病在血气《千金方》作脉；目色青黄赤白黑者，病在筋；耳焦枯受尘垢者，病在骨。

问曰：形病何如？取之奈何？对曰：皮有部，肉有柱，气血有俞《千金翼方》下有筋有结，骨有属。问曰：愿尽闻其故。对曰：皮之部，俞在于四末；肉之柱，在臂胻诸阳肉分间与足少阴分间；气血之俞，在于诸络脉，气血留居则盛而起；筋部无阴无阳，无左无右，候病所在；骨之属者，骨空之所以受液而溢脑髓者也。问曰：取之奈何？对曰：夫病之变化，浮沉浅深，不可胜穷，各在其处，病间者浅之，甚者深之，间者少之，甚者众之，随变而调气，故曰上工也。

问曰：人之肥瘦小大寒温，有老壮少小之别奈何？对曰：人年五十以上为老，三十以上为壮，十八以上为少，六岁以上为小。问曰：何以度其肥瘦？对曰：人有脂，有膏，有肉。问曰：别此奈何？对曰：腘肉坚，皮满者，脂。腘肉不坚，皮缓者，膏。皮肉不相离者，肉。问曰：身之寒温何如？对曰：膏者，其肉淖而粗理者身寒，细理者身热。脂者，其肉坚，细理者和《灵》作热，粗理者寒少肉者寒温之症未详。

问曰：其肥瘦大小奈何？对曰：膏者，多气而皮纵缓，故能纵腹垂腴；肉者，身体容大；脂者，其身收小。问曰：三者之气血多少何如？对曰：膏者多气，多气者热，热者耐寒也；肉者多血，多血者则形充，形充者则平也；脂者，其血清，气滑少，故不能大。此别于众人也。问曰：众人如何？对曰：众人之皮肉脂膏不能相加也，血与气不能相多也，故其形不小不大，各自称其身，名曰众人。问曰：治之奈何？对曰：必先别其五形，血之多少，气之清浊，而后调之，治无失常经。是故膏人者，纵腹垂腴；肉人者，上下容大；脂人者，虽脂不能大。

问曰：病者多以旦慧昼安，夕加夜甚者，何也？对曰：春生夏长，秋收冬藏，是气之常也，人亦应之。以一日一夜分为四时之气，朝为春，日中为夏，日入为秋，夜为冬。朝则人气始生，病气衰，故旦慧；日中则人气长，长则胜邪，故安；夕则人气始衰，邪气始生，故加；夜半人气入藏，邪气独居于身，故甚。

问曰：其时有反者，何也？对曰：是不应四时之气，脏独主其病者，是必以脏气之所不胜时者甚，以其所胜时者起也。问曰：治之奈何？对曰：顺天之时，而病可与期，顺者为工，逆者为粗也。

阴阳大论第七

阴静阳躁，阳生阴长，阳杀阴藏，阳化气，阴成形。寒极生热，热极生寒，寒气生浊，热气生清，清气在下则生飧泄，浊气在上则生膜胀，此阴阳反作，病之逆顺也。故清阳为天，浊阴为地，地气上为云，天气下为雨，雨出地气，云出天气，故清阳出上窍，浊阴出下窍，清阳发腠理，浊阴走五脏，清阳实四肢，浊阴归六腑。水为阴，火为阳，阳为气，阴为味，味归形。形归气，气归精，精归化。精食气，形食味。化生精，气生形。味伤形，气伤精。精化为气，气伤于味。阴味出下窍，阳气出上窍。味厚者为阴，薄为阴之阳，气厚者为阳，薄为阳之阴。味厚则泄，薄则通，气薄则发泄，厚则发热。壮火之气衰，少火之气壮，壮火食气，气食少火，壮火散气，少火生气。气味辛甘发散为阳，酸苦涌泄为阴。阴胜则阳病，阳胜则阴病，阴病则热，阳病则寒《素问》作阳胜则热，阴胜则寒。重寒则热，重热则寒。寒伤形，热伤气，气伤痛，形伤肿，故先痛而后肿者，气伤形也；先肿而后痛者，形伤气也。风胜则动，热胜则肿，燥胜则干，寒胜则浮，湿胜则濡泄。天有四时五行，以生长收藏，以生寒暑燥湿风；人有五脏化为五气，以生喜怒悲忧恐。故喜怒伤气，寒暑伤形，暴怒伤阴，暴喜伤阳，厥气上行，满脉去形。故曰：喜怒不节，寒暑过度，生乃不固。重阴必阳，重阳必阴，此阴阳之变也。

夫阴在内，阳之守也；阳在外，阴之使也。阳胜则身热，腠理闭，喘息粗，为之后闷《素问》作俯仰，汗不出而热，齿干以烦闷，腹胀死，耐冬不耐夏；阴胜则身寒，汗出身常清，数栗而寒，寒则厥，厥则腹满死，耐夏不耐冬。此阴阳更胜之变，病之形能也。问曰：调此二者奈何？对曰：能知七损八益则二者可调也，不知用此则早衰矣。

清阳上天，浊阴归地。天气通于肺，地气通于咽，风气通于肝，雷气通于心，谷气通于脾，雨气通于肾。六经为川，肠胃为海，九窍为水注之气。暴风象雷，逆气象阳。故治不法天之纪，不用地之理，则灾害至矣。

邪风之至，疾如风雨，故善治者治皮毛，其次治肌肤，其次治筋脉，其次治六腑，其次治五脏。治五脏者，半生半死矣。

故天之邪气，感则害五脏；水谷之寒热，感则害六腑；地之湿气，感则害皮肉筋脉。故善用针者，从阴引阳，从阳引阴，以右治左，以左治右，以我知彼，以表知里，以观过与不及之理，见微得过，用之不殆。善诊者，察色按脉，先别阴阳。审清浊而知部分；视喘息，听声音而知病所苦；观权衡，视规矩而知病所生；按尺寸，观浮沉滑涩而知病所生。以治则无过，以诊则无失矣。故曰：病之始起，可刺而已；其盛也，可待衰而已。故因其轻而扬之，因其重而减之，因其衰而彰之。形不足者，温之以气；精不足者，补之以味；其高者，因而越之；其下者，引而竭之；中满者，泻之于内；其有形者，渍形以为汗；其在皮者，汗而发之；其慓悍者，按而收之；其实者，散而泻之。审其阴阳，以别柔刚，阳病治阴，阴病治阳，定其血气，各守其乡，血实宜决之，气实宜掣之引之。

阳从右，阴从左《素问》作阳从左，阴从右，老从上，少从下。是以春夏归阳为生，归秋冬为死，反之，则归秋冬为生。是以气之多少，逆顺皆为厥。有余者厥也，一上不下，寒厥到膝，少者秋冬死，老者秋冬生。气上不下，头痛癫疾，求阳不得，求之于阴《素问》作求阴不审，五部隔无征，若居旷野，若伏空室，绵绵乎属不满目。

春冬三月之病，在理已尽，草与柳叶皆杀，春阴阳皆绝，期在孟春。冬三月之病，病合阳者，至春正月脉有死征，皆归于春《素问》作始春。春三月之病，曰阳杀，阴阳皆绝，期在草干。夏三月之病，至阴不过十日。阴阳交，期在溓水。秋三月之病，三阳俱起，不治自已。阴阳交合者，立不能坐，坐不能起，三阳独至，期在石水，二阴独至，期在盛水。

正邪袭内生梦大论第八

黄帝问曰：淫邪泮衍奈何？岐伯对曰：正邪从外袭内，未有定舍，反淫于脏，不得定处，与荣卫俱行，而与魂魄飞扬，使人卧不得安而喜梦。凡气淫于腑，则梦有余于外，不足于内；气淫于脏，则梦有余于内，不足于外。

问曰：有余不足有形乎？对曰：阴盛则梦涉大水而恐惧，阳盛则梦大火而燔焫，阴阳俱盛则梦相杀毁伤。上盛则梦飞，下盛则梦堕；甚饱则梦予，甚饥则梦取。肝气盛则梦怒，肺气盛则梦哭泣恐惧飞扬，心气盛则梦喜笑及恐怖，脾气盛则梦歌乐，体重，手足不举，肾气盛则梦腰脊两解而不属。凡此十二盛者，至而泻之立已。

厥气客于心，则梦见丘山烟火；客于肺，则梦飞扬，见金铁之器及奇物；客于肝，则梦见山林树木；客于脾，则梦见丘陵大泽，坏屋风雨；客于肾，则梦临渊，没居水中；客于膀胱，则梦游行；客于胃，则梦饮食；客于大肠，则梦见田野；客于小肠，则梦见聚邑行街一作冲衢；客于胆，则梦见斗讼自刳；客于阴器，则梦接内；客于项，则梦斩首；客于胻则梦行走不能前，及居深地窌苑中；客于股肱，则梦礼节拜跪；客于胞脏，则梦溲便利。凡此十五不足者，至而补之立已。

五味所宜五脏生病大论第九

黄帝问曰：谷气有五味，其入五脏，分别奈何？岐伯对曰：胃者，五脏六腑之海，水谷皆入于胃，五脏六腑皆禀于胃，五味各走其所喜。故谷味酸，先走肝。《九卷》又曰：酸入胃，其气涩一作涩以收，不能出入，不出则留于胃中，胃中和温则下注于膀胱之胞，膀胱之胞薄以软，得酸则缩绻，约而不通，水道不行，故癃。阴者，积筋之所以终聚也，故酸入胃而走于筋。《素问》曰：酸走筋，筋病无多食酸。其义相顺。又曰：肝欲辛，多食酸，则肉胝䏝而唇揭。谓木胜土也。木辛与《九卷》义错，《素问》肝欲辛作欲酸。

苦先走心。《九卷》又曰：苦入胃，五谷之气皆不能胜苦，苦入下脘，下脘者，三焦之路，皆闭而不通，故气变呕也。齿者，骨之所络也，故苦入胃而走骨，入而复出，齿必黧疏，是知其走骨也。水火既济，骨气通于心。《素问》曰：苦走骨，骨病无多食苦。其义相顺。又曰：心欲酸，食苦，则皮槁而毛拔。谓火胜金也。火酸与《九卷》义错。

甘先走脾。《九卷》又曰：甘入胃，其气弱少，不能上至上焦，而与谷俱留于胃中。甘者，令人柔润也，胃柔则缓，缓则虫动，虫动则令人心闷。其气通于皮，故曰甘走皮。皮者，肉之余，盖皮虽属肺，与肉连体，故甘润肌肉并皮也。《素问》曰：甘走肉，肉病无多食甘。其义相顺。又曰：多食甘，则骨痛而发落。谓土胜水也与《九卷》不错。

辛先走肺。《九卷》又曰：辛入胃，其气走于上焦，上焦者，受诸气而营诸阳者也。姜韭之气熏至营卫，营卫不时受之，久留于心下，故洞一作煴心。辛者，与气俱行，故辛入胃，则与汗俱出矣《千金》云：辛入胃而走气，与气俱出，故气盛。《素问》曰：辛走气，气病无多食辛。其义相顺。又曰：肺欲苦，多食辛，则筋急而爪枯，谓金胜木也。肺欲苦与《九卷》义错。

咸先走肾。《九卷》又曰：咸入胃，其气上走中焦，注于诸脉，脉者，血之所走也，血与咸相得则血淡一作凝，下同，血淡则胃中汁注之，注之则胃中竭，竭则咽路焦，故舌干而善渴。血脉者，中焦之道，故咸入而走血矣。肾合三焦，血脉虽属肝心，而为中焦之道，故咸入而走血矣。《素问》曰：咸走血，血病无多食咸。其义相顺。又曰多食咸，则脉淡泣而变色。谓水胜火也虽俱言血脉，其义不同。

谷气营卫俱行，津液已行，营卫大通，乃糟粕以次传下。

问曰：营卫俱行奈何？对曰：谷始入于胃，其精微者，先出于胃之两焦，以溉五脏，别出两焦，行于营卫之道，其大气之抟一作转而不行者，积于胸中，名曰气海，出于肺，循于喉咙，故呼则出，吸则入。天地之精气，其大数常出三而入一，故谷不入，半日则气衰，一日则气少矣。

问曰：谷之五味可得闻乎？对曰：五谷：粳米甘，麻《素问》作小豆酸，大豆咸，小麦苦，黄黍辛。五果：枣甘，李酸，栗咸，杏苦，桃辛。五畜：牛肉甘，犬肉酸，豕肉咸，羊肉苦，鸡肉辛。五菜：葵甘，韭酸，藿咸，薤苦，葱辛。五色：黄宜甘，青宜酸，黑宜咸，赤宜苦，白宜辛。

脾病者，宜食粳米、牛肉、枣、葵。甘者入脾用之。心病者，宜食麦、羊肉、杏、薤。苦者入心用之。肾病者，宜食大豆、豕肉、栗、藿。咸者入肾用之。肺病者，宜食黍、鸡肉、桃、葱。辛者入肺用之。肝病者，宜食麻、犬肉、李、韭。酸者入肝用之。肝病禁辛，心病禁咸，脾病禁酸，肺病禁苦，肾病禁甘。

肝，足厥阴少阳主治，肝苦急，食甘以缓之。心，手少阴太阳主治，心苦缓，食咸以收之。脾，足太阴阳明主治，脾苦湿，急食苦以燥之。肺，手太阴阳明主治，肺苦气上逆，急食苦以泄之。肾，足少阴太阳主治，肾苦燥，急食辛以润之。开腠理，致津液，通气也。

毒药攻邪，五谷为养，五果为助，五畜为益，五菜为充，气味合而服之，以补精益气。此五味者，各有所利，辛散，酸收，甘缓，苦坚，咸软。

肝病者，两胁下痛引少腹，令人善怒。虚则目䀮䀮无所见，耳无所闻，善恐，如人将捕之，取其经厥阴与少阳血者。气逆则头痛，耳聋不聪，颊肿，取血者。又曰：徇蒙招尤，目瞑耳聋，下实上虚，过在足少阳、厥阴，甚则入肝。

心病者，胸中痛，胁支满，两胠下痛，膺背肩胛间痛，两臂内痛。虚则胸腹大，胁下与腰相引而痛，取其经少阴、太阳血者《素问》云舌下血者。其变病，刺郄中血者。又曰：胸中痛，支满，腰脊相引而痛，过在手少阴、太阳《素问》云：心烦头痛，病在膈中，过在手巨阳、少阴。

脾病者，身重善饥，肌肉萎，足不收行，善瘈疭，脚下痛，虚则腹胀，肠鸣飧泄，食不化，取其经太阴、阳明、少阴血者。又曰：腹满䐜胀，支满胠胁，下厥上胃，过在足太阴、阳明。

肺病者，喘逆咳气，肩背痛，汗出，尻阴股膝挛，髀腨胻足皆痛。虚则少气不能报息，耳聋，喉咙干，取其经手太阴足太阳外，厥阴内少阴血者。又曰：咳嗽上气，病《素问》作厥在胸中，过在手阳明、太阴。

肾病者，腹大胫肿痛，咳喘身重，寝汗出，憎风。虚则胸中痛，大肠小肠《素问》作大腹小腹痛，清厥，意不乐，取其经少阴、太阳血者。又曰：头痛癫疾，下虚上实，过在足少阴、太阳，甚则入肾。

五胜传病大论第十

病在肝，愈于夏，夏不愈，甚于秋，秋不死，持于冬，起于春。病在肝，愈于丙丁，丙丁不愈，加于庚辛，庚辛不加《素问》作不死。下同，持于壬癸，起于甲乙。禁当风。病在肝，平旦慧，下晡甚，夜半静。

病在心，愈于长夏，长夏不愈，甚于冬，冬不死，持于春，起于夏。病在心，愈于戊己，戊己不愈，加于壬癸，壬癸不加，持于甲乙，起于丙丁。禁衣温食热。病在心，日中慧，夜半甚，平旦静。

病在脾，愈于秋，秋不愈，甚于春，春不死，持于夏，起于长夏。病在脾，愈于庚辛，庚辛不愈，加于甲乙，甲乙不加，持于丙丁，起于戊己。禁温衣湿地《素问》云：禁温衣饱食，湿地濡衣。病在脾，日昳慧，平旦《素问》作日出甚，下晡静。

病在肺，愈于冬，冬不愈，甚于夏，夏不死，持于长夏，起于秋。病在肺，愈于壬癸，壬癸不愈，加于丙丁，丙丁不加，持于戊己，起于庚辛。禁寒衣冷饮食。病在肺，下晡慧，日中甚，夜半静。

病在肾，愈于春，春不愈，甚于长夏，长夏不死，持于秋，起于冬。病在肾，愈于甲乙，甲乙不愈，加于戊己，戊己不加，持于庚辛，起于壬癸。禁犯焠㶼，无食热，无温衣《素问》作犯焠㶼热食温炙衣。病在肾，夜半慧，日乘四季甚，下晡静。

邪气之客于身也，以胜相加，至其所生而愈，至其所不胜而甚，至其所生而持，自得其位而起。

肾移寒于脾，痈肿少气。脾移寒于肝，痈肿筋挛。肝移寒于心，狂，膈中。心移寒于肺，为肺消。肺消者饮一溲二，死不治。肺移寒于肾，为涌水。涌水者，按其腹不坚，水气客于大肠，疾行肠鸣濯濯，如囊裹浆，治主肺者《素问》作水之病也。脾移热于肝，则为惊衄。肝移热于心则死。心移热于肺，传为膈消。肺移热于肾，传为柔痉。肾移热于脾，传为虚，肠澼死，不可治。胞移热于膀胱，则癃，溺血。膀胱移热于小肠，膈肠不便，上为口糜。小肠移热于大肠，为虑瘕，为沉。大肠移热于胃，善食而瘦，名曰食㑊。又胃移热于胆，亦名食㑊。胆移热于脑，则辛頞鼻渊。鼻渊者，浊涕下不止也，传为衄衊瞑目，故得之厥也。

五脏受气于其所生，传之于其所胜，气舍于其所生，死于其所不胜，病之且死，必先传其所行至不胜乃死。此言气之逆行也，故死。肝受气于心，传之于脾，气舍于肾，至肺而死。心受气于脾，传之于肺，气舍于肝，至肾而死。脾受气于肺，传之于肾，气舍于心，至肝而死。肺受气于肾，传之于肝，气舍于脾，至心而死。肾受气于肝，传之于心，气舍于肺，至脾而死。此皆逆死也，一日一夜五分之，此所以占死者之早暮也。

黄帝问曰：余受九针于夫子，而私览于诸方，或有导引行气，按摩灸熨，刺焫饮药，一者可独守耶，将尽行之乎？岐伯对曰：诸方者，众人之方也，非一人之所尽行也。

问曰：此乃所谓守一勿失，万物毕者也。余已闻阴阳之要，虚实之理，倾移之过，可治之属。

愿闻病之变化，淫传绝败，而不可治者，可得闻乎？对曰：要乎哉问，道昭乎其如旦醒，窘乎其如夜瞑，能被而服之，神与俱成，毕将服之，神自得之，生神之理，可著于竹帛，不可传之于子孙也。问曰：何谓旦醒？对曰：明于阴阳，如惑之解，如醉之醒。问曰：何谓夜瞑？对曰：暗乎其无声，漠乎其无形，折毛发理，正气横倾，淫邪泮衍，血脉传留，大气入脏，腹痛下淫，可以致死，不可以致生。

问曰：大气入脏奈何？对曰：病先发于心，心痛，一日之肺，而咳，三日之肝，胁支满，五日之脾，闭塞不通，身体重，三日不已，死。冬夜半，夏日中。

病先发于肺，喘咳，三日之肝，胁支满，一日之脾而身体痛，五日之胃而胀，十日不已，死。冬日入，夏日出。

病先发于肝，头痛目眩，胁多满，一日之脾而身体痛，五日之胃而腹胀，三日之肾，腰脊少腹痛，胻酸，三日不已，死。冬日中《素问》作日入，夏早食。

病先发于脾，身痛体重，一日之胃而胀，二日之肾，少腹腰脊痛，胻酸，三日之膀胱，背膂筋痛，小便闭，十日不已，死。冬人定，夏晏食。

病先发于胃，胀满，五日之肾，少腹腰脊痛，胻酸，三日之膀胱，背膂筋痛，小便闭，五日而上之心，身痛，六日不已，死。冬夜半，夏日昳。

病先发于肾，少腹腰脊痛，胻酸，三日之膀胱，背膂筋痛，小便闭，三日而上之心，心胀，三日之小肠，两胁支痛，三日不已，死。冬大晨，夏晏晡。

按《灵枢》《素问》云：三日而上之小肠，此云三日而上之心。乃皇甫士安合二书为此篇文也。

病先发于膀胱，小便闭，五日之肾，少腹胀腰脊痛，胻酸，一日之小肠而肠胀，二日之脾而身体痛，二日不已，死。冬鸡鸣，夏下晡。

诸病以次相传，如是者，皆有死期，不可刺也。

寿夭形诊病候耐痛不耐痛大论第十一

黄帝问曰：形有缓急，气有盛衰，骨有大小，肉有坚脆，皮有厚薄，以其立寿夭奈何？伯高对曰：形与气相任则寿，不相任则夭。皮与肉相裹则寿，不相裹则夭。血气经络胜形则寿，不胜形则夭。问曰：何谓形缓急？对曰：形充而皮肤缓者则寿，形充而皮肤急者则夭。形充而脉坚大者顺也，形充而脉小以弱者气衰也，衰则危矣。形充而颧不起者肾小也，小则夭矣。形充而大肉䐃坚而有分者肉坚，坚则寿矣。形充而大皮肉无分理不坚者，肉脆，脆则夭矣。此天之生命所以立形定气而视寿夭者也。必明于此，以立形定气，而后可以临病人，决死生也。问曰：形气之相胜，以立寿夭奈何？对曰：平人而气胜形者寿；病而形肉脱，气胜形者死，形胜气者危也。

凡五脏者，中之府，中盛脏满，气胜伤恐者，声如从室中言，是中气之湿也。言而微，终日乃复言者，此夺气也。衣被不敛，言语善恶不避亲疏者，此神明之乱也。仓廪不藏者，是门户不要也。水泉不止者，是膀胱不藏也。得守者生，失守者死。

夫五脏者，身之强也。头者，精明之府，头倾视深，神将夺矣。背者，胸中之府，背曲肩随，府将坏矣。腰者，肾之府，转摇不能，肾将惫矣。膝者，筋之府，屈伸不能，行则偻附，筋将惫矣。骨者，髓之府，不能久立，行则掉栗，骨将惫矣。得强则生，失强则死。

岐伯曰：反四时者，有余者为精，不足为消。应太过，不足为精；应不足，有余为消。阴阳不相应，病名曰关格。

人之骨强，筋劲，肉缓，皮肤厚者耐痛，其于针石之痛，火焫亦然。加以黑色而善—本作美骨者，耐火焫。坚肉薄皮者，不耐针石之痛，于火焫亦然。同时而伤其身，多热者易已，多寒者难已。胃厚色黑大骨肉肥者，皆胜毒，其瘦而薄者，皆不胜毒也。

形气盛衰大论第十二

黄帝问曰：气之盛衰可得闻乎？岐伯对曰：人年十岁—作十六，五脏始定，血气已通，其气在下故好走。二十岁，血气始盛，肌肉方长，故好趋。三十岁，五脏大定，肌肉坚固，血脉盛满，故好步。四十岁，五脏六腑十二经脉，皆大盛平定，腠理始开，荣华剥落，鬓发颁白，平盛不摇，故好坐。五十岁，肝气始衰，肝叶始薄，胆汁始减，目始不明。六十岁，心气始衰，乃善忧悲，血气懈堕，故好卧。七十岁，脾气虚，皮肤始枯，故四肢不举。八十岁，肺气衰，魂魄离散，故言善误。九十岁，肾气焦，脏乃萎枯，经脉空虚。至百岁，五脏皆虚，神气皆去，形骸独居而终尽矣。

女子七岁，肾气盛，齿更发长。二七天水至《素问》作天癸至，任脉通，伏冲脉盛，月事以时下，故有子。三七肾气平均，故真牙生而长极。四七筋骨坚，发长极，身体盛壮。五七阳明脉衰，面始焦，发始堕。六七三阳脉衰于上，面皆焦，发白。七七任脉虚，伏冲—作太冲脉衰少，天水竭，地道不通，故形坏而无子耳。

丈夫八岁，肾气实，发长齿更。二八肾气盛，天水至而精气溢泻，阴阳和故能有子。三八肾气平均，筋骨劲强，故真牙生而长极。四八筋骨隆盛，肌肉满壮。五八肾气衰，发堕齿槁。六八阳气衰于上，面焦，鬓发颁白。七八肝气衰，筋不能动，天水竭，精少，肾气衰，形体皆极。八八则齿发去。肾者主水，受五脏六腑之精而藏之，故五脏盛乃能泻，今五脏皆衰，筋骨懈堕，天水尽矣，故发鬓白，体重，行步不正而无子耳。

针灸资生经（节选）

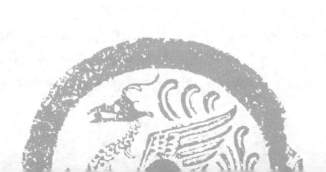

导 读

成书背景

《针灸资生经》7卷，由南宋王执中编撰于1180—1195年。本书成于宋朝，宋朝是我国历史上封建经济发达、科技发展、对外开放程度很高的时期，也是中医文献发展史上的重要时期。这期间北宋政府关心医药发展，专门成立校正医书局，校对整理了大量的医籍，如组织编写了《太平圣惠方》、校勘考证了《备急千金要方》等。嗣后王惟一奉敕编撰《铜人腧穴针灸图经》，又主持铸造两具铜人针灸孔穴模型，对后世针灸文献和临床影响深远。宋代活字印刷术的发明，对众多文献的流传起了极大的推动作用。

《针灸资生经》卷一所载腧穴及其编次均直接采用王惟一《铜人腧穴针灸图经》，并据《太平圣惠方》卷九十九、卷一百补录了11穴，总计载穴365个，而不是人们以往所认为的360穴。卷二实际上是王执中的针灸论文集，集中体现了王氏对于取穴、施灸、灸后护理、针灸禁忌以及针药关系等针灸学基本问题的独到见解。卷三至卷七按病症详述腧穴主治，内容丰富。该书是一部文献价值、临床价值均较高的针灸书，对元明针灸学的影响实际上已超过北宋官修针灸经典《铜人腧穴针灸图经》。

作者生平

王执中（约1140—1207），字叔权，南宋东嘉（今浙江瑞安）人。著名医家。孝宗乾道五年（1169）进士。初任从政郎、将作丞等京官，不久外调，历任澧州（今湖南常州）、峡州（今湖北宜昌）教授。王氏为官清廉，不媚权贵，毕生致力于针灸医学研究，写成闻名中外、对后代产生深远影响的医学专著《针灸资生经》。

王执中一贯推崇"针灸并重，针药兼施"的观点，主张因病而宜，综合施治，认为："若针而不灸，灸而不针，非良医也；针灸而不药，药而不针灸，亦非良医也。"他很注重灸法，书中对灸法的处方配穴、体位选择、艾炷大小、施灸顺序，以及对于灸后护理，如饮食调养、清洗灸疮、灸后促进灸疮化解等，都做了较为详细的介绍，可谓集宋之前艾灸治疗之大成。王氏还十分重视对民间疗法的收集，提倡采用一些民间土法、经方治病。他的医学著作除《针灸资生经》外，还有《即效方》一书，其内容大部分是从民间搜集，经过反复试用而有疗效的验方。如以煅牡蛎、炮干姜为末，用赤土涂阴肿；用瓦片烧红投醋水，纸包热熨来治心腹痛不可忍等。他还收录了宋之前《陆氏续集验方》《玉道单方》《灵兰秘典》《难经疏》《耆域方》等古籍中的验方。现在，以上古籍虽已失传，但经王氏收录的部分精华，却依然保留下来，并具有较高的文献价值。

学术特点

1. 内容丰富多样

《针灸资生经》全书共 7 卷，卷一考订《铜人腧穴针灸图经》腧穴，共载腧穴 365 个，而非书中目录所说的 360 穴，附图 46 幅。正文中记述的躯干按部分穴、四肢按经分穴方法，以及腧穴排列和刺灸法等基本内容，几乎抄录自《铜人腧穴针灸图经》卷三至卷五。卷二为针灸通论，如取穴法、艾灸量、针忌等，可惜数篇散失。内容多数是先引录一书或数书的论述，后陈述自己的观点及心得，后者主要集中在针灸须药、穴名同异和治灸疮方面，在研究其学术思想时应分清何为作者观点、何为前人观点。该书编写结构的独特之处在于，卷三至卷七将《太平圣惠方》、《铜人腧穴针灸图经》《备急千金要方》所载腧穴主治，按照 193 种病症汇总，博引典籍，除前文提到的，尚包括《苏沈良方》《既效方》《本事方》《陆氏集验方》《至道单方》《小品方》《发背方》《必效方》《单方歌》《经效产宝》等，治疗方法除针法和灸法，还涉及中药和其他疗法。如此以病统穴、纲目众多、内容丰富的针灸临床专著，为宋以前针灸专书所未见。

2. 注重未病先防

王执中提倡养生保健灸，《针灸资生经》中记载了一部分保健灸的经验。如认为气海是元气所生的地方，"人以元气为本，元气不伤，虽疾不害；一伤元气，无疾而死矣。宜频灸此穴，以壮元阳"。并佐以柳公度养生经验为证。再如认为灸神阙穴可延年益寿，"有人年老而颜如童子者，盖每岁以鼠粪灸脐中一壮故也"。未病先防也是养生保健中的一个重要环节。心藏神，肾为先天之本，二者都应该被高度重视，《针灸资生经·第三》认为："百病皆生于心。"又："百病皆生于肾，心劳生百病，人皆知之。肾虚亦生百病，人未知也。盖天一生水，地二生火，肾水不上升，则心火不下降，兹病所由生也。人不可不养心不爱护肾乎。"故在未发病之前保护好易于发病的脏器，防患于未然，使机体处于阴阳平衡的稳定状态。

3. 重视针灸并用

隋唐时期，灸法盛行，至宋代仍重灸法，王氏在临证时也较多运用灸法。《针灸资生经》中关于灸法的处方配穴、体位选择、壮数多少、艾炷大小、施灸顺序以及灸后护理等都有详细的介绍。王氏用灸特点一是取穴少，一般 1~2穴，如水肿灸水分、气海，脐中痛、溏泄灸神阙；二是壮数少，一般为 3~7壮，如疝气偏坠灸"关元旁三寸七壮"，牙痛灸"外关七壮"等，反对当时不按病情、部位，只遵古书盲目施灸的现状，提倡因证而施。

王氏认为在临证时，针灸药不得偏废，更反对重药而轻针灸，主张"针而不灸，灸而不针非良医也；针灸而不药，药而不针灸亦非良医"。本着这一思想，王氏在临床上多有针灸药兼施者，如云："凡身重不得食，食无味，心下虚满，时时欲下，喜卧，皆针胃管，太仓服建中汤及平胃丸。"由此可见，王氏临证充分发挥针灸药特长，综合应用以获得最佳疗效。

针灸资生经序

　　《铜人》《明堂》，黄帝、岐伯、鬼臾区留以活天下，后世自隔垣透肤之妙无传，乃谓是能绝筋脉，伤血肉，至望而畏之。有疾则甘心于庸医百药之俱试。不知病在巅者，必灸风池、风府，非桂枝辈所能攻；病在膺者，必灸刺魂门，虽枳实辈不能下。遂至于束手无策，岂不哀哉！近世朱肱、庞安常俱为针法，许知可亦谓病当以刺愈，三衢邹握虎以治法为歌诗该括行，古圣贤活人之意赖以复传。今东嘉王叔权又取三百六十穴，背面巅末，行分类别，以穴对病。凡百氏之说切于理，自己之见得于心者，悉疏于下。针灸之书至是始略备，古圣贤活人之意至是始无遗憾。《传》谓：为人子者，不可不学医。予亲年八十，精力强健，非赖此书耶！因俾医卫世杰订证不传见者十有八条，锓木庚司，以补惠民之阙。

时嘉定庚辰孟夏朔承议郎提举淮南东路常平茶盐公事徐正卿序

针灸资生经第二

针灸须药

《千金》云：病有须针者，即针刺以补泻之；不宜针者，直尔灸之。然灸之大法，其孔穴与针无忌，即下白针或温针讫，乃灸之，此为良医。其脚气一病，最宜针。若针而不灸，灸而不针，非良医也；针灸而药，药不针灸，亦非良医也。但恨下里间知针者鲜尔，所以学者须解用针。燔针、白针皆须妙解。知针知药，固是良医，此言针灸与药之相须也。今人或但知针而不灸，灸而不针，或惟用药而不知针灸者，皆犯孙真人所戒也。而世所谓医者，则但知有药而已，针灸则未尝过而问焉。人或诮之，则曰：是外科也，业贵精不贵杂也，否则曰：富贵之家，未必肯针灸也，皆自文其过尔。吾故详著《千金》之说以示人云。

针忌

《千金》云：夫用针者，先明其孔穴，补虚泻实，勿失其理。针毛皮腠理，勿伤肌肉；针肌肉，勿伤筋脉；针筋脉，勿伤骨髓；针骨髓，勿伤诸络。伤筋膜者，愕视失魂；伤血脉者，烦乱失神；伤皮毛者，上气失魄；伤骨髓者，呻吟失志；伤肌肉者，四肢不收，失智。此为五乱，因针所生，若更失度，有死之忧也。《素问》亦云：刺骨无伤筋，刺筋无伤肉，刺肉无伤脉，刺脉无伤皮，刺皮无伤肉，刺肉无伤筋，刺筋无伤骨。刺中心，一日死；中肝，五日死；中肾，六日死；中肺，三日死；中脾，十日死；中胆，一日半死；刺跗上中大脉，血出不止死；刺头中脑户，入脑立死。又：无刺大醉、大怒、大劳、大饥、大渴、大惊、新饱云云。详见《素问》。

孔穴相去

《甲乙经》云：自大椎下至尾骶骨二十一椎，长三尺，折量取俞穴。或云：

第一椎上更有大椎在宛宛陷中，非有骨也。有骨处即是第一椎。若以大椎至尾骶二十一椎长三尺法校之，则上节云椎，每椎一寸四分，惟第七椎下至于臀骨多分之七，故上七节共九寸八分，分之七；下节十四椎，每椎一寸四分，分之五有奇，故下七节共二尺一分，分之三。此亦是一说也。但第一椎有骨，乃骨节之收；大椎虽无骨，实是穴名。既曰自大椎下至十一椎，岂可不量大椎以下。或者之说，于是不通矣。

自蔽骨下至脐八寸，而中管居其中上下各四寸。《气穴论》注云：中管居心蔽骨与脐之中是也。按《明堂下经》云：鸠尾在臆前蔽骨下五分。人无蔽骨者从歧骨际下行一寸。则是欲定中管之中，又当详有蔽骨无蔽骨也当准人长短肥瘠量。自脐下寸半为气海，三寸为丹田，至屈骨凡五寸。《千金》云：屈骨在脐下五寸。《明堂下经》亦云：屈骨在横骨上，中极下一寸。当准人长短肥瘠量之。

《铜人》云：幽门夹巨阙旁各五分，肓俞夹脐各五分《明堂》云：在巨阙旁各寸半，通谷夹上管旁相去三寸，不容在幽门旁各寸半，天枢去肓俞寸半夹脐，期门在不容旁寸半，大横直脐旁。不容、天枢、期门既各寸半，则幽门、肓俞各五分误矣。《铜人》云：肾俞在十四椎下两旁各寸半，与脐平。肓门在十三椎下相去各三寸，与鸠尾相直。肾俞既与脐平，肓门乃与鸠尾相直亦可疑也。

《甲乙经》云：人有长七尺五寸者，发以下至颐一尺，结喉至𩩲骭鸠尾也一尺三寸，𩩲骭至天枢八寸，天枢至横骨六寸半，横骨至内辅上廉一尺八寸，内辅上廉至下廉三寸半，内辅下廉至内踝一尺三寸，内踝至地三寸。又膝腘至跗属一尺六寸，跗属至地三寸。又肩至肘一尺七寸，肘至腕一尺二寸半，腕至中指本节四寸，本节至末四寸半。

定发际

《明堂上经》云：如后发际亦有项脚长者，其毛直至骨头；亦有无项脚者，毛齐至天牖穴，即无毛根，如何取穴？答曰：其毛不可辄定，大约如此。若的的定，中府正相当即是，侧相去各二寸。此为定穴。《下》云：两眉中直上三寸为发际，后大椎直上三寸为发际。

论同身寸

《下经》曰：岐伯以八分为一寸，缘人有长短肥瘠不同，取穴不准；扁鹊以手中指第一节为一寸，缘人有身长手短、身短手长，取穴亦不准；孙真人取大拇指节横纹为一寸，亦有差互。今取男左女右手中指第二节内庭两横纹相去为一寸。若屈指即旁取指侧中节上下两纹角，角相去远近为一寸，谓同身寸。自依此寸法与人著灸疗病多愈，今以为准。《铜人》亦曰取中指内纹为一寸。《素问》云同身寸是也。又多用绳度量，绳多出缩不准。今以薄竹片点量分寸，疗病准的。亦有用蜡纸条量者，但薄篾易折，蜡纸亦粘手取。取稻秆心量却易为，胜于用绳之信缩也。

审方书

经云：爪甲与爪甲角、内间与外间、内侧与外侧，与夫陷中宛宛中，要精审，如某穴去某处几寸，与其穴去处同者，自各有经络。

《灸膏肓》云：其间当有四肋三间，灸中间者，谓四肋必有三间，当中间灸，不灸边两间也。

《千金》曰：经云横三间寸者，则是三灸两间，一寸有三灸，灸有三分，三壮之处，即为一寸也。

又曰：凡量一夫之法，覆手并舒四指，对度四指上下节横过为一夫。夫有两种，有三指为一夫者；若灸脚弱，以四指为一夫也见脚气。

穴名同异

手有三里、五里，足亦有三里、五里。手有上廉、下廉，足亦有上廉、下廉。侧头部有窍阴，足少阳亦有窍阴。偃伏部有临泣，足少阳亦有临泣。既有五里矣，劳宫亦名五里。既有光明矣，攒竹亦名光明。肩有肩井，又有所谓中肩井。足有昆仑，又有所谓下昆仑。太渊、太泉之名或殊，天鼎、天顶之字有异。丹田初非石门，和髎《明堂上经》误作"和"字亦非禾髎。阳跷实为申脉本非跗阳，阴跷实为照海本非交信。肩髃之名扁骨见于《外台》；悬钟之名绝骨，瞳子髎之名前关见于《千金》注。如此者众，可不审处而针灸耶？苟不审处，则差之毫厘，有寻丈之谬矣。于是举其略以示世医俾之谨于求穴云。

点穴

《千金》云：人有老少，体有长短，肤有肥瘦，皆须精思商量，准而折之，又以肌肉纹理，节解缝会，宛陷之中，及以手按之，病者快然。如此仔细安详用心者，乃能得之耳。许希亦云：或身短而手长，或手长而身短，或胸腹短，或胸腹长，或瘠或肥，又不可以一概论也。

《千金》云：凡点灸法皆须平直四体，无使倾侧，灸时恐穴不正，徒破好肉尔。《明堂》云：须得身体平直，四肢无令拳缩，坐点无令俯仰，立点无令倾侧。若坐点则坐灸，卧点则卧灸，立点则立灸。反此则不得其穴。

《千金》云：凡灸当先阳后阴。言从头向左而渐下，次后从头向右而渐下，先上后下。

《明堂下》云：先灸于上，后灸于下，先灸于少，后灸于多，皆宜审之。

论壮数多少

《千金》云：凡言壮数者，若丁壮，病根深笃可倍于方数，老少羸弱可减半。又云：小儿七日以上周年以还，不过七壮，炷如雀屎。扁鹊灸法有至五百壮、千壮，曹氏灸法有百壮、有五十壮，《小品》诸方亦然。惟《明堂》本经多云针入六分，灸三壮，更无余论。故后人不准，惟以病之轻重而增损之。

凡灸头顶止于七壮，积至七七壮止《铜人》；若治风则灸上星、前顶、百会，皆至二百壮。腹背宜灸五百壮，若鸠尾、巨阙亦不宜多。四肢但去风邪不宜多灸，灸多则四肢细而无力《明上》。而《千金》于足三里穴乃云多至三二百壮。心俞禁灸，若中风则急灸至百壮。皆视其病之轻重用之，不可泥一说，而又不知其有一说也。《下经》只云若是禁穴，《明堂》亦许灸一壮至三壮。恐未尽也。

《千金》云：凡官游吴蜀，体上常须三两处灸之，勿令疮暂瘥，则瘴疠温疟毒气不能着人，故吴蜀多行灸法。有阿是之法，言人有病即令捏其上，若里当其处，不问孔穴即得便快。成痛处即云阿是，灸刺皆验，故曰阿是穴。

艾炷大小

《千金》云：黄帝曰灸不三分，是谓徒冤。炷务大也，小弱乃小作之。又云：小儿七日以上周年以还，不过七壮，炷如雀粪。《明堂下经》云：凡灸欲艾炷根下广三分，若不三分，即火气不能远达，病未能愈。则是艾炷欲其大，惟头与四肢欲小尔。至《明堂上经》乃云：艾炷依小竹箸头作。其病脉粗细状如细线，但令当脉灸之。雀粪大炷，亦能愈疾。又有一途，如腹内疝瘕痃癖块伏梁气等，惟须大艾炷。故《小品》曰：腹背烂烧，四肢则但去风邪而已。如巨阙、鸠尾，虽是胸腹穴，灸之不过四七炷，只依竹箸头大，但令正当脉灸之。艾炷若大复灸多，其人永无心力。如头上灸多，令人失精神。臂脚灸多，令人血脉枯竭，四肢细而无力。既失精神又加于细，即令人短寿见承浆穴，此论甚当，故备著之。

点艾火

《下经》云：古来灸病，忌松、柏、枳、橘、榆、枣、桑、竹八木，切宜避之。有火珠曜日以艾承之得火，次有火镜曜日亦以艾引得火，此火皆良。诸蕃部落用镔铁击磻石得火出，以艾引之。凡人卒难备，即不如无木火清麻油点灯，灯上烧艾茎点灸是也，兼滋润灸疮，至愈不疼痛。用蜡烛更佳。

《良方》云：凡取火者宜敲石取火，今舟行人以铁钝刀击石穴，以纸灰为火丸，在下承之亦得火，或水精镜于日得太阳火为妙，天阴则以槐木取火。

治灸疮

《下经》云：凡著艾得疮发所患即瘥，不得疮发其疾不愈。《甲乙经》云：灸疮不发者，用故履底灸令热，熨之，三日即发。今用赤皮葱三五茎去青，于煻火中煨熟，拍破热熨疮十余遍，其疮三日自发。予见人灸不发者，频用生麻油渍之而发；亦有用皂角煎汤候冷，频点之而发；亦有恐气血衰不发，于灸前后煎四物汤服，以此汤滋养气血故也。盖不可一概论也，予尝灸三里各七壮，数日过不发，再各灸两壮，右足发，左足不发，更灸左足一壮，遂发两月。亦在人以知取之。若任其自然，则终不发矣，此人事所以当尽也。

凡著灸住火，便用赤皮葱、薄荷煎汤，温洗疮周回约一二尺，令驱逐风气于疮口出，兼令经脉往来不滞，自然疮坏疾愈。今人亦有恐水杀人不用汤淋。若灸疮退火痂后，用东南桃枝、青嫩柳皮煎汤温洗，能护疮中诸风。若疮内黑烂，加胡荽煎。若疮疼不可忍，多时不较，加黄连煎，神效。

凡贴灸疮，春用柳絮，夏用竹膜，秋用新绵，冬用兔腹上白细毛，猫儿腹毛更佳。今人多以膏药贴之,日三两易,全不疼。但以膏药贴则易干尔,若要脓出多而疾除,不贴膏药尤佳。

忌食物

既灸,忌猪、鱼、热面、生酒、动风冷物,鸡肉最毒,而房劳尤当忌也。

《下经》云:灸时不得伤饱、大饥、饮酒、食生硬物,兼忌思虑、忧愁、恚怒、呼骂、呼嗟叹息等。今下里人灸后亦忌饮水、将水灌手足。

避人神等

《千金》云:欲行针灸,先知行年宜忌及人神所在,不与禁忌相应即可。故男忌除,女忌破,男忌戌,女忌巳。有日神忌,有每月忌,有十二时忌,有四季人神,有十二部人神,有十二部年人神,有九部旁通人神。有杂忌旁通,又有所谓血支血忌之类。凡医者不能知此避忌,若逢病人厄会,男女气怯,下手至困。通人达士,岂拘此哉。若遇急卒暴患,不拘此法。许希亦云:若人病卒暴,宜急疗,亦不拘此。故后之医者,亦云卒暴之疾,须速灸疗。一日之间,止忌一时是也。

《千金》云:痈疽丁肿,喉痹客忤,尤为急,凡作汤药不可避凶日,觉病须臾即宜便治。又曰:凡人卒暴得风,或中时气,凡百所苦,须急救疗,渐久后皆难愈。此论甚当。夫急难之际,命在须臾,必待吉日后治,已沦于鬼录矣。此所以不可拘避忌也。惟平居治病于未形,选天德、月德等日,服药、针灸可也。

相天时

《千金》云:日正午以后乃可灸,谓阴气未至,灸无不著。午前平旦谷气虚,令人癫眩不可针灸。卒急者不用此例。《下经》云:灸时若遇阴雾、大风雪、猛雨、炎暑、雷电、虹霓暂停,候晴明即再灸,急难亦不拘此。

针灸资生经第三

虚损

脑虚冷，脑衄，风寒入脑，久远头疼等，亦宜灸囟会。

予年逾壮，泣寒夜观书，每觉脑冷；饮酒过量，脑亦疼甚。后因灸此穴而愈。有兵士患鼻衄不已，予教令灸此穴即愈。有人久患头风，亦令灸此穴即愈。但《铜人》《明堂经》只云主鼻塞、不闻香臭等疾而已，故予书此，以补其治疗之阙。然以脑户不宜针观之，囟会亦不宜针。《针经》止云八岁以下不宜针，恐未尽也。

凡饮食不思，心腹膨胀，面色萎黄，世谓之脾肾病者，宜灸中脘。

诸葛亮夙兴夜寐，罚至二十皆亲览，而所啖食不至数升，司马仲达知其将死。既而亮卒，仲达追之。杨仪反旗鸣鼓，若将拒焉。仲达乃退，不敢逼。百姓为之谚曰：死诸葛走生仲达。仲达闻之，曰：吾便料生，不便料死故也。其曰料生，盖料其事多而食不如前，死之兆也。食不如前，仲达且知诸葛之且死。今人饮食减少，是胃气将绝，不可久生矣。方且常食肚石，使愈难克化；服峻补药，使脾胃反热，愈不能食。初不知灸中脘等穴以壮脾胃，亦惑之甚也。《难经》论四时，皆以胃气为本，释者曰：言五脏皆以胃气为本。胃者水谷之腑；人须仰胃气为主也，然则欲全生者，宜灸胃脘。

久冷伤惫脏腑，泄利不止，中风不省人事等，宜灸神阙。

旧传有人年老而颜如童子者，盖每岁以鼠粪灸脐中一壮故也。予尝久患溏利，一夕灸三七壮，则次日不如厕，连数夕灸，则数日不如厕。足见经言主泄利不止之验也。又予年逾壮，觉左手足无力，偶灸此而愈。后见同官说中风人多灸此，或百壮，或三五百壮皆愈，而经不言主中风，何也？

脏气虚惫，真气不足。一切气疾，久不瘥者，宜灸气海《铜》。

人身有四海，气海、血海、照海、髓海是也，而气海为第一。气海者，元气之海也。人以元气为本，元气不伤，虽疾不害，一伤元气，无疾而死矣。宜频灸此穴，以壮元阳。若必待疾作而后灸，恐失之晚也。

腑脏虚乏，下元冷惫等疾，宜灸丹田。

人有常言，七七之数，是旁太岁压本命。六十有一，是太岁压本命。人值此年，多有不能必者，是固然矣，然传不云吉，人吉其凶者乎？常观《素问》以六八之数为精髓竭之年，是当节其欲矣。《千金》云：五十者一月一泄，要之，四十八便当依此。《千金》载《素女论》，六十者闭精勿泄，是欲当绝矣。宜节不知节，宜绝不能绝，坐此而丧生，盖自取之，岂岁之罪哉？人无罪岁，则虽有孽，犹可违矣。所谓吉其凶者如此，虽不灸丹田可也。丹田可灸七七壮或三五百壮。

阳气虚惫，失精绝子，宜灸中极。

中极，一名气原，盖气之原也。人之阳气虚惫者，可不灸此以实其气耶？按《难经》云：丹田亦名大中极。言丹田取人之身上下四向最为中间也，故名为极，此亦曰中极。其去丹田只一寸，虽未若丹田之最中，然不中不远矣。

三里治胃寒，心腹胀满，胃气不足，恶闻食臭，肠鸣腹痛，食不化《铜》。秦承祖云：诸疾皆治。华佗云：疗五劳羸瘦，七伤虚乏，胸中瘀血，乳痈。《外台·明堂》云：人年三十以上，若不灸三里，令气上冲目《明下》云眼暗。《千》云：主阴气不足，小腹坚，热病汗不出，口苦壮热，身反折，口噤，腰痛不可顾，胃气不足，久泄利，食不化，胁下注满，不能久立，狂言、狂歌、妄笑、恐怒、大骂，霍乱，遗尿失气，阳厥凄凄，恶寒云云。凡此等疾，皆刺灸之，多至五百壮，少至二三百壮。

《小品》云：四肢但去风邪，不宜多灸，七壮至七七壮止，不得过随年数。故《铜人》于三里穴止云灸三壮，针五分而已。《明堂上经》乃云日灸七壮，止百壮。亦未为多也。至《千金方》则云多至五百壮，少至二三百壮。何其多耶！要之，日灸七壮，或艾炷甚小，可至二七壮，数日灸至七七壮止。灸疮既干，则又报灸之，以合乎"若要安，丹田、三里不曾干"之说可也。必如《千金》之壮数，恐犯《小品》之所戒也。予旧日有脚气疾，遇春则足稍肿，夏中尤甚，至冬肿渐消。偶夏间依《素问》注所说穴之所在，以温针微刺之，翌日肿消，其神效有如此者。谬刺且尔，况于灸乎？有此疾者，不可不知。此不止治足肿，诸疾皆治云。

涌泉治心痛，不嗜食，妇人无子，男子如蛊，女子如妊娠《千》作如阻，五指端尽痛，足不得履地。宜针灸《铜》。《千》云：主忽忽喜忘，身体腰脊如解，大便难，小便不利，足中清至膝，咽中痛，不可纳食，喑不能言，衄不止云云。

《千金》于诸穴皆分主之，独于膏肓、三里、涌泉穴特云治杂病，是三穴者，无所不治也。但《明堂》云：若灸，废人行动尔。既欲愈疾，虽不行动数日，未为害也。

脾俞治食多身瘦，泄利体重，四肢不收，腹痛不嗜食《铜》。

胃俞，治胃寒腹胀，不嗜食，羸瘦《铜》。

人之言曰血气未动者，瘵甚而不害；血气既竭者，虽肥而死矣。则身之羸瘦，若未足为人之害者。殊不知人之羸瘦，必其饮食不进者也。饮食不进，则无以生荣卫，荣卫无以生，则气血因之以衰，终于必亡而已。故《难经疏》云：人仰胃气为主。是人资胃气以生矣。《五脏论》云：脾不磨，食不消。是脾不壮，食无自而消矣。既资胃气以生，又资脾以消食，其可使脾胃一日不壮哉？必欲脾胃之壮，当灸脾胃俞等穴可也。

心中风，狂走，发痫，语悲泣，心胸闷乱，咳唾血，宜针心俞《铜》。

《难经疏》言：心为脏腑之主，法不受病，病则神去气竭，故手足为之清手足节冷，名真心痛，旦发夕死；手足温者，名厥心痛，可急治也。故《千金》言：心中风者，急灸心俞百壮，服续命汤。必泥心俞不可灸之说，则无策矣。但心俞虽可针，若刺中心，一日必死，又岂易针耶？必欲无此患，平居当养其心，使之和平，忧愁思虑不使伤其神，乃策之上，必不免此，亦当服镇心丹等药补助。乃其次也。

肾俞治虚劳羸瘦，肾虚水脏久冷，小便浊，出精，阴中疼，五劳七伤，虚惫，足寒如冰，身肿如水《铜》。

《难经疏》云：夹脊骨有二肾，在左为肾，在右为命门。言命门者，性命之根本也。其穴与脐平，凡灸肾俞者，在平处立，以杖子约量至脐，又以此杖子当背脊骨上量之，知是与脐平处也。然后相去各寸半取其穴，则是肾俞穴也。更以手按其陷中，而后灸之，则不失穴所在矣。凡灸以随年为壮。灸固有功，亦在人滋养之如何尔。人当爱护丹田。吾既于《既效方》论之详矣，而妻妾之戕害，盖未之及也。《君子偕老》之序曰：夫人淫乱，失事君子之道，故陈人君之德，服饰之盛，宜与君子偕老也，宜偕老而不至偕老，夫人之罪多矣。故诗人以是刺之，意可见也。至于士夫志得意满，不期骄而骄至，侍妾数十人，少亦三五辈，淫言亵语，不绝于耳，不能自克，而淫纵其欲者多矣。为内子者，恬不之怪。人有问之者，则曰自母言之，则为贤母；自我言之，未免为妒妇人也。人或以此多之，其夫亦以为贤而不妒。孰知其不妒乃所以为祸之欤？虽然，二南之化，至于无妒忌而止。今而言此，岂求异于诗人耶？是不然，古人十日一御，荀子彼其不妒者，盖使媵妾得备十日一御之数尔。不妒则同，所以不妒则异。吾故表而出之，以为夫妇之戒，固非求异于诗人也。

曲骨主失精，五脏虚竭，灸五十壮《千》。《明下》云：但是虚乏冷极，皆宜灸。

骨髓冷疼，灸上廉七十壮《千》。

《难经疏·八会》曰：腑会中管，治腑之病；脏会章门，脏病治此；筋会阳陵泉，筋病治此；髓会绝骨，髓病治此；血会膈俞，血病治此；骨会大杼禁灸，骨病治此；脉会太渊，脉病治此；气会膻中，气病治此。然则骨髓有病，当先大杼、绝骨，而后上廉可也。

膀胱、三焦津液少，大小肠寒热见腰痛，或三焦寒热，灸小肠俞五十壮。三焦、膀胱、肾中热气，灸水道随年《千》。

膏肓俞主无所不疗，羸瘦虚损，梦中失精，上气咳逆，发狂健忘等疾。

膏肓俞无所不疗，而古人不能求其穴。是以晋景公有疾，秦医曰缓者视之，曰：在肓之上，膏之下，攻之不可，达之不及，药不至焉，不可为也。晋侯以为良医。而孙真人乃笑其拙，为不能寻其穴而灸之也。若李子豫之赤龙丹，又能治其膏肓上五音下之鬼，无待于灸也。是缓非特拙于不能灸，亦无杀鬼药矣，其亦技止于此哉。

灸二十种骨蒸

崔知悌序云：骨蒸病者，亦名传尸，亦谓殗碟，亦称复连，亦曰无辜。丈夫以精气为根，女人以血气为本，无问老少，多染此疾。予尝三十日灸活十三人，前后瘥者，数逾二百。非止单攻骨蒸，又别疗气疗风，或瘴或劳，或邪或癖。病状既广，灸活者不可具录。灸后宜服治劳地黄元，良。

凡取四花穴，以稻秆心量口缝如何阔，断其长多少，以如此长裁纸四方，当中剪小孔；别用长稻秆踏脚下，前取脚大指为止，后取脚曲䐐横纹中为止。断了却环在结喉下垂向背后，看秆止处，即以前小孔纸当中安，分为四花，盖灸纸四角也。又一医传一法：先横量口吻取长短，以所量草就背上三椎骨下直量至草尽处，两头用笔点了，再量中指长短为准。却将量中指草横直量两头，用笔圈四角，其圈者是穴不圈不是穴。可灸七七壮止。

劳瘵 传尸 骨蒸 羸瘦

中髎治丈夫五劳七伤六极，腰痛，大便难，小便淋沥，腹胀下利食泄《铜》。 三里治五劳羸瘦，七伤虚乏。《明下》云：五劳虚乏，四肢羸瘦。肩井治五劳七伤。 大椎治五劳七伤，温疟痎疟，气疰，背膊急，颈项强《明》上下同，风劳食气。 肺俞治寒热喘满，虚烦口干，传尸骨蒸劳，肺痿咳嗽。《明》云：疗肉痛皮痒，传尸骨蒸肺嗽。 魄户治虚劳肺痿《明》云劳损痿黄，五尸走疰，项强。《明下》云：疗劳损虚乏。

秦承祖云：支正疗五劳，四肢力弱虚乏等《明下》。 谚语疗劳损虚乏，不得睡。 下焦俞疗背痛身热。 曲骨但是虚乏冷极皆灸。 气海疗冷病，面黑肌体羸瘦，四肢力弱，小腹气积聚贲豚，腹弱脱阳，欲死不知人，五脏气逆上攻。 膏肓俞治羸瘦虚损，梦中失精，无所不疗《铜》。 肾俞治虚劳羸瘦，耳聋，肾虚水脏久冷《明》有腰痛，心腹膨胀，胁满引小腹痛，目视䀮䀮，少气溺血，小便浊，出精阴疼，五劳七伤虚急，脚膝拘急《明》有好独卧，足寒如冰，头重身热振栗，腰中四肢淫泺，洞泄食不化，身肿如水。 《明下》云：疗身寒热，食多身羸瘦，面黄黑，目䀮䀮，女久积冷气成劳。 脑空治劳疾，羸瘦体热，颈项强。 章门治伤饱，身黄羸瘦。 漏谷治食不为肌肤。 下管治日渐羸瘦见痃癖。 下管见腹胀、胃俞见虚损、脾俞、下廉见飧泄治羸瘦。小儿羸瘦，食饮少，不生肌肤。灸胃俞一壮《明下》。

灸劳法：其状手足心热，多盗汗，精神困顿，骨节疼寒，初发咳嗽，渐吐脓血，肌瘦面黄，减食少力。令身正直，用草子，男左女右，自脚中指尖量过脚心下，向上至曲䐐大纹处截断，却将此草自鼻尖量，从头正中须分开头心发贴肉量至脊，以草尽处用墨点记。别用草一条，令病人自然合口量阔狭截断，却将此草于墨点上平摺两头尽处量穴。灸时随年多灸一壮如年三十，灸三十一，累效《集效》。

羸瘦固瘵疾，自有寒热等证，宜随证医治。若素来清癯者，非有疾也。惟病后瘦甚，久不复常，谓之形脱。与夫平昔充肥，忽尔羸瘦，饮食减少者，或有它疾来之，则难救疗。须辨之于早，而著艾可也。然仲景论六极，必曰：精极令人气少无力，渐渐内虚，身无润泽，翕翕羸瘦，眼无精光，且云八味肾气瘥六极。而瘥五劳则是八味元所当服仲景常服，或常服去附子，加五味子。而肾俞等穴，尤所当灸也。

脾俞、大肠俞，主腹中气胀引脊痛，食多身羸瘦，名曰食晦。先取脾俞，后取季肋。　五脏六腑心腹满，腰背痛，饮食吐逆，寒热往来，小便不利，羸瘦少气，灸三焦俞随年《千》。

肾虚 肾气　小肠气

肾俞治肾虚水脏久冷《铜》，见劳，《明》同。　中膂俞治肾虚消渴见渴。　阳跷疗肾气《明》。　下廉疗小肠气不足，面无颜色。灸小肠气疝癖气，发时腹痛若刀刺不可忍者，并妇女本脏气血癖，走疰刺痛，或坐卧不得，或大小便不通，可思饮食。于左右脚下下第二指第一节曲纹中心各灸十壮，每壮如赤豆大。甚验《集效》。一云：治寒病，盲肠气发，牵连外肾大痛，肿硬如石。

治小肠气方甚多，未必皆效。《耆域方》夺命散、《良方》苍猝散皆已试之效者。有一兵患小肠气，依此方灸足第二指下纹五壮，略效而再发，恐壮数未多也。予以镇灵丹十粒与之，令早晚服五粒而愈。灸固捷于药，若灸不得穴，又不如药相当者见效之速，且灸且药，方为当尔。近传一立圣散，用全干蝎七枚、缩砂仁三七枚、炒茴香一钱为末。分三服，热酒调下，和滓空心服。此疾是小肠受热，蕴积不散，久而成疾，服此立效。虽未试用，以其说有理，故附于此。有士人年少，觅灸梦遗。为点肾俞酸疼，其令灸而愈。则不拘老少，肾皆虚也。古人云：百病皆生于心。又云：百病皆生于肾。心劳生百病，人皆知之。肾虚亦生百病，人未知也。盖天一生水，地二生火，肾水不上升，则心火不下降，兹病所由生也。人不可不养心、不爱护肾乎。

消渴 消肾　消中

商丘主烦中渴《千》。　意舍主消渴，身热，面目黄《明》同。　承浆《明下》云饮水不休、意舍、关冲、然谷主消渴嗜饮。　隐白主饮渴。　劳宫主苦渴食不下。　曲池主寒热渴。　行间、太冲主嗌干善渴并《千》。　意舍见腹胀、中膂俞治肾虚消渴，汗不出《明》作汗出，腰脊不得俯仰，腹胀胁痛《铜》。　兑端治小便黄，舌干消渴。　然谷治舌纵烦满消渴。　水沟治消渴饮水无度《明》同。　阳纲疗消渴《明下》，见肠鸣。

古方载渴病有三，曰消渴，曰消中，曰消肾。消肾最忌房事。李祠部必云肾虚则消渴，消中亦当忌也。张仲景云：宜服八味元，或服之不效者，不去附子也。有同舍患此，人教服去附子加五味子八味元，即效。有同官患此，予教服《千金》枸杞汤，效。坡文载眉山张医治杨颖臣渴病见坡，麝香当门子，酒渍作十元，取枳椇俗谓鸡矩子，亦曰癞汉指头汤，饮之愈。张云：消渴消中，皆脾衰而肾败，土不能胜水，肾液不上溯，乃成此疾。今诊杨脾极巨，脉热而肾衰，当由果实过度，虚热在脾，故饮食兼人而多饮水。水多故溺多，非消渴也。麝香能败酒，瓜果近辄不植。屋外有枳椇木，屋中酿酒不熟。故以二物去酒果毒，其论渴有理。故载于此。

凡消渴经百日以上，不得灸刺。灸刺则于疮上漏脓水不歇，遂致痈疽羸瘦而死。亦忌有所误伤。初得患者，可如方刺灸。若灸诸阴而不愈，宜灸诸阳。详见《千金》，有数十穴。

阴痿缩 两丸骞

阴谷主阴痿，小腹急引阴内廉痛《千》。 大赫、然谷主精溢上缩。 太冲主两丸骞缩，腹坚不得卧。《甲》云：脐环痛，阴骞两丸缩。 石门主小腹坚痛，下引阴中，不得小便，两丸骞。 阴交主腹膜坚，痛引阴中，不得小便，两丸骞。阴缩，灸中封。 大赫见失精、中封主痿厥见疝。 曲泉主不尿，阴痿。 气冲治阴痿茎痛《千》同，两丸骞，痛不可忍《铜》。 五枢见疝、归来治卵缩见阴痛。

筋挛阴缩入腹，相引痛，灸中封五十壮，或下满五十壮。老少加减。又云此二穴，喉肿，厥逆，五脏所苦，鼓胀，并主之。

阴挺出

大敦主阴挺出。 少府主阴挺长《千》，并见疝。 上髎《千》见绝子治妇人阴挺出不禁《铜》。 阴跷、照海见淋、水泉见月事、曲泉见瘕癖，《千》同治妇人阴挺出。 阴跷见淋沥疗阴挺出《明》。

转胞

涌泉主胞转《千》，见淋。 关元主妇人胞转不得尿见无子，又主胞闭塞。《铜》

云：治胞转不得尿。腰痛小便不利，苦胞转，灸中极七壮小儿同，又灸十五椎，或脐下一寸或四寸，随年。 凡饱食讫忍小便，或走马，或忍小便入房，或大走，皆致胞转，脐下急满不通方见《千金》。 凡尿不在胞囊中，为胞屈僻，津液不通，葱叶除尖头，纳阴茎孔中深三寸，微用口吹胞胀津通，愈。

阴茎疼

曲泉见疝、行间主癃闭，茎中痛《千》。 气冲主阴痿茎痛。 列缺见失精、阴陵泉、少府主阴痛。 归来主贲豚，卵上入引茎痛。 归来治小腹贲豚，卵缩茎痛《铜》。 横骨治阴器纵伸痛见淋。 水道治小腹满，引阴痛见小腹满。气冲治茎痛见阴痿。 会阴治阴中诸病，前后相引痛，不得大小便，阴端寒冲心。 大敦治阴头痛见疝。 肾俞见劳、志室见阴肿、阴谷见溺难、太冲见小便不利治阴痛。

《千金翼》云：七伤为病，小便赤热，乍数时难，或时伤多，或如针刺，阴下常湿，阴痿消小，精清而少，连连独泄，阴端寒冷，茎中疼痛云云当早服药著艾，茎中痛，灸行间三十壮。

膀胱气

章门疗膀胱气，癖疝，瘕气。膀胱气痛状如雷声，积聚气《明》。岐伯灸膀胱气攻冲两胁，时脐下鸣。阴卵入腹，灸脐下六寸两旁各寸六分三七壮。 五枢疗膀胱气攻两胁《下》。 膀胱冷，灸之如肾虚法《千》。 膀胱、三焦津液少，大小肠寒热见腰痛，或三焦寒热，灸小肠俞五十壮。 三焦、膀胱、肾中热气，灸水道随年壮。 水道治小腹满，引阴中痛，腰背急，膀胱有寒，三焦结热，小便不利。

《千金》云：气冲主㿉。《明堂》云：气冲疗㿗疝。是㿗疝即㿉也。《必用》云：治水㿉偏大，上下不定，疼不可忍，俗呼为膀胱气。是膀胱气即㿗疝也。然太仓公诊命妇云：疝气客于膀胱，难于前后溲而溺赤，又不可便认膀胱气为疝气云。

阴汗 湿痒

会阳治阳气虚乏，阴汗湿《铜》。 鱼际见寒热疗阴汗《明》。 《千》云：

主阴湿腹中余疾。 中极、阴跷、腰尻交、阴交、曲泉主阴痒《千》。 会阴主阴头寒。 少府主阴痒见疝。

仲景论七伤曰：一阴汗，二精寒，三精清，四精少，五囊下湿痒，六小便数，七夜梦阴人。然则阴汗、阴湿痒者，盖七伤之数也，可不早治之乎？有人作文字则气湿，亦心气使然，心肾相为表里故也。

《千金翼》叙虚损云：疾之所起，生自五劳，即生六极详见寒热，复生七伤。一阴寒，二阴痿，三里急，四精连连不绝，五精少囊湿，六精清，七小便数。其病小便赤热，或如针刺，阴痿小，阴下常湿，精清而少云云。论与仲景少异，故载之于此。

阴肿 阴疮

曲泉见无子、阴跷见漏下、大敦、气冲见疝主阴肿《千》。 志室、胞肓疗阴痛下肿《明》。 昆仑在外踝后跟骨上，治阴肿《铜》。《明下》云：内昆仑在内踝后五分筋骨间，疗小儿阴肿，灸三壮。 曲泉治阴肿胻痛见风劳。 气冲治妇人阴肿见月事，又疗阴肿《明下》，见疝。 膀胱俞治阴生疮见便赤。

有人阴肿，医以赤土涂之，令服八味元而愈。一小儿阴肿，医亦以赤土涂之愈今人用写字油柱木用。若久病而阴肿，病已不可救，宜速灸水分穴。盖水分能分水谷，水谷不分故阴肿。不特阴肿，它处亦肿也。尤宜急服禹余粮元云见《既效方》。

小腹痛

阴跷疗小腹偏痛，呕逆，嗜卧《明》。 中极疗小腹痛，积聚坚如石，小便不利，失精绝子，面黚《下》。 肾俞、复溜、中封、承筋、阴包、承山、大敦主小腹痛《千》。 石门、商丘主小腹坚痛，下引阴中。 石门、水分主小腹拘急痛。 涌泉主风入腹中，小腹痛。 脐中等主小腹疝气痛见疝。 太溪主小腹热而偏痛。 肝俞见咳逆、小肠俞见便赤、蠡沟、照海见疝、下廉见飧泄、丘墟见腋肿、中都见肠鸣治小腹痛《铜》。 太冲治腰引小腹痛。 带脉治妇人小腹坚痛，月脉不调，带下赤白，里急瘈疭。 五枢主小腹痛见疝。 曲泉主女子小腹肿无子，妇人阴痛，引心下。小腹绞痛，灸膝外边上去一寸宛宛中。《千翼》

小腹胀满

大巨治小腹胀满，烦渴，㿉疝，偏枯，四肢不举《铜》。 曲骨治小腹胀满，小便淋涩不通，㿉疝，小腹痛。 然谷治小腹胀见疝。 幽门治小腹胀满，呕沫吐涎喜唾。 京门见肠鸣、蠡沟见疝、中封治小腹肿见疟。 胞肓治小腹坚急见腹痛。 水道治小腹满，引阴中痛，腰背强急，膀胱有寒，三焦结热，小便不利。 大敦治小腹痛，中热喜寐。 小便不利，小腹胀满，虚乏，灸小肠俞随年《千》。五脏虚劳，小腹弦急胀热，灸肾俞五十壮，老小损之。若虚冷可百壮。 委中主小腹坚肿。

《铜人》云：小肠俞治小便赤涩淋沥，小腹痛。《千金》亦云：治小腹胀满。此治小腹胀痛要穴也。若灸不效，方灸其它穴云。

癞疝 诸疝气 胎疝 寒疝 卒疝

《必用方》云：治水癞偏大，上下不定，疼不可忍，俗呼为膀胱气。用煅过牡蛎二两、炮干姜一两，为末涂病处，即愈。则是水癞，即膀胱气也。《千金》云：气冲主癞。《明堂下经》云：治癞疝。则是癞即㿉疝也。恐人惑其名而误治之，故为之辨。

曲泉主㿉疝，阴跳，痛引脐中《千》。 中都、合阳、中郄、关元、大巨、交信、中封、太冲、地机主癞疝。 中封主癞疝㿗暴痛，痿厥。 少府主阴痛，实时挺长，寒热阴暴痛，遗尿。偏虚则暴痒气逆，卒疝，小便不利。 冲门主妇人阴疝。 商丘主阴股内痛，气痈狐疝走上下，引小腹痛不可俯仰。 巨阙主狐疝。 太冲主狐疝，呕厥。 肩井旁肩解与臂相接处主偏癞。 气冲主癞阴肿痛。 中管主冲疝，冒死不知人。 交信主气㿗癞疝阴急，股枢腘内廉痛。脐中、石门、天枢、气海主小腹疝气游行。五脏疝绕脐，冲胸不得息并《千》。脐疝绕脐痛，冲胸不得息，灸脐中。 脐疝绕脐痛，石门主之。 脐疝绕脐痛，时止，天枢主之。又主气疝烦呕《千》云：主气疝呕，面肿贲豚并《甲》。 气冲主癞《明下》作㿉疝，阴肿痛，阴痿茎中痛，两丸蹇痛，不可仰卧。 五枢主阴疝，两丸上入小腹痛。《明下》云：主阴疝小腹痛。 阴交、石门、太冲主两丸蹇见阴缩。

交信见淋、中都见肠鸣、大巨、曲骨见小腹治㿗疝《铜》。　曲泉治丈夫㿗疝，阴股痛，小便难，腹胁支满，癃闭，少气泄利，四肢不举，实即身热，目眩痛，汗不出，目䀮䀮，膝痛筋挛，不可屈伸。《千金》曰：癫有四种。肠癫卵胀，难灸。气癫、水癫，针灸易治。卵偏大上入腹，灸三阴交随年。卵偏大癫病，灸关元百壮，或大敦随年壮，或横骨边二七壮，夹茎是详见《千金》。　筑宾治小儿胎疝《明下》同，痛不得乳。　小儿胎疝，卵偏重，灸囊后缝十字纹当上三壮，春较夏灸，秋较冬灸。

太冲主女子疝及小腹肿，溏泄，癃遗尿，阴痛，面黑，目眦痛，漏血《千》。　蠡沟主女子疝，赤白淫下，时多时少，暴腹痛。　阴交、石门主疝见无子。　小儿气癫，灸足厥阴大敦。左灸右，右灸左，各一壮。太仓公诊司空命妇曰：疝气客于膀胱，难于前后溲而溺赤，灸其足厥阴脉左右各一所，即不遗溺而溲清，更为火齐汤饮之，而疝气散。

阴市、肝俞疗寒疝，下至腰脚如冷水，水伤诸疝，按之在膝上伏兔下寒痛，腹胀满，厥少气。《明下》云：卒疝，小腹痛，力瘘气少，伏兔中寒，腰如冷水。《铜》云：寒疝小腹胀，腰以下伏兔上寒如冷水。

合阳治寒疝阴偏痛《铜》。　然谷治寒疝小腹胀，上抢胸胁。　次髎治疝气下坠，腰脊痛不得转摇，急引阴器痛不可忍，腰下至足不仁，背膝寒，小便赤淋，心下坚胀。　太溪、行间见白浊、肓俞见腹胀、肝俞治寒疝见咳，《明》同。阴交治寒疝，引小腹痛，腰膝拘挛。　五枢治男子寒疝，卵上入小腹痛。　中封治寒疝引腰中痛，或身微热。　大敦主寒疝，阴挺出见《下》。

舍弟少戏举重，得偏坠之疾，有客人为当关元两旁相去各三寸青脉上灸七壮，即愈。王彦宾患小肠气，亦如此灸之愈余见膀胱。

金门见尸厥、丘墟见腋肿治暴疝痛。　大敦治卒疝，小便数遗溺，阴头中痛，心痛汗出，阴上入腹，阴偏大，腹脐中痛，悒悒不乐。病左取右，病右取左。　蠡沟治卒疝，小腹肿，时小腹暴痛，小便不利如癃闭，数噫恐悸，少气不足，腹痛，悒悒不乐，咽中闷如有息肉，背拘急不可俯仰。　太冲治小儿卒疝，呕逆发寒。咽干䏶肿，内踝前痛淫泺，脐酸，腋下肿，《明下》云：疗卒疝，小腹痛，小便不利如淋。　照海治卒疝，小腹痛，呕吐，嗜卧。

阴跷疗卒疝，小腹痛上同。左取右，右取左，立已《明》。　蠡沟疗卒疝，小腹肿，小便不利交仪同。脐下积气如卵石，足寒胫酸屈伸难《下》。　石门疗卒疝绕脐痛。　关元疗卒《铜》作暴，《千》同疝小腹痛，转胞不得小便。　陷谷疗卒疝小腹痛。　交信见淋疗卒疝。　华佗疗卒阴卵偏大，取足大指去甲五分内侧白肉际，灸三壮，炷如半枣核，左取右，右取左。

照海主四肢淫泺，身闷，阴暴起疝《千》。　大敦主卒疝暴痛，阴跳上入腹，寒疝，阴挺出偏大肿，脐腹中悒悒不乐，小便难而痛。灸刺立已，左取右，右取左。《甲》云：照海主之。

疝瘕 余见疝癖

阴陵泉治疝瘕，小便不利，气淋《铜》。《千》云：主妇人疝瘕，按之如以汤沃股内至腰，飧泄，阴痛，小腹痛坚急，下湿，不嗜食。

太溪主胞中有大疝瘕积聚与阴相引《千》。　太阴郄、冲门主疝瘕阴疝。四满主脐下疝积《甲》云：胞中有血。　石门主腹满疝积。　四满见积聚、中极治疝瘕。

府舍治疝癖见脾疼。瘕聚灸气海、天枢百壮并见腹胀。　丘墟主大疝腹坚。

关元治瘕聚见赤白带。带下，灸间使三十。又淋，小便赤，尿道痛，脐下结块如覆盆，或因食得，或因产得，恶露不下，遂成疝瘕，或因月事不调，血结成块，皆针之《千翼》。

淋癃 淋沥 余见小便不通

关元主胞闭塞，小便不通，劳热石淋。又主石淋，脐下三十六疾，不得小便，并灸足太阳。　悬钟主五淋。　大敦、气门主五淋不得尿。　气冲主腹中满热，淋闭不得尿。　交信主气淋。　复溜主血淋。《明下》云：疗五淋，小便如散灰色。　关元、涌泉主胞转气淋。　长强、小肠俞主淋癃。　关元、阴陵泉主肾病不可俯仰，气癃。　曲泉主癃闭。　行间主癃闭，茎中痛。　然谷主癃疝。　曲骨主小腹胀，血癃，小便难。　胞肓、秩边主癃闭下重，不得小便。　阴跷主女子淋《明》云：疗诸淋见淋沥。

石门疗气淋，小便黄《下》。　长强疗五淋。　曲骨疗五淋，小便黄。　至阴疗小便淋，失精《下》。

中极治五淋，小便赤涩《明下》又云尿道痛，失精，脐下结如覆杯，阳气虚惫《铜》。　复溜治五淋，小便如散火。　次髎治赤淋见便不利。　然谷、曲骨治淋沥见小腹痛。 太冲治淋。 阴陵泉治气淋，寒热不节。 交信治气淋，癀疝，阴急，股引䏚内廉骨痛。《明》云：疗气淋，卒疝，大小便难。 箕门治淋，遗溺，鼠鼷肿痛，小便不通。 大钟治实则小便淋闭，洒洒腰脊强痛，大便秘涩，嗜卧，口中热；虚则呕逆多寒，欲闭户而处，少气不足，胸胀喘息，舌干，咽中食噎不得下，善惊恐不乐，喉鸣咳唾血。

气淋，灸关元五十壮，或盐著脐中灸三壮《千》。石淋，灸关元、或气门，或大敦各三十壮。劳淋，灸足太阴百壮。血淋，灸丹田或复溜各随年。五淋不小便，中封二七壮，或大敦七壮余见《千金》。

水泉治女小便淋沥。 委阳、志室见阴痛、中髎治小便淋沥。

阴跷疗妇人淋沥，阴挺出《铜》同，四肢淫泺，心闷，及诸淋《明》。

关元《明》同治不觉遗沥《铜》，见脐痛。 小肠俞治淋沥见小便赤。

予壮年寓学，忽有遗沥之患，因阅方书，见有用五倍子末酒调服者，服之而愈。药若相投，岂在多品？而亦无事于灸也，故附著于此。若欲治淋疾，则有王不留行子，神效。彭侍郎以治张道士，服三粒愈，见《既效方》。有妇人患淋，卧病久之，服诸药愈甚，其夫入夜来告急，予令取此花叶十余叶，令研细煎服。翌朝再来，云病已减八分，再与数叶煎服，即愈。一名剪金花，一名金盏银台。

小便难 不通 不利

涌泉疗小便不通《明》。 曲骨疗妇人小便不通《下》，见带下。

曲泉主阴跳，痛引茎中，不得尿《千》。 阴交、石门、委阳主小腹坚痛引阴中，不得小便。 关元主三十六疾，不得小便。 气冲主淋闭不得尿。 大敦主小便难而痛《甲》云：照海主之。 横骨、大巨、期门主小腹满，小便难，阴下纵。 阴谷、大敦、箕门、委中、委阳主阴跳遗，小便难。 中封、行间主振寒溲白，尿难痛。 曲骨主小腹胀，血癃，小便难。 列缺主小便热痛。中极等见失精、承扶、屈骨端主小便不利见大便不禁。 少府、三里主小便不利，癃。 阴陵泉主心下满，寒中，小便不利。 胞肓等见淋、石门、关元、阴交、中极并见无子、曲骨见带下主不得小便。 京门主溢饮，水道不通，溺黄。

太冲治腰引小腹痛，小便不利，状如淋《明》同，癀疝，小腹肿，溏泄，遗溺，阴痛，面目苍色，胸胁支满，足寒，大便难《铜》。 水道治膀胱寒，三焦热，小便不利见小腹痛。　　会阴治小便难，窍中热《千》同，皮痛，阴端寒冲心。横骨治腹胀，小便难，阴器纵伸痛。　　阴包见腰、至阴、阴陵泉见疝、地机见水肿、三阴交见疢癖治小便不利。　　箕门见淋治小便不通。　　阴谷治烦逆溺难，小腹急，引阴痛，股内廉痛。　　五里治肠中满，热闭不得溺。　　行间治溺难见白浊。

有人小便淋涩不通，甚以为苦。予令摘王不留行叶详见淋沥，研细煎服，即愈。黄芪椎破，水煎数沸服，治大小便不通，立效。亦有多煎葱汤，浸脐以下，得通。

小便五色

肾俞主小便难，赤浊，骨寒热《千》。　　前谷、委中主尿赤难。　　上廉、下廉主小便难、黄。　　凡尿青取井，黄取俞，赤取荥，白取经，黑取合。　　承浆主小便赤黄，或时不禁。　　完骨、小肠俞、白环俞、阳纲、膀胱俞主小便赤黄。中管主小肠有热，尿黄。　　关元主肾病，气癃，尿黄。　　京门又见下不通、照海主尿黄，水道不通。　　大陵主目赤，小便如血。　　关元主伤中尿血。

大陵治小便如血。　　关元《明下》同治溺血见脐痛。　　下管疗小便赤《明》，见腹坚。　　阴交治脐下热，小便赤，气痛如刀搅，作块如覆杯。

阴跷疗尿黄水，小腹热，咽干。《下》云：疗小便难。　　小肠俞疗小便赤涩，小肠紧急。　　太溪、关元见贲豚、白环俞疗小便黄《下》。

小肠俞治小便赤涩淋沥，小腹痛《铜》。　　膀胱俞治小便赤涩，遗溺，阴生疮，少气，胫寒拘急，不得屈伸。　　上廉治小便难，赤黄。　　太溪见伤寒无汗、兑端见渴、阴谷见腹胀、下廉治溺黄。　　魂门治小便赤黄。　　关元见脐痛、秩边见腰痛、气海、阳纲治小便赤涩见腹胀。　　下脘治小便赤见腹痛。　　大敦主尿血，灸三壮《千》。

小便有五色，惟赤白色者多。赤色多因酒得之，宜服《本事方》清心丸予教人服，效。白色乃下元冷，宜服补药、著灸，肾俞、关元、小肠俞、膀胱俞等，皆要穴也。近有患小便出血者，人教酒与水煎苦荬菜根，服即愈。

治梦遗失精　_{白浊}

虚劳尿精，灸第七椎两旁各三十壮《千》，或曲泉百壮。　　虚劳白浊，灸脾俞百壮或三焦俞、肾俞、章门各百壮。 梦失精，小便浊难，灸肾俞百壮。梦泄精，灸中封五十。 男子梦与人交，精泄，灸三阴穴五十。 失精阴缩，灸中封五十。 阴痛溺血精出，灸列缺俞五十。 失精五脏虚竭，灸曲骨端五十。 失精，阴缩茎痛，灸大赫三十。 失精，膝胫痛冷，灸曲泉百壮。 腰脊冷疼溺浊，灸脾募百壮并《千》。 白浊漏精，灸大椎骨、尾龟骨并中间共三穴，以绳量大椎至尾龟骨，折中取中间穴别附。 太冲、中封、地机主精不足《千》。 中极、蠡沟、漏谷、承扶、至阴主小便不利，失精《明下》同。

志室治失精，小便淋沥。 然谷治精溢大赫同，胻酸不能久立，足一寒一热。 行间治溺难，白浊，寒疝，小腹肿。 肾俞治溺血，便浊，出精《铜》，见劳瘵。 膏肓俞治梦失精见劳。 至阴、曲泉见风劳、中极《明下》同治失精见淋。 志室治下肿失精。 梦泄精，灸三阴交二七壮，梦断神良《千》。虚劳尿精，阳陵泉或阴陵泉随年壮，或十椎、十九椎旁三十壮。耳聋，腰痛，失精，食少，膝以下清云云，当灸京门五十壮，十四椎百壮。

《五脏论》曰：心有三孔，藏精汁三合《千》同，则人之遗漏，其因于心乎？心动则遗漏从之。欲免此患，要养其心，使不动可也。其次则邪念或起，必早抑之。至游居士云"不愁念起，只恐觉迟"是也。服药针灸，斯为下矣，然犹愈于不为也。

大便不通

大钟、中髎、石门、承山、太冲、中管、太溪、承筋主大便难《千》。 昆仑主不得大便。 肓俞主大便干，腹中切痛。 石关主大便闭，寒气结，心坚满。

承山见转筋、太溪见伤寒无汗治大便难《铜》。 大钟《铜》，见淋、石关治大便秘涩。 肓俞治大便燥见腰痛。 中注治小腹有热，大便坚燥不利。 太白治腰痛，大便难。 太冲治足寒，大便难。

石关、膀胱俞疗腹痛，大便难《明下》。

大便难，灸七椎旁各一寸七壮《千》，又承筋三壮。 大便不通，大敦四壮。 大便闭塞，气结，心坚满，石门百壮余见《千金》。

腹中有积，大便秘，巴豆肉为饼，置脐中，灸三壮即通。神效。《耆域》蜜兑治大便秘详见《既效》。

大小便不通

丰隆主大小便涩难《明》同。　长强《明下》同、小肠俞主大小便难，淋癃。胞肓主癃闭，下重，大小便难。　水道主三焦约，大小便不通又云主妇人。　营冲四穴主大小便不利。　太溪主大便难，尿黄。　中注、浮郄主小腹热，大便坚。

白环俞见腰脊、扶承见痔、大肠俞治大小便不利《铜》，见腹胀。　会阴治不得大小便见阴痛，《千》同。　浮郄治小肠热，大肠结见筋急。

膀胱俞疗大小便难，尿赤《明》。　交信疗大小便难。

一卒伤寒，大小便不通。予与五苓散而皆通。五苓固利小便矣，而大便亦通者，津液生故也。或小便通，而大便尚不通，宜用蜜兑道之。《必用方》：妇人老人大便秘，用麻子、苏子煮粥食，最佳。

小便不禁 遗尿附

承浆主小便不禁见便黄。　关元又主妇人小便数，泄不止、涌泉主小便数。少府主阴暴痛遗尿《千》。　关门、中府《甲》作委中、神门主遗尿。　阴陵泉、阳陵泉主失禁遗尿不自知。　太冲主女遗尿见疝。

关门治遗溺善满《铜》。　箕门见淋、通里见伤寒，《千》同、大敦见疝、膀胱俞见便赤、太冲见小便不利、委中见腰脊、神门治遗溺见心烦。　阴包治遗溺不禁见腰痛。

遗溺，灸阳陵泉或足阳明，各随年《千》。　遗溺失禁，出不自知，灸阴陵泉随年。　小便失禁，灸大敦或行间七壮。　尿床，灸脐下横纹七壮。妇人遗尿，灸横骨七壮。　小儿遗尿，灸脐下寸半随年，又灸大敦三壮余见《千金》。曲泉、阴谷、阴陵泉、复溜，此诸穴断小便利大佳。不损阳气，亦云止遗尿。

大便不禁 余见泄泻

大肠俞、次髎主大小便利。　阳纲主大便不节《明》同，肠鸣泄注，小便赤黄。　承扶主尻中肿，大便直出，阴胞有寒，小便不利。　屈骨端主大便泄数，小便不利，并灸天枢。　丹田主泄利不禁，小便绞痛。

关元疗泄痢虚胀，小便难《明》。

魂门治大便不节《铜》。

老小大便失禁，灸两足大指去甲一寸三壮，又灸大指歧间各三壮《千》。三里主霍乱遗矢。

大便不禁，病亦惙矣，神阙、石门、丹田、屈骨端等，皆是穴处，宜速灸之。予顷患脾泄，医谓有积，以冷药利之，大便不禁，服镇灵丹十余元，午夜各数元而愈。今人服此丹三五元不效则不服，是以一勺水救舆薪火也，可乎哉？

泄泻 余见吐泻

曲泉治泄利，四肢不举《铜》，见疝。　腹结治腹寒泄利见脐痛。　神阙治泄利不止，小儿奶利不绝，腹大，绕脐痛。　气穴治妇人泄利不止见月事。　阳纲治大便泄利。　意舍治大便滑泄并见腹胀。　梁门治大肠滑泄，谷不化见积气。关门治泄利，不欲食见积气。　天枢治泄利，食不化。　三焦俞治水谷不化，欲泄注见腹胀。　悬枢治水谷不化，下利见积聚。　脊中治温病，积聚下利。　中髎治腹胀，下利食泄。　脾俞治泄利见腹胀。　膀胱俞治泄利腹痛。　大肠俞、肾俞治洞泄，食不化见劳瘠。　会阳治腹中冷气，泄利不止。　京门治小腹急肿，肠鸣洞泄，髀枢引痛。　三间治腹满，肠鸣洞泄。　然谷治儿洞泄见口噤。

关元疗腹泄不止《明下》，见贲豚。

京门、然谷、阴陵泉主洞泄不化《千》。　肾俞、章门主寒中，洞泄不化。京门、昆仑主洞泄，体痛。　长强主头重，洞泄。《明下》云：洞泄不禁。阴陵泉、隐白主胸中热，暴泄。　大肠俞主肠鸣，腹䐜肿，暴泄。　三焦俞、小肠俞、下髎、意舍、章门主肠鸣腹胀欲泄注。　会阳主腹中有寒泄注，肠澼便血。束骨主肠澼泄。　天枢主冬月重感于寒则泄，当脐痛，肠胃间游气切痛。

若心腹痛而后泄，此寒气客于肠间云云，灸关元百壮，服当归缩砂汤《指》。

泄泻宜先灸脐中，次灸关元等穴。

飧泄

中髎主腹胀飧泄。　下廉治小腹痛，飧泄，次指间痛，唇干，涎出不觉，不得汗出，毛发焦，脱肉少气，胃中热，不嗜食。 上廉_{见胁痛}治飧泄。

阴陵泉主妇人飧泄_{见疝瘕}。

《素问》言：春伤于风，夏必飧泄，苟知伤于风而得之，则药自可治，虽不著艾，未为害也。

《本事方》云：飧泄者，食谷不化也。春时木旺，肝生风邪，淫于脾经，至夏引冷当风，故多飧泄，宜芎劳元。芎劳、神曲、白术、附子等分，细末，糊圆梧子大，每服三五十元，米饮下。治脾湿而泄者，万无不中。其用芎除湿有理，故载于此。

溏泄

三阴交治溏泄食不化《铜》_{见腹胀}。 地机_{见水肿}治溏泄。

地机主溏瘕，腹痛，脏痹《千》。 太冲等主溏泄_{见痢}。

予尝患痹疼，既愈而溏利者久之。因灸脐中，遂不登溷，连三日灸之，三夕不登溷。若灸溏泄，脐中第一，三阴交等穴乃其次也。

《本事方》云：一亲每五更初必溏痢一次者数月。有人云此名肾泄，肾感阴气而然。服五味子散愈_{五味子二两，吴茱萸半两，细粒绿色者，并炒香熟为末，每服二钱，陈米饮下}。其论溏利有理，故附载之。

予旧患溏利，每天晓必如厕。人教赎豆附元，服即愈。其方不可得也，它年再患此，只用姜煎附子加豆蔻服，愈。

痢 _{余见泻}

《素问》言泄痢有五种：一曰胃泄，饮食不化而色黄，胃与脾合故黄也；二曰脾泄，腹胀而注泄无休，又上逆呕，此为寒热之患也；三曰大肠泄，食毕肠鸣切痛，而痢白色，大肠与肺合故白也；四曰小肠泄，身瘦而便脓血，小肠与心合，心主血也；五曰大瘕泄，里急后重，数至圊不能便，茎中痛，此肾泄也。诸家方有二十余种，此唯言五种。盖举其纲也。《必用方》亦有赤白疰蛊之别。其大概则脏腑寒也，廪丘公所谓诸下悉寒是也。数予治人痢，惟与以镇灵丹，无有不效。或未效，更加丸数，则效矣。若蛊利，则用柏叶黄连煎服_{见《既效》}。诸痢惟《耆域方》用厚朴、樱粟壳末最佳。后人又加木香、黄连、陈皮等分，甘草拌之，黄谷叶数片，姜枣、乌梅水煎。予尝用之验，故载于此。然痢本无恶证，而有患此而死者，或者世医以痢为热病，多服冷药故也。若其急难，亦当灼艾，不可专用药云。

复溜主肠澼，便脓血，泄痢后重，腹痛如痉状《千》。　交信主泄痢赤白《铜》同，漏血。　太冲、曲泉主溏泄，痢注下血。　小肠俞主泄痢脓血五色，重下肿痛。　丹田主泄痢不禁，小便绞痛。　关元、太溪主泄痢不止。　脾俞主泄痢不食，食不生肌。　五枢主妇人赤白，里急，瘕疝。

曲泉治泄水，下利脓血《铜》，见风劳。　中膂俞治肠冷，赤白痢《明》同。

膀胱俞疗泄痢，腹痛《明》。　脊俞疗温病，积聚下痢《铜》作下利。　关元疗泄痢见便不禁。　小儿痢下赤白，秋末脱肛，每厕腹痛不可忍，灸十二椎下节间，名接脊穴一壮。　黄帝疗小儿疳痢脱肛，体瘦渴饮，形容瘦悴，诸药不瘥，灸尾翠骨上三寸骨陷间三壮。　岐伯云：三伏内用桃水浴孩子，午正时当日灸之，用青帛拭，似见疳虫随汗出，神效。　小儿秋深冷痢不止，灸脐下二寸三寸间动脉中三壮。

妇人水泄痢，灸气海百壮。　泄痢食不消，不作肌肤，灸脾俞随年壮《千》。　泄注五利便脓，重下腹痛，灸小肠俞百壮。　泄痢不禁，小腹绞痛，灸石门百壮三报。久痢百治不瘥，灸足阳明下一寸高骨上陷中，去大指歧三寸，随年。又脐中二三百壮，又关元三百十日灸。　赤白下，灸穷骨，多为佳。四肢不举，多汗洞痢，灸大横随年余见《千金》。

痢暴下如水云云，气海百壮《指》。

便血 余见痢 肠风

复溜、太冲等并见痢、会阳见泻主便血《千》。　下廉、幽门《明》同、太白见吐泻治泄利脓血《铜》。　太白治吐泄脓血见腹胀。　小肠俞治大便脓血出《明》同。　下髎治大便下血。　腹哀治大便脓血见腹痛。《千》又云：寒中，食不化，腹痛。　劳宫见伤寒治大小便血。

《陆氏续集验方》治下血不止：量脐心与脊骨，平于脊骨上灸七壮即止。如再发，即再灸七壮，永除根本。目睹数人有效。予尝用此灸人肠风，皆除根本，神效无比。然亦须按其骨突处酸疼方灸之，不疼则不灸也。但便血本因于肠风，肠风即肠痔，不可分而为三，或分为三而治之，非也。

痔 瘘漏 余见疡瘘

长强治肠风下血，五种痔，疳蚀下部匶，此痔根本是冷，谨冷食房劳《铜》，与《明》同。《明下》云：疗久痔。　会阴治谷道瘙扰，久痔相通者死《千》云：主痔与阴相通者死。　会阳治久痔。　小肠俞治五痔疼《明》同。　秩边治五痔发肿。　复溜治血痔，泄后肿。　飞扬治野鸡痔。　承山治久痔肿痛。　扶承治久痔，尻脽肿，大便难，阴胞有寒，小便不利。《千》云：疗五种痔，泻鲜血，尻脽中肿，大便难，小便不利。

气海俞疗痔病泻血《明》。

飞扬主痔篡伤痛。　商丘、复溜主痔血泄后重。　劳宫主热痔。　承筋、承扶、委中、阳谷主痔痛掖下肿。　商丘主痔骨蚀《铜》云：痔疾，骨疽蚀。　支沟、章门主马刀肿瘘。　绝骨主瘘，马刀掖肿。　侠溪、阳辅《铜》同、太冲主掖下肿，马刀瘘《铜》云：太冲、临泣治马刀疡瘘。　天突、章门、天池、支沟主漏。　天突、天窗主漏颈痛。　长强疗下漏《明》，见痔。《千》用葶苈子、豉作饼灸漏。《外台》云：不可灸头疮，葶苈气入脑杀人。

灸痔法：疾若未深，尾闾骨下近谷道灸一穴，便可除去。如《传信方》先以经年槐枝煎汤洗，后灸其上七壮，大称其验。如《本草》只以马蓝菜根一握，水三碗，煎碗半，乘热以小口瓦器中熏洗，令肿退，于元生鼠奶根上灸即不可灸尖头，恐效迟。如患深，用汤洗未退，易汤洗令消。然后灸，觉火气通至胸乃效。病虽深，至二十余壮，永绝根本。以竹片护四边肉，仍于天色寒凉时灸，忌毒物《集效》。

《千金》灸漏，更有数穴。

肠风

脊端穷骨脊骨尽处，一名龟尾，当中灸三壮，治肠风泻血即愈。须颠倒身方灸得。　久冷五痔便血，脊中百壮《千翼》。

何教授《汤簿》有此疾积年，皆一灸除根。《汤簿》因传此法。后观《灸经》，此穴疗小儿脱肛泻血，盖岐伯灸小儿法也。后人因之，以灸大人肠风泻血尔。盖大人、小儿之病，初不异故也。

五痔便血失屎，回气百壮，在脊穷骨上。赤白下，灸穷骨，惟多为佳。

长强治肠风下血《铜》，见痔。

肠风药甚众，多不作效，何也？《本草衍义》曰：肠风乃肠痔，苟知其为痔而治之，无不效矣。若灸肠风，长强为要穴云。近李仓肠风，市医以杖量脐中于脊骨当脐处灸，即愈。予因此为人灸肠风，皆除根。陆氏方治下血除根。

肠澼

复溜见痢、束骨、会阳见泻主肠澼《千》。

中都治肠澼，㿗疝，小腹痛《铜》。　　四满治肠澼切痛见积聚。

结积留饮澼囊，胸满饮食不消，灸通谷五十壮《千》。　　大肠俞主风，腹中雷鸣，大肠灌沸，肠澼泄痢，食不消化，小腹绞痛，腰脊疼强，大小便难，不能饮食，灸百壮，三报之。诸结积留饮澼囊，胸满饮食不消，通谷五十壮，又胃管三百，三报之。第十五椎名下极俞，主腹中疾，腰痛，膀胱寒澼，饮注下，随年壮《千翼》。　　会阳主腹中有寒泄注，肠澼便血。　　束骨主肠澼泄。　　膺窗主肠鸣泄注。　　阳纲主大便不节，小便赤黄，肠鸣泄注。　　三焦俞、小肠俞、下髎、意舍、章门主肠鸣腹胀，欲泄注《千》。

肠痛 余见肠澼

太白主肠痛《甲》，见肠鸣。　　陷谷等主肠痛《千》，见肠鸣。

商曲治肠切痛《铜》，见积聚。

建里疗肠中疼，呕逆上气，心痛身肿《明》。

气冲治肠中大热《铜》，见上气。

肠痛亦多端。若疼甚者，乃肠痈，急宜服内补十全散等药，其它宜随证灸之。有老妪大肠中常若里急后重，甚苦之，自言人必无老。新妇此奇疾也，为按其大肠俞疼甚，令归灸之而愈。

肠痈为病，小肠重，小便数似淋，或绕脐生疮，或脓从脐出，大便出脓血，屈两肘正灸头锐骨各百壮，则下脓止，止瘥。

胡权内补十全散治肠痈神效。

肠鸣 _{腹鸣}

不容治腹虚鸣《铜》，见痃癖。

　　三间主胸满肠鸣《千》。　胃俞主腹满而鸣《明下》云：腹中鸣。　脐中主肠中常鸣，上冲于心。　天枢主腹胀肠鸣，气上冲胸又主妇人。　阴都主心满，气逆，肠鸣。　太白、公孙、大肠俞、三焦俞等见泻主肠鸣。　阴交主肠鸣濯濯，有如水声。　上廉主肠鸣相追逐。　漏谷主肠鸣，强欠，心悲气逆。　膺窗主肠鸣泄注。　陷谷、温溜、漏谷、复溜、阳纲主肠鸣而痛。　下髎主妇人肠鸣注泄。　胸胁胀，肠鸣切痛，太白主之《甲》。

　　三里见胃、三间、京门见泻、关门见积气、三阴交见腹胀、陷谷、水分、神阙并见水肿、承满、温溜、三焦俞、大肠俞、胃俞腹胀、天枢月事治肠鸣《铜》。章门治肠鸣盈盈然《千》同，食不化，胁痛不得卧，烦热口干，不嗜食，胸胁支满，喘息心痛，腰《下经》有背胁痛不得转侧。　上廉治肠鸣，气走疰痛。　商丘治腹胀肠鸣不便，脾虚令人不乐，身寒善太息，心悲气逆。　复溜治腹雷鸣见鼓胀。

　　督俞疗腹痛雷鸣《明》，见腹痛。　承满疗肠鸣腹胀，上喘气逆《下》。　阳纲疗食饮不下，腹中雷鸣，腹满膜胀，大便泄，消渴，身热面目黄，不嗜食，怠惰《下》。《千》云：主肠鸣见大便不禁。　三焦俞疗腹胀肠鸣。

　　肠中雷鸣相逐，痢下，灸承满五十壮《千》。　天枢主腹胀肠鸣，气上冲胸，不能久立，腹痛濯濯，冬日重感于寒则泄见泄泻，食不化，嗜食身肿，夹脐急。　腹中雷鸣，灸太冲，无限壮数《千》，见上气。

脱肛

　　百会疗脱肛《明》。《下》云：疗大人、小儿脱肛。《铜》云：治小儿脱肛，久不瘥。　岐伯疗小儿脱肛泻血，秋深不较，灸龟尾一壮，脊端穷骨也。　黄帝灸小儿疳痢脱肛。　小儿痢下脱肛并见痢。

　　小儿脱肛，灸顶上旋毛中三壮即入《千》。或尾翠骨三壮，或脐中随年。

　　寒冷脱肛，灸翠骨七壮立愈，神。又脐中随年《千翼》。　横骨百壮，或龟尾七壮穷骨。

針灸資生經（節選）

針灸資生經第三

113

人有小女患痢脱肛，予传得一方，用草茶叶一握，姜七片，令煎服而愈。然不知其方所自来也，后阅坡文，始知生姜呋咀煎茶，乃东坡治文潞公痢之方也。故附于此。

霍乱转筋 筋缓急 余见手足挛

凡霍乱，头痛，胸满，呼吸喘鸣，穷窘不得息，人迎主之《千》。 巨阙《明》云：疗霍乱不识人、关冲、支沟、公孙、阴陵泉主霍乱。 太阴、大都、金门、仆参主厥逆霍乱。 太白主霍乱逆气。 鱼际主胃逆霍乱。 承筋主霍乱胫不仁。

承筋、仆参见尸厥、解溪、阴陵泉见疝治霍乱。

金门、仆参、承山、承筋主转筋霍乱《千》。

承山治霍乱转筋，大便难《铜》。 金门治霍乱转筋。 曲泉见疝、悬钟见膝挛、阳辅见膝痛、京骨见足麻、胃俞治筋挛见腹胀。 仆参见足痛、窍阴见无子、至阴见头痛、解溪见风、丘墟见腋肿治转筋。 髀关治筋络急《铜》，见膝痛。浮郄治小肠热，大肠结，股外经筋急，髀枢不仁。 曲池治筋缓，捉物不得，挽弓不开，屈伸难，风臂肘细无力。 中渎治寒气客于分肉间，痛攻上下，筋痹不仁。 承筋治寒搏转筋支肿，大便难，脚腨酸重，引小腹痛。

委中见脚弱、附阳、承山见腰脚疗筋急《明下》。 张仲文灸脚筋急见腰脚。岐伯疗脚转筋发不可忍者，灸脚踝上一壮。内筋急灸内，外筋急灸外。

解溪主膝重，脚转筋，湿痹《千》。 窍阴主四肢转筋。 太渊主眼青，转筋，乍寒乍热，缺盆中相引痛。 丘墟主脚急肿痛，战掉不能久立，跗筋足挛。委中、委阳主筋急身热。 肝俞主筋寒热痉，筋急手相引。 心俞、肝俞主筋急手相引。转筋入腹，痛欲死者，使四人捉手足，灸脐左边二寸十四壮《备急》。《千》云：脐上一寸十四壮。转筋灸涌泉六七壮《千》。转筋四厥，灸乳根黑白际一壮。若手足厥冷，三阴交二七壮。 霍乱已死有暖气者，承筋七壮，起死人。 又盐纳脐中，灸二七壮。 腰背不便，转筋急痹筋挛，二十一椎随年。转筋在两臂及胸中，灸手掌白肉际七壮。又灸膻中、中府、巨阙、胃管、尺泽，并治筋拘头足，皆愈。 腹胀转筋，脐上一寸二七壮。

人有身屈不可行，亦有膝上肿疼动不得。予为灸阳陵泉皆愈。已救百余人矣。神效无比有吐泻转筋者，予教灸水分即止。 转筋十指挛急，不得屈伸，灸脚外踝骨上七壮余见《千金》。

霍乱吐泻 余见转筋

凡霍乱泄出不自知，先取太溪，后取太仓之原《千》。　三里主霍乱，遗矢失气。　期门主霍乱泄注。　尺泽主呕泄上下出，胁下痛。　太白主腹胀食不化，喜呕，泄有脓血。

关冲治霍乱胸中气噎，不嗜食，臂肘痛不举《铜》。　人迎治吐逆霍乱，胸满，喘呼不得息。　期门治胸中烦热，贲豚上下，目青而呕，霍乱泄利。腹坚硬，大喘不得卧，胁下积气。　上脘治霍乱吐利，身热汗不出。　隐白治吐泄见腹胀。　中脘治霍乱，出泄不自知。　支沟、天枢治呕吐霍乱见脐痛。　太白治气逆霍乱腹痛，又吐泄脓血见腹胀。　阴郄治心痛霍乱，胸满。

上管治霍乱心痛，不可卧，吐利《明》。　巨阙疗胸胁满，霍乱吐利不止，困顿不知人《下》。

吐逆霍乱，吐血，灸手心主五十壮《千》。凡霍乱先心痛及先吐，灸巨阙七壮。若先腹痛，太仓二七壮。若先下利，灸大肠募脐旁二寸，男左女右。若吐下不禁，两手脉疾数，灸蔽骨下三寸，又脐下三寸，各七十壮。若下不止，大都七壮。若泄利伤烦欲死，慈宫二七壮。

霍乱吐泻，尤当速治，宜服来复丹、镇灵丹等药，以多为贵。尤宜灸上管、中脘、神阙、关元等穴。若水分穴，尤不可缓。盖水谷不分而后泄泻，此穴一名分水，能分水谷故也。或兼灸中管穴，须先中管而后水分可也。

呕吐 又见喘嗽

胃俞主呕吐，筋挛，食不下《千》。商丘主脾虚，令人病寒不乐，好太息，多寒热，喜呕。　商丘、幽门、通谷主喜呕。　阳陵泉主呕宿汁，心下澹澹。天容主咳逆呕沫。　曲泽主逆气呕涎。　维道主呕逆不止。　大钟、太溪主烦心满呕。　绝骨主病热欲呕。　俞府《明下》云：不下食、灵墟、巨阙、率谷、神藏主呕吐胸满。　胃俞、肾俞、石门、中庭等见反胃、少商、劳宫主呕吐。隐白主膈中呕吐，不欲食。魂门、阳关主呕吐不住，多涎。　巨阙、胸堂主吐食。　膈俞主吐食，又灸章门、胃管。

鱼际疗膈虚食饮呕，身热汗出，唾呕，吐血唾血《明》。 中庭见反胃疗呕吐《明》。云门见上气疗呕逆。

神藏、灵墟治呕吐胸满《铜》，见胸胁满。 承光见头痛、大都见腹满治呕吐。太冲治呕逆发寒见疝。 大钟治呕逆多寒见淋。 劳宫见伤寒治气逆呕哕。 维道治呕逆不止，三焦不调，水肿不嗜食。 上髎治呕逆。 膈关治呕哕多涎唾见背痛。 率谷治呕吐不止见痰。 肺俞治上气呕吐见上气。 玉堂治呕吐，寒痰上气。 心俞治呕吐，不下食见狂走。 中庭见胸满、腧府见喘、意舍见腹胀治呕吐。 膈俞治咳逆呕逆，膈胃《明》作上寒痰，食饮不下，胸满支肿，胁痛腹胀，胃脘暴痛。 胆俞治呕则食无所出见腹胀。 魄户治呕吐烦满见上气。 膻中治吐涎。 太溪治呕吐，口中如胶，善噫。 颅囟治小儿呕吐涎沫。 瘈脉治小儿呕吐泄利并见小儿瘛疭。 筑宾见狂、少海治呕吐涎沫。

廉泉疗喘息呕沫《明》，见少气。 筑宾疗呕吐不止。 幽门疗善吐，食饮不下，兼唾多吐涎，干哕呕沫《下》。 上管疗呕吐食不下，腹胀气满，心忪惊悸，时吐呕血，腹疝痛，痰多吐涎。 小儿吐奶，灸中庭一壮。

粥食汤药皆吐不停，灸间使《千》，见干呕。 吐逆呕不得食，灸心俞百壮，或胸堂百壮，或巨阙五十。呕吐宿汁，吞酸，灸日月百壮，三报。或盐半斤炒，故帛裹就热熨痛处，主呕吐。

若心腹痛而呕，此寒热客于肠胃云云，灸中脘《指》。

三焦俞主饮食吐逆《千》，见劳。

隐白疗呕吐《明》。

太白治呕吐。 三焦俞治吐逆并见腹胀。

干呕

极泉、侠白治心痛，干呕烦满《铜》。

通谷疗干呕无所出，又治劳食饮膈结《明》。 胆俞疗胸胁支满，呕无所出，口舌干，饮食不下。 幽门疗干哕《下》，见吐。

干呕不止，粥食汤药皆吐不停，灸手间使三十壮。若四厥脉沉绝不至，灸便通，此起死法《千》。 干呕灸心主，尺泽亦佳，又灸乳下一寸三十壮。 霍乱干呕，间使七壮，不瘥，更灸。

《千金》言生姜乃呕家圣药。有此疾者，早上宜多用生姜泡汤服，或煨，或生嚼，或取自然汁入酒服，皆效。

隐白主腹满喜呕《千》。

干呕灸心主、尺泽佳，又乳下一寸三十壮。凡哕，令人惋恨，承浆七壮如麦大，又脐下四指七壮。卒哕，膻中、中府、胃管各数十壮，尺泽、巨阙七壮。

噫

蠡沟主数噫，恐悸，气不足《千》。　陷谷主腹大满，喜噫。　鸠尾主噫喘，胸满咳呕。　少海主气逆呼吸噫，哕呕。　劳宫主气逆，噫不止。　咳唾噫善咳，气无所出，先取三里，后取太白、章门。　大敦主哕噫，又灸石关。

太溪见吐治善噫《铜》。　蠡沟治数噫见疝。　神门治数噫，恐悸见心烦。陷谷见水肿、期门治产后善噫见心痛。　太渊治噫气哕逆。　少商治烦心善哕，心下满，汗出而寒，咳逆。　太渊治善哕呕见胸痹。　温溜治伤寒哕逆。

噫哕，膈中气闭寒，灸腋下聚毛下附肋宛宛中五十壮《千》。噫哕呕逆，灸石关百壮。

伤寒呕哕　诸哕

巨阙主伤寒烦心喜呕《千》。《甲》云：主心腹胀噫，烦热善呕，膈中不利。间使主热病，烦心喜哕，胸中澹澹。　温溜主伤寒，寒热头痛，哕衄。　百会主汗出而呕痉。　商丘主寒热好呕。大椎主伤寒，热盛烦呕。　肾俞主头身热赤欲呕并《千》。　劳宫主热病烦满，欲呕哕《甲》。　曲泽主伤寒逆气呕唾《千》。

《必用方》论哕者，俗云咳逆也，针灸者当以此求之。

若气自腹中起，上筑咽喉，逆气连属不能出，或至数十声上下不得喘息，此由寒伤胃脘，肾气先虚，逆气上乘于胃，与气相并不止者，难治。谓之哕，宜茱萸丸，灸中脘、关元百壮。未止，肾俞百壮《指》。

唾

中府治咳唾浊涕《铜》，见肺气。　库房治多唾浊沫脓血。　周荣治咳唾稠脓并见胸胁满。　少商治腹满唾沫见疟。　百会见痫治唾沫。

石关疗多唾呕沫《明下》。

库房治肺寒咳嗽唾脓见逆气。　幽门见同治呕沫吐涎，喜唾《铜》。　石关治脊强不开，多唾。　日月治多唾见悲愁。　天井治心胸痛，咳嗽上气，吐脓，不嗜食。

紫宫治吐血及唾如白胶《明》。

曲泽主伤寒逆气呕唾《千》。

《名医贾祐录》云：积主脏病，聚主腑病。积者，是饮食包结不消；聚者，是伏痰结而不化。痰伏在上膈，主头目眩痛，多自涎唾，或致潮热。用平胃散、乌金散治之。其论有理，故载之。

胃痛 寒热

鱼际疗胃气逆《明》。　分水治胃胀不调见腹痛。《铜》云：胃虚胀不嗜食。

膈俞治胃脘暴痛《铜》，见呕吐。

下管治腹胃不调，腹痛《明》，见腹坚。

肾俞主胃寒胀《千》，见食多。

胃俞治胃中寒《铜》，见腹胀。　水分治胃虚胀见水肿。　三里治胃中寒，心腹胀满，胃气不足，恶闻食臭，肠鸣腹痛，食不化《明下》同。　下廉见飧泄、悬钟治胃热不嗜食。

心俞疗胃中弱，食不下《明下》。　太渊《千》见心痛疗胃气上逆，唾血。

治胃补胃，胃俞百壮，主胃寒不能食，食多身瘦，肠鸣腹满，胃胀。　胃热，三里三十壮。反胃，食即吐，上气，灸两乳下各一寸以瘥为期，又脐上一寸二十壮；又内踝下三指稍斜向前穴三壮《外台》云一指。《千翼》。

反胃

凡食饮不化，入腹还出，先取下管，后取三里泻之。　章门主食饮不化，入腹还出见不嗜食。　中庭、中府主膈寒食不下，呕吐还出。又主呕逆吐食不得出。

中庭疗胸胁支满，心下满《铜》，《明下》同，食不下呕逆吐食还出。　三里疗胃气不足，反胃。　胃俞见不能食疗吐食。　意舍疗吐食不留住《下》，见背痛。

吐逆食不住，胃管百壮《千》。　吐呕逆不得下食，今日食、明日吐，灸膈俞百壮。

有人久患反胃，予与镇灵丹服，更令服七气汤，逐能立食。若加以著艾，尤为佳也。有老妇人患反胃，饮食至晚即吐出，见其气绕脐而转。予为点水分、气海，并夹脐边两穴。他归，只灸水分、气海即愈，神效。

食不下 _{不化}

魂门治饮食不下，腹中雷鸣《铜》。　三焦俞治吐逆饮食不下见腹胀。　胃仓、意舍见腹胀、膈关治食饮不下见背痛。

胃俞主呕吐筋挛，食不下《千》。　大肠俞、周荣主食不下，喜饮。　中庭、中府主膈寒，食不下见反胃。　阳纲、期门、少商、劳宫主饮食不下。　三焦俞主伤寒头痛，食不下。

心俞疗胃弱，食饮不下《明下》。

膈俞治膈寒，食饮不下，腹胁满，胃弱，食少嗜卧怠惰，不欲动，身温不能食。《千》云：主吐食见呕。

阳纲疗食不下，腹中雷鸣，大小便不节，黄水《明》。

紫宫见烦心、中庭见反胃、胆俞见呕治饮食不下。　三里见胃痛、大肠俞、三阴交并见腹胀、下脘见腹痛、三焦俞、悬枢见泻、梁门见积气治谷不化。　天枢见泻、志室见脊痛、肾俞见劳治食不化。　腹哀治寒中食不化。

三焦俞治水谷不消，腹胀腰痛，吐逆《明》。

腹哀《铜》同、太白见泻主食不化《千》。　凡食饮不化，入腹还出，先取下管，后取三里泻之。　石门主不欲食，谷入不化。　天枢、厉兑、内庭主食不化，不嗜食，夹脐痛。　章门主食饮不化见不嗜食。上管、中管主寒中伤饱，食饮不化。

中庭治胸胁满，食不下见反胃。

胃管、三焦俞主小腹积聚，坚大如盘，胃胀食不消《千》。

志室《明》，见腹痛疗食不下。

太白、公孙见腹胀主食不化。

中府、胃仓、承满见腹胀、鱼际见腹痛、周荣见胸满治食不下。 中管腹胀、三阴交见腹胀治食不化。

不能食

然谷治脑痛，不能食《铜》，见痰。

丰隆主不能食。 中极主饥不能食。 胃俞主呕吐筋挛，食不下，不能食。维道主三焦有水气，不能食。 膈俞主伤寒嗜卧，怠惰不欲动，身湿不能食《铜》同。 石门主不欲食，谷入不化。 率谷主醉酒，风热发，不能饮食，呕吐《甲》。

少商疗不能食，腹中气满，吃食无味《明》。 分水见腹痛疗不能食。 胃俞疗烦满吐食，腹胀不能食。《下》云：疗胃中寒气不能食，胸胁满，身瘦。

不能食，胸满，膈上逆气闷热，灸大肠俞二七壮，小儿减之《千》。

三里疗腹满不能食，胃气不足，反胃《明》。

不能饮食见肠澼，脏腑积聚及饮食不消见寒热。

涌泉主心痛不嗜食，咽中痛不可纳食见虚劳。

脾俞、胃俞治不嗜食。

不嗜食

凡不嗜食，刺然谷多见血，使人立饥《千》。 隐白见吐、然谷、脾俞、内庭主不嗜食。 天枢、厉兑、内庭主食不化，不嗜食，夹脐急。 中封主身黄有微热，不嗜食。 章门主食饮不化，入腹还出，热中不嗜食，苦吞而闻食臭伤饱，身黄，酸疼羸瘦。

肺俞治上气呕吐，支满不嗜食《铜》。 胃俞、脾俞治腹痛不嗜食见腹胀。地机、阴陵泉、水分并见水肿、幽门见胸痛、小肠俞见脚气治不嗜食。 下脘治六腑气寒不嗜食见腹痛。 下廉见飧泄、悬钟治胃热不嗜食见膝挛。

阴跷疗病饥不欲食《明》。 悬钟疗腹满，中焦客热不嗜食《明下》。又云：心腹胀满，胃热不嗜食。阳纲见肠鸣疗不嗜食。

分水治胃虚胀不嗜食《铜》。

不嗜食有数端，有三焦客热不嗜食，有胃热不嗜食，有胃寒不嗜食，有六腑气寒不嗜食。固当随证用药治之，而针灸者亦当知补泻之法可也。

《史记》阳虚侯病甚，众医皆以为蹶。太仓公诊脉以为痹，根在右胁下，大如覆杯，令人喘，逆气，不能食，病得之内。即以火齐粥且饮六日，气下即令更服圆药，出入六日，病已。然则人之不能食，亦有患痹而得者。概曰胃有寒热，则不可也。

扁鹊曰：凡人心风，灸心俞、肝俞，主心风，腹胀满，食不消化，四肢羸露不欲食见中风。　曲泉主不嗜食见无子。

食气 无味

三里治食气，恶闻食臭见胃痛。　大杼见劳治食气。

百会见风痫、少商见不能食疗吃食无味《明》。

凡身重不得食，食无味，心下虚满，时时欲下，喜卧，皆针胃管、太仓，服建中汤及平胃元。

有钻胃元温中开胃，病人觑饮食不得，三五服即思食。破故纸半两、肉豆蔻四枚，为末，蒸枣肉，元梧子大，空心米饮三十元。

食多

脾俞治食饮多身瘦《铜》，见腹胀。

肾俞疗食多身瘦《明下》，见劳。

胃俞、肾俞主胃中寒胀，食多身瘦。　脾俞、大肠俞主食多身瘦见腹胀。

舍侄偶食罢即饥，再食又饥，自碎生姜，浓泡二碗，服愈。

疟 脾寒

《千金》云：夫疟皆生于风，夏伤于暑，秋为痎疟同疟。《素问》云：痎，犹老也，亦瘦也，杨上善云：二日一发为痎疟。其说与《素问》《千金》异。疟有数名，先寒后热曰寒疟，先热后寒曰温疟，热而不寒曰瘅疟，多寒曰牡疟，久不瘥曰劳疟久不断曰老疟，时行后变成疟曰瘴疟，病结为癥瘕曰疟母，以至肝、肺、脾、肾、心、胃亦皆有疟。或每日发，或间日发，或作稍益晏，或作日益早。《素问》《千金》等方论之详矣。治疟之方甚多，惟小金丹惟最佳。予尝以予人，皆效。然人岂得皆有此药哉？此灸之所以不可废也。乡居人用旱莲草椎碎，置在手掌上一夫四指量也，当两筋中，以古文钱压之，击之以故帛，未久即起小泡，谓之天灸，尚能愈疟。况于灸乎？故详著之。

谚谭治温疟，寒疟，《明下》云：疗疟久不愈。 腰俞、中管治温疟痎疟。

膈俞见痰、命门见头疼、太溪见咳逆疗痎疟。

阴跷治暴疟。 上廉治寒疟。 三间治疟寒热，唇口干，身热喘，目急痛。至阴治疟发寒热，头重烦心《下》。 液门、合谷、陷谷、天池治寒热痎疟。偏历治发寒热，疟久不愈，目视䀮䀮。 大椎治痎疟久不愈。 少府治痎疟久不愈者，烦满少气，悲恐畏人，臂酸掌热，手握不伸。 陶道治痎疟寒热洒淅。命门治寒热痎疟，腰腹相引痛。

足临泣治疟日西发《千》同，《铜》云治疟日发。 疗小儿疟久不愈，灸足大指次指外间陷中各一壮并《下》。

太溪见心痛、照海、中渚治久疟。 丘墟治久疟振寒《千》同。 陷谷治疟。 中封治痎疟，色苍苍《千》云大息，振寒，小腹肿，食怏怏绕脐痛，足逆冷，不嗜食，身体不仁。 液门治痎疟寒热，目眩头痛，暴得耳聋。腕骨治痎疟，头痛烦闷。 商阳治寒热痎疟，口干。《明下》云：治疟口干。 谚谭见肩背痛、中脘、白环俞治温疟见腰脊。上髎、偏历治寒热疟。 三间治寒疟，唇焦口干，气喘。 脾俞治痎疟，寒热。

有人患久疟，诸药不效，或教之以灸脾俞，即愈。更一人亦久患疟，闻之，亦灸此穴而愈。盖疟多因饮食得之，故灸脾俞作效。

内庭、厉兑面肿、公孙治寒疟不嗜食。 京骨治疟寒热，喜惊，不欲食《明下》同。 神门治疟，心烦甚，欲得饮冷，恶寒则欲处温中，咽干不嗜食。合谷、阳溪、后溪、阳池、阴都治身寒热疟《明下》云：痎疟，病心下烦满气逆。天枢治寒疟。 列缺治寒疟呕沫，善笑纵唇口《明下》云：痎疟面色不定。 少商治痎疟振寒，腹满《明下》有烦心善哕唾沫唇干，引饮不下膨膨，手挛指痛，寒栗鼓颔，喉鸣。 经渠治疟寒热，胸背拘急，胸满膨膨《明》同。 大椎、腰俞治温疟痎疟《明》同。

大杼疗疟，颈项强，不可俯仰，头痛振寒。

前谷、风池、神道见头痛、百会治痎疟。上星治痎疟振寒热汗不出。

偏历主风疟汗不出《千》。 少泽《明》云头痛，《铜》云寒热、复溜、昆仑主疟寒，汗不出。 冲阳主疟先寒洒淅，甚久而热，热去汗出。 然谷、昆仑主疟多汗。《甲》云：主疟多汗，腰痛不可俯仰，目如脱，项如拔。　列缺、后溪、少泽、前谷主疟寒热。　太泉、太溪、经渠主疟咳逆，心闷不得卧，寒热。大陵、腕骨、阳谷、少冲主乍寒乍热疟。　天枢主疟振寒，热盛狂言。　大钟主疟多寒少热。《甲》云：疟闷呕甚，热多寒少，欲闭户而处，寒厥足热。商丘主寒疟腹痛。　少海主疟皆振寒。《甲》云：项痛引肘掖，腰痛引少腹，四肢不举。　阳溪主疟甚苦寒咳呕沫。　厉兑、内庭主疟不嗜食，恶寒。　少商主疟，振栗鼓颔。　商丘、神庭、上星、百会、完骨、风池、神道、液门、前谷、光明、至阴、大杼主痎疟热。　阴都、少海、商阳、三间、中渚主疟身热。　列缺主疟甚热。　阳谷主疟，胁痛不得息。　侠溪主疟足痛。　冲阳、束骨主疟从脚胕起。　阳谷主疟，胁痛不得息。　飞扬主狂疟，头眩痛，痉反折。　温溜主疟面赤肿。　天井主疟食时发，心痛，悲伤不乐。　天府主疟病。谚语、支正、小海主风疟。三里、陷谷、侠溪、飞扬主痎疟少气。

　　大附子一枚炮末，姜两半取自然汁，元如小豆大。每十五元空心热酒吞下，老少加减，川客治疟，只二三服皆愈。云兼治脾胃，愈于姜附汤。故附此。

脾疼　余见心腹痛

　　府舍治疝癖，脾中急痛，循胁上下抢心，腹满积聚，厥气两乳《铜》。　商丘治脾虚令人不乐见肠鸣，《千》见吐。　三阴交治脾病身重见腹胀。

　　予尝久患脾疼，服治脾药，反膨胀不得已，依《耆域方》用面裹火炮蓬莪茂末，水与酒醋煎服，立愈。已而告人，人亦云高良姜末米饮调眼，亦作效。后郑教授传一方云：草果、延胡索、灵脂并没药，酒调三两钱，一似手拈却。草果子、五灵脂四味等分为末。此亦平稳药也，有此疾者宜服之。或不吐不泻，心中疼甚，日轻夜甚者，用干盐梅并茶煎服，神效。若灸者，宜上管、中管、下管、脾俞、三阴交等穴。

针灸资生经第五

脐痛

中极疗脐下块如覆杯《明》，见淋。《铜》云：结如覆杯见淋。

关元治脐下疝痛，小便赤涩，不觉遗沥，小便处痛状如散火，溺血，暴疝痛，脐下结血，状如覆杯《明》同，转胞不得《铜》。 阴交治脐下疝痛，女子月事不绝，带下，产后恶露不止，绕脐冷痛。 中封见疟、水分见水肿、神阙见泻治绕脐痛。

曲泉主痛引脐中《千》，见疝。

予旧苦脐中疼，则欲溏泻，常以手中指按之，少止。或正泻下，亦按之，则不疼。它日灸脐中，遂不疼矣。后又尝溏利不已，灸之则止。凡脐疼者，宜灸神阙。

关门治气游走，夹脐疼见积气。 下脘治脐上厥气动见腹痛。 气海治脐下冷气上冲心，血结成块，状如覆杯，小便赤涩。 腹结治绕脐痛，上抢心《千》同，腹寒，泄利咳逆。 天枢治夹脐切痛，时上冲心，烦满，呕吐霍乱。《明下》云：冷气脐痛见冷气。《千》云：冬感寒脐痛见泻。

外陵主心如悬，下引脐腹痛《千》，见腹痛。

上廉治夹脐腹痛见胁痛。 四满治脐下切痛见积聚。

分水疗水肿绕脐痛《明下》。 小儿脐肿，灸腰后对脐骨节间，三壮。

然谷主儿脐风，口不开《铜》同，善惊。 绕脐绞痛，灸天枢百壮《千》，见瘢痕。 脐下绞痛，灸关元百壮见腹寒热。 脐中、石门等主疝绕脐。 脐中、石门、天枢主脐疝绕脐。 蠡沟疗脐中积气《千》，并见疝。

膺痛

玉堂疗胸满膺痛见心烦。 玉堂治胸膺骨疼。 紫宫治胸膺骨疼。 天溪治乳肿贲膺并见胸胁痛。

胸满 <small>胸胁满 龟胸</small>

凡胸满短气不得汗，皆针补手太阴以出汗《千》，又见霍乱。　神堂主胸腹满。　三间主胸满肠鸣。　阳溪、天容主胸满不得息。　曲池、人迎、神道、章门、中府《明下》同、临泣、天池、璇玑、俞府主胸中满。　阳交主胸满肿。鸠尾主胸满咳逆。　太泉主胸满噫呼，胸膺痛。　巨阙、间使主胸中淡淡。梁门主胸下积气。　期门、缺盆主胸中热，息贲，胁下气上。　云门主胸中暴逆。　心俞、大杼主胸中郁郁。　然谷主胸中寒，脉代，时不至寸口，小腹胀，上抢心。　胸胁满，灸期门<small>见心痛</small>。

玉堂<small>见心烦</small>疗胸满膺痛《明》。　三间疗胸满腹鸣。　膻中<small>见肺痈</small>疗胸中气满如塞。　乳根疗胸下满闷。

阳交<small>见膝痛</small>、临泣<small>见腋肿</small>治胸满。　委阳治胸满膨膨《铜》，见尸厥。　璇玑治胸皮满痛《明》同。《下》云：胸胁支满。　俞府治胸满<small>见喘</small>。　商阳治胸中气满，喘咳支肿。　膈关治胸中噎闷<small>见背痛</small>。　阳溪、神封治胸满不得息，咳逆。　肺俞治胸中气满，背偻如龟，腰强头目眩，令人失颜色。　辄筋治胸中暴满，不得卧，喘息。　膈俞治胸满支肿<small>见呕吐</small>。　胃俞治胸胁支满<small>见腹胀</small>。涌泉、神堂治胸腹满<small>见肩痛</small>。　中庭治胸胁支满，噎塞食不下，呕吐，食还出。云门治喉痹，胸烦满，气上冲心，咳喘不得息，胸胁短气，肩痛，不得举臂。天池治胸中有声<small>见膈病</small>。　曲池治胸中烦满。　胸乡治胸胁满，引胸背痛，不得《明下》<small>有卧字</small>转侧。　周荣治胸胁满，不得俯仰，食不下，咳唾稠脓《明下》同。　彧中治胸胁支满，咳逆喘，不能食《明》同。　神藏治胸胁支满，咳逆喘不得息，呕吐，胸满，不嗜食《明》同。　气户治胸胁支满，喘逆上气，胸背急，不得息，不知食味。　食窦治胸胁支满，膈间雷鸣，常有水声。　灵墟治胸胁支满，痛引胸不得息，咳逆呕吐，胸满不嗜食《明》同。　步郎治胸胁支满，鼻塞不通，呼吸少气，喘息，不得举臂《明》同。　章门治胸胁支满<small>见肠鸣</small>。库房治胸胁支满，咳逆上气，多唾浊沫脓血。　期门治产后胸胁支满<small>见心痛</small>。　外丘治胸胁胀满。　侠溪治胸胁支满，寒热汗不出。

云门疗胸胁彻背痛<small>见上气</small>。　华盖疗胸胁满痛引胸《明》，见喘。

紫宫<small>见心烦</small>、中庭<small>见反胃</small>、涌泉治胸胁支满。

通谷、章门、曲泉、膈俞、期门、食窦《明下》同、陷谷、石门主胸胁支满

《千》。　胃俞、三里、紫宫、华盖、中庭、神藏、灵墟、侠溪、步郎、商阳、上廉、气户、周荣、上管、劳宫、涌泉、阳陵泉主胸胁柱满。　胆俞《明下》同、章门主胁痛不得卧，胸满，呕无所出。　前谷主咳而胸满。　阳气逆上满胸，取天容见上气。　肺俞、巨阙主胸满见上气。

天泉治胸胁支满《铜》，见心痛。　天髎治胸中烦闷见肩背。

肝俞疗两胁满《明》，见咳。　浮白疗胸满。　库房疗胸腹两胁满见咳。

天池治寒热胸膈烦满，头痛，四肢不举，腋下肿，上气，胸中有声，喉鸣。膺窗治胸满短气。

魂门疗胸背痛见尸厥，小儿龟胸，缘胎热胀满，攻胸膈所生，又缘乳母食热面五辛，胸转起高，灸两乳前各寸半上两行三骨罅间，六处各三壮。春夏从下灸上，秋冬从上灸下，若不依此法灸，十不愈一二。

胸胁痛　胸痹痛　余见胸满

本神、颅息主胸胁相引，不得倾侧《千》。　太白主胸胁胀切痛。　阳辅主胸胁痛。　环跳、至阴主胸胁痛无常处，腰胁相引急痛。　大包主胸胁中痛。丰隆又见腹痛、丘墟主胸痛如刺。　胸胁满心痛，灸期门随年壮。　乳根主胸下满痛。　膻中百壮、天井主胸痹心痛。　太泉主胸膺痛。　肺俞、云门、中府、隐白、期门、魂门、大陵主胸中痛。　少冲主胸痛，口热。胸中痛引腰背，心下呕逆，面无滋润，灸上门随年壮，穴在夹巨阙两边相去各半寸一云一寸。　经渠、丘墟主胸背急，胸中膨膨。

天溪治胸满痛，乳肿贲膺，咳逆上气，喉中作声《铜》。　肝俞治咳引胸痛见咳逆。　少冲见伤寒、中府治胸痛见肺急。　乳根治胸满痛。　华盖治胸胁支满，痛引胸中，咳逆上气，喘不能言《明下》同。　紫宫治胸胁支满，胸膺骨疼，饮食不下，呕逆，上气烦心。　玉堂治胸满不得喘息，胸膺骨疼，呕吐寒痰，上气烦心。　幽门治胸中引痛，心下烦闷，逆气里急，支满不嗜食，数咳，健忘。　丰隆治厥逆，胸痛如刺，腹切痛。《明》云：气刺不可忍见四肢厥。太渊治胸痹，逆气寒厥，善哕呕，饮水咳嗽，烦怒不得卧。

胸痹引背，时寒，间使主之《千》。　间使主胸痹背相引。　临泣主胸痹不得息。鱼际主痹走胸，不得息。

浮白疗胸满胸痛《明》，见咳逆。　俞府疗胸中痛《下》。

胸痹心痛不得息，痛无常处，临泣主之。　胸痹灸胸堂见上气。　廉泉见上气、中府见咳主胸痛。

胆俞治胸胁不能转《铜》。《明》云：胸胁满见干呕。　丘墟治胸胁满痛，不得息。《明下》云：胸满见太息。　下廉治胸胁小腹痛。　大包治胸胁痛见上气。

肾俞主两胁引痛《千》。　肝俞、脾俞、志室主两胁急痛。　支沟主胁腋急痛。　中管、承满主胁下坚痛。　腕骨、阳谷主胁痛不得息。　胆俞、章门主胁痛不得卧。　窍阴主胁痛咳逆。　尺泽、少泽主短气，胁痛心烦。　关元、期门、少商主胁下胀。

极泉治胁下满痛《铜》。　膈俞见呕吐、中膂俞见消渴、窍阴见咳逆、阳谷、颅囟治胁痛见寒热。　肝俞治两胁急痛见咳逆。　腕骨治胁下痛，不得息。　肾俞治胁满引小腹痛见劳瘵。　上廉治飧泄，腹胁痛满，狂走，夹脐腹痛，食下化，喘息不能行。　太溪治腹胁痛连脊，手足厥冷。

云门疗胸胁彻背痛。　华盖疗胸胁痛见胸满。

三里主胁膈痛。

膈痛 五噎 气哽

承满、乳根疗膈气《明》，见噎。　膻中疗胸膈闷，咳嗽气短，喉鸣《下》。膈俞疗膈痛见疰癖。　商阳疗胸膈气满见喘。　足临泣疗胸膈满闷《下》，见颊痛。

胸中膈气聚痛，好吐，灸厥阴俞随年壮《千》。　隐白见呕吐、巨阙主膈中不利《明下》同。　食窦《铜》同主膈中雷鸣，漐漐隐隐，常有水声《明下》云：疗膈间鸣，漉漉常有水声。　胸膈中气，灸阙俞随年壮。

天池治胸膈烦满《铜》，见胸满。　膻中治膈气，呕吐涎沫。　率谷见痰、膈俞治膈胃寒痰见呕吐。　扶突等主气哽《千》，见喉鸣。

天突疗气鲠鲠《明下》，见头项肿。　章门疗噎见积气。

中庭治胸胁支满噎塞《铜》。　大钟治食噎不下见淋。　关冲见霍乱、天突治胸中气噎见咳逆上气。　膻中治胸中如塞《明下》并岐伯云：积气成干噎。　天突见嗽、关冲见吐泻治气噎《铜》。

乳根疗膈气，不下食，噎病。　谚谀疗久疟，背气满闷，胸中气噎《下》。神堂见脊、中府见肺气疗善噎《下》。

背痛 <small>胸背　背脊　余见肩背劳瘵</small>

经渠、丘墟主胸背急《千》。　附分主背痛引头《明下》引颔。　膈关、秩边、京骨主背恶寒痛，脊强难俯仰。　昆仑主脊强，背尻骨重。

膈俞治背痛恶寒，脊强俯仰难，食饮不下，呕哕，多涎唾，胸噎闷《铜》。意舍治《明下》有"胸胁胀满"背痛恶风寒，食不下，呕吐。　巨骨治背膊痛，胸中有瘀血，肩背不得屈伸而痛。　魄户治背膊痛见上气。　神堂治背脊强急见肩痛。　气户治胸背急见胸胁满。　大椎治气疰，背膊拘急。　承筋治腰背拘急。　不容治胸背相引痛见痃癖。　经渠治胸背拘急，胸满膨膨见疟。　鱼际治痹走胸背痛见寒热。

魄户疗背胛闷《明》，见劳，《下》同。《下》云：疗肩膊间急痛，背气不能引顾，咳逆上喘。　胃俞疗背中气上下行，脊痛腹鸣《下》。　志室疗背痛俯仰不得。

背痛灸巨阙等，或灸胸堂《千》，并上气。　肺俞治背偻如龟背。生时被客风拍著脊骨达于髓所致，灸肺俞、心俞、膈俞各三壮。谚语疗温疟、寒疟、病疟，背闷气满，腹胀气眩《明》。

胸中痛引腰背《千》，见胸胁。　列缺主胸背寒栗见肩痹。

鱼际治痹走胸背痛《铜》，见寒热。

背疼乃作劳所致。技艺之人，与士女刻苦者，多有此患士之书学，女之针指，皆刻苦而成背疼矣。色劳者亦患之，晋之景公是也。惟膏肓为要穴。予尝于膏肓之侧，去脊骨四寸半，隐隐微疼，按之则疼甚。谩以小艾灸三壮，即不疼。它日复连肩上疼，却灸肩疼处愈。方知《千金方》阿是穴犹信云。予每遇热，膏肓穴所在多出冷汗，数年矣，因灸而愈。

肩背酸痛 <small>肩膊　肩臂　余见背痛</small>

浮白治肩背不举《铜》。　神堂疗肩背连胸痛，不可俯仰《明下》。

商阳治肩背急，引缺盆痛见颔肿。　谚语治温疟，肩背痛见鼻衄。　中府治肩背痛见肺气。　附分治肩背急见腠理。　神堂治肩痛，胸腹满，洒淅寒热，脊背急《明》同。　三焦俞治肩背急，腰脊强，不得俯仰。

涌泉主肩背颈项痛《千》。　天牖、缺盆、神道、大杼、天突、水道、巨骨主肩背痛。　膈俞、噫嘻、京门、尺泽主肩背寒痉，肩胛内廉痛。

天柱治肩背痛欲折《铜》。

肝俞见腰痛疗肩疼《明》。

曲垣治肩痛，周痹《明》同气注，肩膊拘急疼闷《铜》。　肩外俞治肩痹热痛，而寒至肘《明》同。《下》云：疗肩痛，发寒热，引项强。　肩井治颈项不得顾，肩膊闷，两手不得向头，或因扑伤。　云门见胸满、秉风治肩痛不能举。肩贞治肩中热痛见风痹。　天宗治肩胛痛。　天窗《明下》同治肩痛，引项不得顾。

前谷疗膊胛小指痛。养老疗肩欲折《下》，见臂。　青灵疗肩不举，不能带衣。　肩髎疗肩重不举见臂。

养老、天柱主肩痛欲折。　天井主肩痛不可屈伸。　曲池、天髎主肩重痛不举。　巨骨主肩中痛，不能动摇《明下》同。　肩外俞主肩胛痛而寒至肘。后溪主肩臑痛。　前腋主肩腋前痛，与胸相引。

天髎治肩肘痛引颈项急，寒热缺盆中痛，汗不出，胸中烦闷《铜》。　章门治厥逆，肩臂不举。　青灵治肩臂不举，不能带衣。　肩髎治肩重不能举臂肘。巨骨治肩臂不得屈伸见背痛。　居髎治肩引胸臂急见手痛。　臑腧治寒热肩肿，引胛中痛，臂酸无力。

支沟疗肩臂酸重见腋。

关冲主肩臂酸重。　腕骨主肩臂疼。　天宗主肩重臂痛。

章门治厥逆，肩臂不举《铜》。　青灵治肩臂不举，不能带衣。　肩髎治肩重不能举臂肘。巨骨治肩臂不得屈伸见背痛。　关冲主肩臂酸重。

支沟疗肩臂酸重《明下》，见腋。

列缺主肩背寒栗，少气不足以息，寒厥交两手而惊。凡实则肩背热，背汗出，四肢暴肿；虚则肩寒栗，气不足以息。

天井疗颈项及肩背痛见肘痛。

腰背痛，灸三焦俞。

大椎治背膊急见劳。

下焦俞疗背痛身热。

肩背酸疼，诸家针灸之详矣，当随病证针灸之。或背上先疼，遂牵引肩上疼者，乃是膏肓为患。《千金》《外台》固云"按之，自觉牵引于肩中"是也。当灸膏肓俞，则肩背自不疼矣。予尝肩背痛，已灸膏肓，肩痛犹未已，遂灸肩井三壮而愈。以此知虽灸膏肓，而他处亦不可不灸云。

肩痹痛 _{不仁不举}

天井主肩痛，痿痹不仁，不可屈伸，肩肉麻木。　曲垣主肩胛周痹。　肩贞、肩髃、关冲主肩中热，头不可顾。　曲池、天髎主肩重痛不举。　清泠泉《明》同、阳谷主肩不举，不得带衣。

天井疗肘痛引肩，不屈伸见肘。

肩外俞治肩痹。　曲垣治肩痛周痹并见肩背。

两肩头冷疼，尤不可忽。予屡见将中风人臂骨脱臼，不与肩相连接，多有治不愈者。要之才觉肩上冷疼，必先灸肩髃等穴，毋使至于此极可也。予中年每遇寒月，肩上多冷，常以手掌心抚摩之，夜卧则多以被拥之，仅能不冷。后灸肩髃方免此患。盖肩髃系两手之安否，环跳系两足之安否，不可不灸也。

臂痛 _{臂无力}

曲池疗肘臂偏细《明下》，见肘。　肩髃疗臂细无力酸疼，臂冷而缓《明》。臂臑、肩髃疗臂细无力，手不得向头。　少海见瘰疬、乳根、听宫疗臂疼。　中渚、支正、肘髎疗肘臂酸痛见肘痛。　间使疗臂肿痛，屈伸难《下》。　肩髎疗肩重不举，臂痛。　扁骨即肩髃疗肩中热，指臂痛。

乳根治臂肿《铜》。　太渊治臂内廉痛。　居髎治腰引小腹痛，肩引胸臂挛急，手臂不得举而至肩。臂臑见瘰疬、肘髎治臂痛不举见肘。　听宫治臂痛。孔最治臂厥痛，可针。　阳谷治臂腕外侧痛不举。液门见腋肿、前谷治臂不得举。　阳池治因折伤手腕，捉物不得，肩臂痛不举。　极泉治臂肘厥寒。　清泠渊治臑从肩臂不举，不得带衣。　养老治肩欲折，臂如拔，臂《明下》作手痛不能自上下。　臑腧治臂酸无力见肩痛。　章门治厥逆，肩臂不举。　巨骨治肩臂不得屈伸而痛见肩痛。　臑会治臂痛不能举，气肿痓痛。　肩髃治手臂挛急见偏风。尺泽、肩贞治风痹，手臂不举。　合谷治痿臂。　阳溪治臂不举见肘。　天宗、五里等治臂痛。后溪治臂急。　窍阴等、腕骨治臂不伸。　附分治臂不仁并肘。

巨骨、前谷主臂不举。　尺泽、关冲、外关、窍阴主臂不及头。　前腋主臂挛急，手不上举。神门、少海主臂挛。　颜色焦枯，劳气失精，肩臂痛不得上头，肩髃百壮。　液门主臂痛。　肩髃、天宗、阳谷主臂痛。　前谷、后溪、阳溪主臂重痛，肘挛。　太泉、经渠主臂内廉痛。　腕骨、曲池、前谷、阳谷主臂腕急，腕外侧痛脱如拔。　腕骨、天宗主肩臂痛见肩背痛。　列缺主手臂身热。　后溪、三里、曲池疗臂痛《明》，见肘痛。

腋痛 腋肿

足临泣治胸满，缺盆中及腋下肿《明下》同，马刀疡瘘，善啮唇，天牖中肿，淫泺胻酸，目眩，枕骨合颅痛，洒淅振寒《铜》。　丘墟治腋下肿，痿厥，坐不能起，髀枢中痛，目生翳膜，腿胻酸，转筋卒疝，小腹坚，寒热颈肿。谚喜治腋拘挛，暴脉急引胁痛。　少府治股腋挛急见忧悲。　小海治肘腋肿，小腹痛。　少海治肘挛腋胁下痛，四肢不举。　支沟治肩臂酸重，胁腋痛，四肢不举。天池见膈痛、胆俞、委阳见尸厥、阳辅见膝痛治腋下肿。　间使治掌中热，腋肿肘挛见狂。

地五会、阳辅、申脉、委阳、天池、临泣、侠溪等见瘰主腋下肿。　大陵主肘挛腋肿。　临泣主腋下肿，胸中满。　丘墟、阳跷主腋下肿，寒热颈肿。少海疗腋下瘰疬见瘰疬。　承筋等主腋肿见痔。

腋下肿痛，最不可忽。予屡见患疮疖人腋下或发疮，有至于不可救者，可不早治之乎？

腕劳

曲池、腕骨等主腕急《千》，见臂痛。

阳溪疗臂腕外侧痛不举《明》。　列缺疗腕劳《上》同，臂肘痛。《铜》云：手腕无力《下》。　偏历疗臂膊肘腕酸痛，难伸屈。　外关疗肘腕酸重。　后溪疗肘臂腕重并见手掣。　通里疗肘腕酸重。

肘痛 肘挛 不仁

前谷、后溪、阳溪主肘挛。　鱼际、灵道主肘挛柱满。　大陵主肘挛腋肿。中膂俞、谚喜主腋挛。　曲池主肘中痛见臂。　曲池、腕骨、臑会、支沟、肘髎主肘节痹，臂酸重，腋急痛，肘难屈伸。　中冲等主肘痛见臂痛。　关冲主肘疼，不能自带衣。　间使主肘内廉痛。　曲池、三里、关冲、中渚、阳谷、尺泽主肘痛时寒。　曲池主肘痛见四肢厥。肩外俞主肘寒见肩背痛。

天宗治臂肘外后廉痛《铜》。　天髎治肩肘痛见肩背痛。　肘髎治肘节风痹，臂痛不可举，屈伸挛急。《明下》云：肘臂酸重，麻痹不仁。　鱼际治肘挛支满。　灵道见心痛、尺泽、少海见腋治肘挛见风痹。　支正、内关见中风、阳溪治惊掣，肘臂不举。　极泉治臂肘厥寒。　窍阴见喉痹、手三里治手臂肘挛不伸。后溪治臂肘挛急。　附分治臂肘不仁见风劳。　腕骨治偏枯，臂肘不得屈伸。五里见风劳、天井见风痹、下廉治臂肘痛。　冲阳见口喎、曲池治肘中痛。

鱼际疗肘挛支满，喉中焦干渴，痉上气《明》。　偏历见腕、三里疗肘臂酸重，屈伸难《下》。　中渚疗肘臂酸痛见手掣。　太渊疗肘痛。　曲池疗肘痛屈伸难，手不得举，偏风半身不遂，捉物不得，挽弓不开，肘臂偏细。　孔最疗肘臂厥痛，屈伸难，手不及头，不握。　支正疗肘臂挛，难屈伸，手不握，十指尽痛。　肘髎疗肘臂酸重，不可屈伸，麻痹不仁。　天井疗肘痛引肩，不可屈伸，颈项及肩背痛，臂瘘不仁。　液门疗肘痛不能上下。　列缺主肘。

《甲乙经》云：五里在肘上三寸大脉中。《玉篇》说：肘云臂节也。此臂之下节也。宓子贱使书吏书而掣其肘，盖其臂节也。当以此求之。

手麻痹不仁 _{不举}

中封治身体不仁《铜》，见痹。

少商主手不仁《千》。　肩贞主手麻小不举。　内庭主四厥手足闷。　列缺主四肢厥，喜笑。　曲池、支沟、臑会、腕骨、肘髎主节痹。　曲池、天井、外关主臂瘘不仁。

白环俞疗手足不仁《明下》，见脊。

曲池主手不举，又主手不可举重，腕急，肘中痛，难屈伸。　间使主手痛。阳溪主臂腕外侧痛不举。　中冲、少冲《明》同、劳宫、太泉、经渠、列缺主手掌热，肘中痛。

劳宫疗手掌厚，疮痹《铜》云手痹，手皮白屑起《明》。

劳宫治手痹《铜》。　附分治肘臂不仁《铜》，见风劳。　上廉治手足不仁见偏风。

肘髎、天井疗肘臂不仁《明下》，见肘痛。

有贵人手中指挛，已而无名指小指亦挛。医为灸肩髃、曲池、支沟而愈。支沟在腕后三寸。或灸风疾，多有不灸支沟，只灸合谷云。

手指挛 <small>手掣痛　余论见手麻</small>

养老主手不得上下《千》。　阴交主手足拘挛。　大陵主手挛不伸。　心俞、肝俞主筋急手相引见转筋。

少商治手挛指痛《铜》。　少府治掌中热，股腋挛急，胸中痛，手卷不伸。

少冲疗手卷不得伸《明堂上》云：治手挛不伸，引眼痛。　外关疗肘腕酸重，屈伸难，十指痛不得握《明下》。《铜人》云：治肘臂不得屈伸，五指痛，不能握物。　后溪疗肘臂腕重，难屈伸，五指尽痛，不可掣。　中渚疗肘臂酸痛，手五指不握，尽痛。《铜人》云：治咽肿，肘臂痛，五指不得屈伸。

腕骨、中渚主五指掣，不可屈伸。　大陵主手掣小偏。　尺泽主掣痛，手不可伸。　治手足指掣痛不可忍，灸指端七壮，立瘥。

腕骨治瘛疭，五指掣《铜》。

扁骨疗指臂痛《明下》，见臂痛。

手热 <small>手寒　手清　手心热</small>

小儿食时头痛，及五心热，灸谚谞各一壮《明下》。　内关主手中风热《千》。　中冲、少冲、太泉《明下》同、劳宫、经渠、列缺主手掌热，肘痛。太溪主手足寒至节。　曲泽主手清逆气。　巨阙主手清。

经渠、列缺见偏风、少冲见伤寒、中冲见心痛、间使见狂、太溪治掌中热。间使治掌中热见狂。　中冲治掌热见伤寒无汗。　阳陵泉治脚冷见膝。　大都治手足逆冷见腹满。　少商治掌热见指挛。　丰隆治厥逆见尸厥。　内庭、章门治厥逆。　行间治四肢冷。　曲池等、肩外俞主肘寒《千》，见肘。

太溪治手足冷见腹胁痛。

五心之热，小儿伤食证也，大人亦然。若手足寒清过节，证恶可知，当早随证针灸之，毋使至于此极方可。清，犹寒也。《礼记》言冬温而夏清。是已。针灸法见四肢厥。

足麻痹 不仁

至阴主风寒从足小指起，脉痹上下《千》。 阴陵泉主足痹痛。 中都主足湿痹不能行。 阳辅、阳交、阳陵泉主髀枢膝骨痹不仁。 阳关、环跳、承筋主胫痹不仁。 腰俞、风府主足不仁。 膀胱俞、太溪、次髎主足清不仁。太溪、次髎、膀胱俞主足清不仁。腰俞、风府《明》同主足不仁。 阳关主胫痹不仁见足杂病。

浮郄治髀枢不仁《铜》，见足杂病。 膀胱俞治脚足不仁见腰脚。

白环俞疗手足不仁《明下》，见脊。

上廉治手足不仁《铜》，见偏风。

犊鼻、髀关、阳陵泉主膝不仁《千》，见腰痛。

《列子》载偃师造偈云：废其肾则足不能行。是足之不能行，盖肾有病也，当灸肾俞。或一再灸而不效，宜灸环跳、风市、犊鼻、膝关、阳陵泉、阴陵泉、三里、绝骨等穴。但按略酸疼，即是受病处，灸之无不效也。

足不能行 不能立 不收

三阴交疗不能行《明下》。

上廉治喘息不能行见胁痛。 合阳见腰脊治履步难。 天柱、行间主足不任身《千》，与《铜》同。 京门主腰痛不能立。 然谷治胻酸不能久立《铜》，见失精。 承山治战栗不能立见腰脚。

漏谷疗不能立《明下》，见足寒热。 飞扬疗体重起坐不能，步履不收，脚腨酸重战栗，不能久立坐。附阳疗不能久立，坐不能起见腰脚。 申脉治胻寒不能久立，坐如在舟车中《铜》，见腰脚。

中都主不能行光明同立。三里主不能立并见足寒热。 浮白主足缓不收《千》。 三里、冲阳、仆参、飞扬、复溜、完骨主足痿失履不收。 下廉主惊痹跗不收见乳痈。

丰隆见四肢厥、脾俞治四肢不收《铜》，见腹胀。 支沟等治四肢不举。

曲泉、大巨《铜》同等主四肢不收并见四肢厥。 三里主不能久立见唾血虚损。

足寒热 <small>胫寒 又见足杂病</small>

至阴主风寒从足小指起，脉痹上下。　肾俞、京骨、然谷主足寒。　阴市主膝上伏兔中寒。　行间主厥，足下热。　中都主足下热，胫寒不能久立，湿痹不能行。　三里、条口、承山、承筋主足下热，不能久立。

委中治足热厥逆满，取其经血立愈《铜》。　涌泉治足下热，喘满，乃热厥也。齐王患此，针之愈。至阴治下热。　然谷治足一寒一热<small>见不能立</small>。　大都<small>见腹满</small>治手足逆冷。　隐白<small>见尸厥</small>、太冲治足寒<small>见小便不利</small>。　中封治足逆冷<small>见疟</small>。阳陵泉治足冷无血色<small>见膝痛</small>。

复溜主胻寒，不能自温《千》。

漏谷疗足热腿冷疼，不能久立，麻痹不仁《明下》。

《史记》：济北王阿母足热而懑，太仓公曰：热蹶也。刺其足心各三所，案之无出血，病旋已。病得之饮酒大醉。

足杂病 <small>跟股　胻胫　腨腿　髀枢　余见脚膝挛</small>

仆参治足跟痛，不得履地，脚痿转筋《铜》。　浮郄治脚股筋急，髀枢不仁。　付阳治髀枢股胻痛<small>见风痹</small>。　飞扬治足指不屈伸<small>见历节风</small>。　经渠治足心痛《铜》，<small>见热病无汗</small>。　筑宾治足腨痛。　承筋治脚腨酸<small>见转筋</small>。

涌泉疗心中结热，脚底白肉际不得履地，《明下》云：疗足指尽疼，不得践地；《千》云：涌泉、然谷主五指尽痛，足不履地。　三阴交疗不能行《下》。三阴交疗足痿不能行<small>见膝脚痛</small>。　上廉疗脚重不得履地<small>见脚气</small>。　昆仑疗脚重不得履地。

昆仑治腨肿不得履地。　然谷治足跗肿，不得履地。

中都主胫寒<small>见足寒热</small>。　绝骨灸百壮，治风身重胫寒<small>见中风</small>。

条口<small>太溪</small>同疗胫寒《明》，<small>见足麻</small>。　梁丘疗大惊胫痛，冷痹膝痛，不屈伸。

《难经疏》云：足胫寒者，肾主骨，有病先胫冷也。当以此求之。

然谷主足不能安，胫酸不能久立《千》。　涌泉、太冲主胫酸。　至阳主胫疼，四肢重，少气难言。承山、承筋<small>又见转筋</small>主脚胫酸，脚急跟痛，脚筋急痛。环跳、内庭主胫痛，不可屈伸。　阳关主胫痹不仁。

至阳治胫酸《铜》，见寒热。　膀胱俞治胫寒拘急，不得屈伸。

丘墟疗足腕不收，足胫偏细《明》。

复溜主胫寒《千》，见足寒。　环跳、束骨、交信、阴交、阴舍主髀枢中痛不可举。　临泣、三阴交主髀中痛，不得行，足外皮痛。　凡髀枢中痛不可举，以毫针寒而留之，以月生死为数，立已。　丘墟主髀枢脚痛。　阳辅等主髀枢不仁见足麻痹。

膝以上病，宜灸环跳、风市；膝及膝下病，宜灸犊鼻、膝关、三里、阳陵泉。足踝以上病，宜灸三阴交、绝骨、昆仑；足踝以下病，宜灸照海、申脉。然须按其穴，酸疼处灸之，方效。

脚气

世有勤工力学之士，一心注意于事，久坐行立于湿地，不时动转，冷风来击，入于经络，不觉成病。故风毒中人，或先中手足十指，因汗毛孔开，腠理疏通，风如击箭。或先中足心，或先中足跗，或先中膝以下腨胫表里者。若欲使人不成病者，初觉即灸所觉处三二十壮，因此即愈，不复发《千》。凡脚气初得，脚弱，便速灸之，并服竹沥汤。灸讫，可服八风散，无不瘥者。惟急速治之，若人但灸而不能服散，服散而不灸者，半瘥半死。虽得瘥者，或至一二年后更发动，觉得便依此法速灸之及服散者，治十十愈。此病轻者，登时虽不即恶，治之不当，根源不除，久久杀人，不可不以为意。　初灸风市，次灸伏兔，次犊鼻，次膝两眼一法忌灸，次三里，次上廉，次下廉，次绝骨。凡灸八处：一、风市百壮，多亦任人，轻者不可减百壮，重者乃至一处五六百壮，勿令顿灸，三报之佳。二、伏兔百壮，亦可五十壮。三、犊鼻五十壮，可至百壮。四、膝眼。五、三里百壮。六、上廉百壮。七、下廉百壮。八、绝骨。凡此诸穴，不必一顿灸尽壮数，可日日报灸之。三日之中，灸令尽壮数为佳。　凡病一脚则灸一脚，病两脚则灸两脚。凡脚弱病皆灸两脚。一方云：如觉脚恶，便灸三里及绝骨各一处。两脚恶者，合四处灸之，多少随病轻重。大要，虽轻不可减百壮，不瘥，速以次灸之，多多益佳。一说灸绝骨最要，人有患此脚弱不即治，及入腹，腹肿大上气。于是乃须大法灸，随诸俞及诸管关节腹背尽灸之，并服八风散，往往得瘥。觉病入腹，若病人不堪痛，不能尽作大灸，但灸胸中心腹诸穴，及两脚诸穴，亦有得好瘥者。亦依支法存旧法。梁丘、犊鼻、三里、上廉、解溪、太冲、阳陵泉、绝骨、昆仑、阴陵泉、三阴交、足太阴、伏溜、然谷、涌泉、承山、束骨等凡十八穴。旧法多灸百会、风府、五脏六腑俞募。顷来灸者，悉觉引气向上，所以不取其法。气不上者可用之。其要病已成，恐不救者，悉须灸之其足十指去指奇一分，两足凡八穴，曹氏名曰八冲。极下气有效。其足十指端，名曰气端，日灸三壮，并大神要。其八冲可日灸七壮，气下即止，凡灸八冲，艾炷小作。病者非深相委悉勿为灸。

上廉疗偏风腲腿，脚不随重不得履地，脚气剌风痹风脚冷《明》。

肩井治脚气上攻《铜》。

《千金》云：脚气一病最宜针。若针而不灸，灸而不针，非良医也；针灸而药，药不针灸，亦非良医也。此论甚当。

若始觉脚气，速灸风市、三里，各一二百壮，以泻风湿毒气，若觉闷热者，不得灸，以本有热，灸之则大助风生。食物大忌酒面海鲜，及忌房劳。不尔，服药无益《指迷》。

有同舍为予言，史载之谓脚气有风湿二种。宜泻不宜补。只宜以沉香汤泻见《既效方》，而不许其灸。《千金方》乃载灸法，如此其详，岂虚人患脚气方可灸耶。故《指迷方》云：若觉闷热不得灸，盖有所见也。凡灸脚气，三里、绝骨为要穴，而以爱护为第一。予旧有此疾，不履湿则数岁不作，若履湿则频作。自后常忌履湿，凡有水湿，不敢著鞋践之。或立润地，亦不敢久，须频移足而后无患，此亦爱护之第二义也。有达官久患脚气，多服八味元愈，亦以脚气冲心，惟此药能治之。

脚弱 脚痹

委中疗脚弱无力，风湿痹，筋急，半身不遂《明》。 三里疗脚弱。 承山疗脚弱无力，脚重，偏风不遂。 委中疗脚弱无力，腰尻重，曲䐐中筋急，半身不遂《下》。

有人旧患脚弱且瘦削，后灸三里、绝骨，而脚如故。益知黄君针灸图所谓绝骨治脚疾神效，犹信也。同官以脚肿灸承山一穴，疮即干。一穴数月不愈，不晓所谓，岂亦失之将摄耶？是未可知也。

《单方歌》云：风毒脚弱痹，肩井及大椎，风市与三里，百壮不须疑。

《千金》灸脚弱凡八穴，病一脚则灸一脚，两脚病则灸两脚。凡脚弱病，皆灸两脚见脚气。或未能尽灸，且先灸风市、犊鼻、三里、绝骨亦效。或不效，当如其法灸之。但肩井不可多灸尔。

脚肿

阳跷疗脚气肾气《明》。　　上昆仑疗恶血风气肿痛，脚肿。

承山治脚气膝肿见腰脚。　　小肠俞治脚肿，短气，不嗜食《明》云：不食烦热疝痛。　　然谷治足跗肿，不得履地。

执中母氏常久病，夏中脚忽肿。旧传夏不理足，不敢着艾。谩以针置火中令热，于三里穴刺之，微见血。凡数次，其肿如失去。执中素患脚肿，见此奇效，亦以火针刺之。翌日，肿亦消。何其速也，后亦常灸之。凡治脚肿，当先三里而后阳跷等穴可也。又予患脚气指缝烂，每以茶末渗之愈。他日复烂而肿，用茶末不效，渐肿至脚背上。予以为脚气使然，窃忧之，策杖而后敢行。偶卖药僧者见之，云可取床荐下尘渗之。如其言渗之而愈，此物不值一钱，而能愈可忧之疾，其可忽哉？

四肢厥　手足不举　余见手足麻痹

内庭治四肢厥逆，腹胀，数欠《铜》。　　至阳治四肢重《明下》同痛见寒热。章门治厥逆，四肢惰见水肿。　　膈俞治四肢怠惰见痃癖。　　极泉、日月见悲愁、脾俞治四肢不收见腹胀。　　支沟见腋痛、小海、付阳见风痹、天池见膈痛、三阴交治四肢不举见腹胀。　　大巨治偏枯，四肢不举见小腹胀。　　肾俞治腰中四肢淫泺见劳瘵。　　尺泽治四肢暴肿，臂寒短气见喉痹。　　三里治四肢肿满。

大都疗手足逆冷，四肢肿见伤寒无汗。　　丰隆疗厥逆，胸痛气刺不可忍，腹中如刀疝，大小便难，四肢不收，身体怠惰，腿膝酸痹，屈伸难《明下》。

内庭主四厥手足闷《千》。　　太溪主手足寒至节。　　内庭主四肢厥，手足闷者，久持之，厥热脑痛，腹胀皮痛者，使人久持之。　　列缺主四肢厥，喜笑。章门主四肢懈惰，喜怒。　　照海主四肢淫泺。　　曲泉、付阳、天池、大巨、小海《明下》作少海、支沟、绝骨、前谷主四肢不举。　　五里、三阳络、三间、厉兑、天井主嗜卧，四肢不欲动摇。

行间治四肢逆冷《铜》。　　太溪治手足厥冷见腹胁痛。　　四逆取侠溪见伤寒。

大都治手足逆冷见腹满。

有士人患阴证伤寒，手足冷甚，以火温之，亦不暖。予与理中汤服，即得汗而病愈，手足自温矣。若其他手足厥者，当随证灸之。

四厥脉沉绝，灸手间使便通，起死法干呕。 四厥灸乳根转筋。

人病狂痴手足厥，作狂病治不效。《名医录》曰：此惊恐忧思所得，大惊伤心，大恐伤肾，大忧思伤神志。神不足则狂痴，志不足则恐怖，恐怖则肾气留积。足不收，亦因积惊恐气伤肾也。鬼击卒死，菖蒲根捣汁灌立瘥。

尸厥 五尸 飞尸 中恶 鬼注溺死

百会、玉枕主卒起僵仆，恶见风寒《千》。 通天《明》同、络却主暂起僵仆。 大杼主僵仆，不能久立，烦满里急，身不安席。 隐白、大敦主卒尸厥不知人，脉动如故。 金门主尸厥暴死。 中极、仆参主恍惚尸厥，烦痛。内庭主四厥，手足闷者，久持之。厥热脑痛，腹胀皮痛者，使人久持之。 列缺主四肢厥，喜笑。 邪客于手足少阴、太阴、足阳明之络，此五络者，皆会于耳中，上络左角。五络俱竭，令人身脉动如故，其形无所知，其状若尸。刺足大指内侧爪甲上，去端如韭叶；后刺足心；后取足中指爪甲上各一痏；后取手大指之内去爪甲如韭叶；后刺手心主少阴兑骨之端，各一痏立已。不已，以筒吹其两耳中立已。不已，拔其左角发方寸燔治，饮以淳酒一杯，不能饮者，灌之立已。 丰隆主厥逆，足卒青痛如刺，腹若刀切之状，大便难，烦心，狂见鬼，好笑，卒面四肢肿。 旁廷，在腋下四肋间，高下正与乳相当，乳后二寸陷中，俗名注市，举腋取之，刺入五分，灸五十壮。主卒中恶，飞尸遁注，胸胁满。 九曲中府，在旁廷注市下三寸，刺入五分，灸三十壮。主恶风邪气遁尸，内有瘀血。 天府主卒中恶风邪气，飞尸恶注，鬼语遁下并《千》。

隐白治卒尸厥不识人《明》同，足寒不能温《铜》。 中极治恍惚尸厥见贲豚，《明下》云：尸厥不知人。 大敦治尸厥状如死。 仆参治尸厥如中恶状，霍乱癫痫，狂言见鬼。 厉兑治尸厥，口噤气绝，状如中恶，心腹胀满，《明》云：尸厥，如死不知人。 金门治癫痫，尸厥暴疝。 委阳治腋肿膨膨，失志，身热，飞尸遁注，痿厥不仁。

魂门疗尸厥走疰，胸背连痛《明下》。 仆参疗癫疾，尸厥，霍乱，马痫。攒竹见狂、禾髎疗尸厥。

天府治卒中恶，鬼疰，不得安卧，禁灸《铜》。

凡尸厥而死，脉动如故，此阳脉下坠，阴脉上争，气闭故也，针百会，入三分补之。灸、熨斗熨两胁下。又灶突墨弹元大，浆水和饮之。又针足中指头，去甲如韭叶。又刺足大指甲下内侧，去甲三分《千》。

水沟治卒中恶《铜》。

凡五尸者，飞尸、遁尸、风尸、沉尸、尸疰也。今皆取一方兼治之，其状腹痛胀急，不得气息，上冲心胸，旁攻两胁，或累块踊起，或牵引腰背。治之法：灸乳后三寸，男左女右，可二七壮。不止者，多其壮，取愈止《千》。又两手大拇指头，各七壮。又心下三寸十壮。又乳下一寸，随病左右，多其壮数。又以细绳量患人两乳头内，即裁断中屈之。又从乳头向外量，使当肋鳞于绳头，灸三壮或七壮，男左女右。　卒疰忤攻心胸，灸第七椎随年。又心下一寸，三壮。又手肘纹，随年壮。　一切病食疰，灸手小指头，随年壮，男左女右。五毒疰，不能饮食，百病，灸心下三寸，胃管十壮。　水疰口中涌水。经云：肺来乘肾，食后吐水。灸肺俞，又灸三阴交，又灸期门，泻肺补肾也，各随年壮。一切疰无新久，先仰卧，灸两乳边斜下三寸第三肋间，随年壮，可至三百壮。又治诸气神良，一名注市。

间使，岐伯云：疗鬼神邪《明下》，《铜》云：可灸鬼邪。

卒死，阴囊下第一横理十四壮。

有贵人内子产后暴卒，急呼其母为办后事。母至，为灸会阴、三阴交各数壮而苏。母盖名医女也。

凡溺死，一宿尚可救，解死人衣，灸脐中，即活《集效》。

脚膝痛 挛急　不收　不仁

委中治膝不得屈伸，取其经血立愈《铜》，见腰脊。肾俞治脚膝拘急，足寒如水见劳瘵。

筋骨挛痛凡二十二病，灸绝骨《千》，见上气。

犊鼻疗膝中痛，不仁，难跪起《明》。　髀关疗膝寒不仁，痹痿不屈伸。梁丘疗胫痛冷痹，膝痛，不能屈伸。　悬钟疗腿膝连膝胫麻痹，屈伸难《下》，又云膝胫连腰痛，筋挛急，足不收履，坐不能起。　蠡沟疗足寒胫酸，屈伸难见疝。　巨虚疗脚胫酸痛，屈伸难，不能久立。甄权云：主大气不足，偏风腰腿，脚不相随。 风市疗胫麻膝痛见腰脚。三里疗四肢肿满，腿膝酸痛。 三阴交疗膝内廉痛，小便不利，身重，足痿不能行《下》。 京骨疗腿膝胫痿，脚挛不得伸，癫病，狂走自啮，膝胫寒。 附阳疗腿膝胫酸见腰脚。 承山疗腿酸膝重见腰脚。 阳陵泉疗膝股内外廉痛不仁，屈伸难。

风市主两膝挛痛，引胁拘急䏖躄，或青或焦，或枯或黧如腐木。 绝骨主膝胫骨摇酸，痹不仁。 髀关主膝寒不仁，痿痹，不得屈伸《明》同。 犊鼻主膝不仁，难跪。 光明主痿躄，坐不能起，《明下》云：膝胫酸痹不仁，手足偏小，坐不能久。 膝关主膝内廉痛引膑，不可屈伸。 曲泉主膝不可屈伸。曲泉、梁丘、阳关主筋挛，膝不得屈伸，不可行。 解溪、条口、丘墟、太白主膝股肿，胻酸转筋。 上廉主风水膝肿《千》。 中封主膝肿见身湿。

解溪治膝股胻肿《铜》，见风。

复溜主脚后廉急，不可前却。 承山、承筋主脚筋急痛。 昆仑主脚如结，踝如别《铜》作裂。 京骨、承山、承筋、商丘主脚挛。

膀胱俞治拘急见足杂病。

膝痛 余见脚膝

三里治膝胻酸痛《铜》。 阳交治喉痹，面肿，寒痹，膝胻不收。 条口治膝寒胻酸痛，足缓，履不收，湿痹足下热。 阴谷治膝痛如锥，不得屈伸。膀胱俞治脚膝无力见瘕癖。

合阳主膝股重。

阴交治腰膝拘挛。 髀关治膝寒《明》同不仁痿厥，股内筋络急。 阳陵泉治膝伸不得屈，冷脚不仁，偏风半身不遂，脚冷无血色。 京骨治膝痛不得屈伸。 梁丘治寒痹，膝不能屈伸。 阳关治膝外痛，不可屈伸，风痹不仁。犊鼻治膝中痛不仁，难跪起，膝膑肿，不溃可治，溃者不治。 三阴交治膝股内痛见疝癖。 交信治膝胫内廉痛。 曲泉见疝、膝关治膝内痛见风痹。 悬钟治心腹胀满，胃热不嗜食，膝胻痛，筋挛，足不收履，坐不能久。

膝眼疗膝冷痛不已《明》忌灸。 伏兔疗膝冷见风劳。 丰隆疗腿膝酸痹见尸厥。 合阳见脊疗膝股重《千》，《铜》云：注膝胻酸。 侠溪、阳关主膝外廉痛。膝关主膝内廉痛引髌，不可屈伸，连腹引喉痛。 中封主膝肿，内踝前痛。太冲主膝内踝前痛。 犊鼻主膝中痛不仁。 光明主膝痛胫热不能行，手足偏小。《明下》云：疗膝胫酸痹不仁。

气冲治腰痛不得俯仰见月事。

三里主膝痿痛见唾血。

风市疗膝酸。　承山疗膝重并见腰脚。

舍弟行一二里路，膝必酸不可行，须坐定，以手抚摩久之，而后能行。后因多服附子而愈。予冬月膝亦酸疼，灸犊鼻而愈。以此见药与灸不可偏废也。若灸膝关、三里亦得，但按其穴酸疼，即是受病处，灸之不拘。

腰脚痛 余见腰膝

凡腰脚重痛，刺委中出血。久固宿疹，亦皆立已。　次髎主腰下至足不仁并《千》。

阴市疗腰脚如冷水《明》，见疝。

承山治腰背痛，脚腨重，战栗不能立，脚气，膝下肿。　申脉治腰痛不能举体，足胻寒，不能久立，坐如在舟车中。　昆仑治腰尻痛《千》作踵，足腨《千》作跟肿，不得履地。

下昆仑疗腰疼，偏风半身不遂，脚重痛不得履地《明》。　膀胱俞疗腰足不仁见脊。　仆参疗腰痛不可举，承山下重，脚痿《下》。　地机疗腰痛不可俯仰，足痹痛，屈伸难。　风市疗冷痹，脚胫麻，腿膝酸痛，腰尻重，起坐难。　承山疗脚腨酸痛，不能久立，腰膝重，起坐难，筋挛急，不可屈伸。　张仲文疗腰重痛，不可转，起坐难，及冷痹脚筋挛不可屈伸，灸曲瞅两纹头，左右脚四处各三壮。每灸一脚，二火齐下，烧才到肉，初觉痛，便用二人两边齐吹至火灭。午时著艾，至人定，自行动脏腑一两回，或脏腑转如雷声，立愈，神效。

上廉治腰腿手足不仁见偏风。　阳辅治腰溶溶如坐水中，膝下肤肿筋挛，诸节尽痛无常处，腋肿痿，马刀喉痹，膝胻酸，风痹不仁。　阴交治腰膝拘挛见疝。

仁寿宫备身患脚，奉敕针环跳、阳陵泉、巨虚下廉、阳辅，即起行。　大理赵卿患风，腰脚不随，不得跪起，针上髎、环跳、阳陵泉、巨虚下廉各二穴，即得跪起。治冷痹胻膝痛，腰足挛急，足冷气上，不能久立，手足沉重，日觉羸瘦，此名复连病，宜灸悬钟绝骨，一灸即愈见身湿痹，《千金》。

《千金翼》温肾汤主腰脊膝脚浮肿不随茯苓、干姜、泽泻各二两，桂心三两，剉，每服四五钱重。水二盏，煎八分盏服。日三二服。然则腰脚等病，亦当服药，不可专特灸云。

腰痛 <small>腰强 腰屈</small>

阴包治腰尻引小腹痛《明下》云：腰痛连小腹肿，小便不利，遗溺不禁《铜》。居髎治腰引小腹痛见手痛。 胞肓治腰痛恶寒，小腹坚急，癃闭重不得小便涩痛，腰背卒痛。 秩边治腰痛不能俯仰，小便赤涩，腰尻重不能举《明》同。委中治腰重不举体见腰脊。 白环俞治腰髋疼，脚膝不遂。 肩井治因扑伤腰髋疼。 腰俞治腰髋疼，脊强不得转。

命门主腰腹相引痛见瘕疝。

肺俞治腰背强痛。 阴陵泉水肿、大肠俞治腰痛《明》同。 下髎治腰痛不得转侧。 阳辅治腰如坐水见膝痛。

《明下》：阴市疗腰如冷水见疝。 阴市疗腰脚如冷水见疝。

涌泉治腰痛大便难。 京门治腰痛不得俯仰，寒热䐜胀，引背不得息。

肝俞疗腰痛肩疼《明》。 肾俞见劳、气海俞、中膂俞见脊疗腰痛。 关元俞、膀胱俞疗风劳腹痛。 胞肓疗恶气腰背卒痛。《下》云：腰痛不可忍，俯仰难，恶寒，小便涩。 昆仑疗腰尻重不欲起，俯仰难，恶闻人音《下》。 风市疗腰尻重，起难见腰脚。 肾俞疗腰痛不可俯仰，转侧难《下》。 腰俞疗腰疼不能久立，腰以下至足不仁，坐起难，腰脊急强不可俯仰，腰重如石，难举动。 张仲文灸腰痛见腰脚，四肢寒热，腰疼不得俯仰，身黄腹满食呕，舌根直，灸第十一椎上及左右各一寸五分，三处各七壮《千》。 腰俞、膀胱俞、长强、气冲、上髎、下髎、居髎主腰痛。 三里、阴市、阳辅、蠡沟主腰痛不可顾。 申脉、太冲、阳跷主腰痛不能举。 委阳、殷门、太白、阴陵泉、行间《铜》同主腰痛不可俯仰。《甲》云：委阳、殷门主腰痛得俯不得仰。 束骨、飞扬、承筋主腰痛如折。 阳辅主腰痛如锤居中，肿痛不可咳，咳则筋缩急，诸节痛，上下无常，寒热。 涌泉主腰痛，大便难《甲》。 京门主腰痛不可久立《甲》。 腰背痛，宜针决膝腰句画中青赤路脉，出血便瘥《千》。 腰痛不得俯仰者，令患人正立，以竹拄地度至脐，断竹，乃以度度背脊，灸竹上头处随年壮，灸讫藏竹，勿令人得知。 腰痛灸脚跟上横纹中白肉际十壮，良。又灸足巨阳七壮，巨阳在外踝下。又灸腰目髎七壮，在尻上约左右是。又灸八髎及外踝上骨约中。　腰卒痛，灸穷骨上一寸七壮，左右一寸，各灸七壮。　腰脊痛，灸小肠俞五十壮见虚损。　腰背痛，灸三焦俞随年见劳。

有妇人久病而腰甚疼，腰眼忌灸，医以针置火中令热，谬刺痛处，初不深入，既而疼止。则知火不负人之说犹信云。

许知可因淮南大水，忽腹中如水吼，调治得愈。自此腰痛不可屈伸，思之，此必肾经感水气而得。乃灸肾俞三七壮，服麋茸元愈。予谓腰痛不可屈伸，灸肾俞自效，不服麋茸元亦可。

舍弟腰疼，出入甚艰。予用火针微微频刺肾俞，则行履如故，初不灸也。屡有人腰背伛偻来觅点灸，予意其是筋病使然，为点阳陵泉令归灸即愈。筋会阳陵泉也。然则腰疼又不可专泥肾俞，不灸其他穴也。

风池治腰伛偻引项筋无力不收《铜》。　肺俞治腰强见胸满。　束骨治腰如折，腨如结，耳聋恶风寒，目眩，项不可顾，目内眦赤烂。　白环俞治腰脊挛痛见腰脊痛。

腰脊痛 余见背痛

委中主腰痛夹脊至头几几然《千》。　凡腰脚重痛，于此刺出血。久痼宿疹，亦皆立已。　大钟主腰脊痛。　小肠俞、中膂俞、白环俞主腰脊疝痛。次髎、胞肓、承筋主腰脊痛，恶寒。　合阳主腰脊痛引腹。　扶承主腰脊尻臀股阴寒痛。　涌泉主腰脊相引如解。　志室、京门主腰痛脊急《明下》同。　脾俞、小肠俞、膀胱俞、腰俞、神道、谷中、长强《明下》同、大杼、膈关、水分主腰脊急强。

腰俞疗腰髋疼，腰脊强不得转《明》。　白环俞疗腰脊挛痛，大小便不利百病，腰髋疼不遂，腰中冷，不识眠睡。《下》云：疗腰脊急强，不能俯仰，起坐难，手足不仁，小便黄，腰尻重不举。　志室、胞肓疗腰脊痛急，食不消，腹坚急。　膀胱俞疗脊急强，腰至足酸重《下》。　神堂行腰脊急强，逆气上攻，时噫。

大钟见淋治腰脊强痛。　志室治腰脊强痛，食饮不消，腹坚急。　京骨见足酸、中膂俞治腰脊不得俯仰见消渴。《明下》云：疗腰痛不可俯仰，夹脊膂痛，上下按之应者，从项后至此穴皆灸之，立愈。　复溜治腰脊内引痛《明下》云：腰痛引脊，不得俯仰起坐，目䀮䀮，善怒多言，舌干涎自出，足痿不收履，胻寒不自温。 京骨治筋挛胻酸，髀枢痛，颈项强，腰脊不可俯仰。 委中治腰夹脊沉沉然，遗溺，腰重不能举体，风痹，髀枢痛。可出血，痼疹皆愈。又云：热病汗不出，足热厥逆满，膝不得屈伸，取其经血立愈。 合阳治腰脊强，引腹痛，阴股热，膝胻酸重，履步难。 扶承治腰脊相引如解《明下》云：疗腰脊尻臀冷痛。 殷门治腰脊不可俯仰，举重恶血注之，股外肿。 章门见肠鸣、次髎治腰脊痛不得转见疝。 悬枢治腰脊强《明》同，不得屈伸。 三焦俞治肩背急，腰脊强《明下》同，不得俯仰。 膀胱俞治腰脊痛。 白环俞治腰脊挛痛，大小便不利，腰髋疼，脚膝不遂，温疟，腰脊冷疼，不得及卧，劳损风虚。

《史记》太仓公告宋建曰：君有病，往四五日，君腰胁痛不可俯仰，又不得小溲。不亟治，病即入濡肾，及其未舍五脏，急治之。病方今客肾濡，此所谓肾痹也。宋建曰：建故有腰脊痛，往四五日，弄石不能起，即复置之，暮腰脊痛，不得溺，至今不愈。建病得之好持重，即为柔汤使服之，十八日而病愈。然则腰脊伤持重得病而入肾，灸肾俞可也。

脊痛 余见腰脊　风痉反张

五处、身柱、委中、委阳、昆仑主脊强反折，瘛疭癫疾《千》。 膈关等主脊强见背痛。 昆仑主脊强，背尻骨重。 京门、石关主脊痉反折。 阴谷主脊内廉痛。

至阳疗脊急强《明》。

章门见水肿、膈俞背痛、胃仓腹胀、大肠俞治脊强不得俯仰《铜》。 胃俞治脊痛《铜》，见腹胀，《明下》同。

脾俞、大肠俞主腹中气胀引脊痛，食多身瘦，名曰食晦。先取脾俞，后取季肋《千》。

膀胱俞疗脊急强见腰脊。

赤白泄洞利，腰脊痛，小肠俞五十壮见寒热。

气穴治贲气上下，引腰脊痛见月事。

腰俞主月闭，溺赤，脊强互引反折，汗不出。

中膂俞治肾虚消渴，腰脊不得俯仰见消渴。《明下》云：夹脊膂痛，上下按之应者，从项后至此穴皆灸之，立愈见腰脊。

腠理

附分治肩背急，风冷客于腠，颈项强痛，不得顾。　阳白治背腠寒栗，重衣不得温《铜》。　次髎治背腠寒。

肝俞疗腠中痛《明下》。　次髎疗腰下至足不仁，背腠寒，小便赤淋，心下坚胀见疝。

《史记》扁鹊之言曰：疾居腠理，汤熨之所及也；在血脉，针石之所及也；在肠胃，酒醪之所及也；其在骨髓，虽司命无奈之何也。夫疾之在骨髓，盖始于居腠理也，使居腠理而能治，虽非圣人之治于无病，亦贤者治将病也。齐元侯乃以医为好利，欲治不疾以为功，而卒至于不可救。不特齐侯为然，人皆然也。吾故载扁鹊之言于腠理之末以戒人，亦使医者当治人于将病焉耳。

骨疼　骨髓

膈俞见痰、紫宫、玉堂并见心烦疗骨疼《明》。

上关主引骨痛《千》，见瘰疬。　骨痛，灸绝骨五十壮见上气。　商丘主骨痹烦满。　膈俞主皮肉骨痛见伤寒寒热。

太白治骨痛见伤寒头痛。　复溜治骨寒热见寒热。

骨髓冷疼，上廉七十壮《千》。

骨会大杼禁灸，骨病治此；髓会绝骨，髓病治此《难疏》。

病在骨髓，秦越人以为司命无奈之何。则骨髓有病，病亦惙矣。《八十一难经疏》乃云：骨会大杼，骨病治此；髓会绝骨，髓病治此。是尚有针灸法矣，可不针灸乎？但《明堂上经》云"大杼禁灸"，而《铜人经》云"可灸七壮"，《明堂下经》云"可灸五壮"，《素问》亦同。诸经既同，惟《明堂》独异，灸之可也。况《明堂经》固云禁穴许灸三壮乎。艾炷若小，一、二七壮亦可。更灸上廉、绝骨等穴，尤佳。

针灸大全（节选）

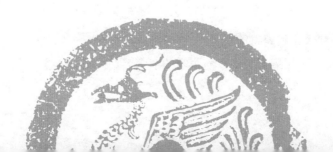

成书背景

《针灸大全》汇集了明中期之前诸家，特别是金元针灸大师窦汉卿的针灸名篇，是明代最早的一部汇集类针灸专书，其内容被明代《针灸聚英》《针灸大成》等书大量引录，对明以后的针灸学产生了较大影响。

《针灸大全》卷三载泉石心《金针赋》序的记年为"正统四年"，而此前徐凤记曰："此《金针赋》乃先师秘传之要法。得之者每每私藏而不以示人，必待价之千金乃可得也……"从徐氏这段文字中不难看出，其编集《针灸大全》时，距正统四年泉石心编《金针赋》时已有相当长的时间。又成书于嘉靖八年的《针灸聚英》一书已大量引录了《针灸大全》的文字（成书于正德中的《针灸集书》尚未引录《针灸大全》之文），说明在此之前，《针灸大全》一书至少已刊行若干年。依此推算，徐凤《针灸大全》约成于明成化至正德年间（1465—1521）。

作者生平

徐凤，字廷瑞，号泉石，江右弋阳（今江西省弋阳县）人，生活于 14 世纪下半叶至 15 世纪上半叶，为明代著名针灸医家。徐凤自明代建文二年（1400）开始向倪孟仲、彭九思学习针法，其后又遍访名医，博搜广辑，一生潜心研究岐黄之术，专攻针灸，并精研窦汉卿著述，秉承窦派学术思想。晚年结合自己近 40 年的临床经验，编撰成《针灸大全》一书。

学术特点

1. 博采众长，删繁就简

《针灸大全》汇集了明代以前医家的众多名篇。如《四总穴歌》《马丹阳天星十二穴并治杂病歌》等歌诀,《流注指微赋》《通玄指要赋》《标幽赋》等赋文,这些珍贵的针灸文献对明代以后的针灸学发展产生了较大影响,对后世针灸名家医学经验的传承、传播具有非常重要的意义。在对文献进行汇总的同时,《针灸大全》繁简得当,布局合理,篇幅简约,内容精练,却面面俱到,基本涵盖了针灸学体系的各个方面。

2. 针灸并用,重视灸疗

徐凤早年"凡有医者,不用于针,而用于灸",重视灸法的应用。后来"恐针法荒废",更以"济人之心为心",重视针法的应用,其理论突出体现在《针灸大全》中《金针赋》对针法的发挥与创新。亦如郑魁山所云:"书中论述的灸法,切合实用,早为医家所赞许。"而专论针法的《金针赋》亦将单、复式针刺手法发挥到了极致。

徐凤在灸疗方面极具个人特色。于《针灸大全》卷六中专门介绍灸法。并且强调体位端正、穴位准确,否则"徒坏好肉""不得真穴",难以取得预期疗效;对艾炷的大小,要求"炷务大",但"小弱也乃小作之",亦可灵活变化;在论壮数多少时介绍了历代用灸壮数和自己的临床体会,提出了"皆视其病之轻重而用之,不可泥一说"。并对一些重要穴位,如四花穴、膏肓穴、肾俞穴等的位置及灸法做了详细说明。

3. 重视歌赋,便于记诵

歌赋是前人宝贵经验的总结,其言简意赅,寓意深广。读来易于上口,便于记忆,且又准确实用。如《标幽赋》把幽微、深奥的针灸原理标而明之,赋文论述了针刺与经络、脏腑、气血的关系,取穴方法、针刺手法、禁忌和注意事项等重要问题,对《内经》以来的有关针刺理论做了总结和发展,为针灸歌赋中的名篇。徐凤师承窦氏,对本篇尤为重视,于《针灸大全》中专载《标幽赋》,并结合自己的学习心得和实践经验做了注说。此外,对《四总穴歌》《马丹阳天星十二穴并治杂病歌》《通玄指要赋》《席弘赋》等明代以前重要的针灸歌赋均有收载,从中可以看出徐氏对前贤诸家针灸歌赋的重视程度。

徐氏针灸序

　　余家世业儒精医，擅声杏圃者称有人矣，第论及针、灸两者，鲜不啧啧其难也。盖人之气血不可量，周身脉络莫能窥，愚者苦其难，而智者忽其易，总之不得其门而入，又恶足名为针灸士哉？若古塘徐先生，自舞象时已潜心于轩岐之术，而得窦太师之真传，于是著为《针灸》一书，精微奥妙，极深研几，穴法治疗，毫无简略。后之学者得是书而宗之，若揖轩岐之侧而考订，若陟窦太师之堂而授受，故不必执指南而自不惑于歧路矣。因并刻《铜人》《针灸》，合为一帙，名曰"合并大全"，俾学者得以互相参考，直探玄微，起万命于迷途，收全功于反掌。由是名为天下士，亦庶几矣。又奚不得其门而入为患哉。遂引其端，考其成，而公诸天下。

时 万历壬寅春月吉旦 太医院医官龚云林书于种杏堂轩右

卷一

周身经穴赋

手太阴肺大指侧，少商鱼际兮太渊穴。经渠兮列缺，孔最兮尺泽。侠白共天府为邻，云门与中府相接。

手阳明兮大肠之经，循商阳、二间、三间而行。历合谷、阳溪之腧，过偏历、温溜之滨。下廉、上廉、三里而近，曲池、肘髎、五里之程。臑、髃上于巨骨，天鼎纤乎扶突。禾髎唇连，迎香鼻近。

胃乃足之阳明，历兑趋乎内庭。过陷谷、冲阳之分，见解溪、丰隆之神。下巨虚兮条口陈，上巨虚兮三里仍。犊鼻引入梁丘、阴市之下，伏兔上贯髀关、气冲之经。归来兮水道，大巨兮外陵。运天枢兮滑肉，礼太乙兮关门。梁门兮承满，不容兮乳根。乳中之膺窗、屋翳，库房之气户、缺盆。气舍、水突，人迎、大迎。地仓兮巨髎续，四白兮承泣分。御颊车于下关，张头维于额垠。

足太阴兮脾中州，隐白出兮大指头。赴大都兮瞻太白，访公孙兮至商丘。越三阴之交，而漏谷、地机可即；步阴陵之泉，而血海、箕门是求。入冲门兮府舍轩豁，解腹结兮大横优游。腹哀、食窦兮，接天溪而同派；胸乡周荣兮，缀大包而如钩。

迨夫真心为手少阴，少冲出乎小指，少府直乎神门。阴郄、通里兮，灵道非远；少海、青灵兮，极泉何深。

手之太阳，小肠之荣。路从少泽，步前谷、后溪之隆；道遵腕骨，观阳谷、养老之崇。得支正于小海，逐肩贞以相从。值臑腧兮遇天宗，乘秉风兮曲垣中。肩外俞兮肩中俞，启天窗兮见天容。非由颧髎，曷造听宫。

足膀胱兮太阳，交背部之二行。穷至阴于通谷之口，寻束骨于京骨之乡。申脉命仆参以前导，昆仑辟金门于踝旁。奋跗阳、飞扬之志，转承山、承筋之行。至于合阳，委中、委阳。浮郄、殷门次歧往，扶承、秩边而胞肓。入志室兮肓门、胃仓，开意舍兮振彼阳纲。出魂门兮膈关，乃谵譆乎神堂。膏肓兮在四椎之左右，魄户兮随附分而会阳。下、中、次、上之髎，白环、中膂之房。膀胱俞兮小肠，大肠俞兮在旁。三焦、肾俞兮胃俞接，脾、胆、肝、膈兮心俞当。厥阴、肺俞之募，风门、大杼之方。天柱竖兮玉枕、络却，通天豁兮见彼承光。自五处、曲差而下，造攒竹、睛明之场。

足少阴兮肾属，涌泉流于然谷。太溪、大钟兮水泉缘，照海、复溜兮交信续。从筑宾兮上阴谷，掩横骨兮大赫麓。气穴、四满兮中注，肓俞上通兮商曲。守石关兮阴都宁，闭通谷兮幽门肃。步廊、神封而灵墟存，神藏、或中而俞府足。

手厥阴心包之络，中冲发中指之奇。自劳宫、大陵而往，逐内关、间使而驰。叩郄门于曲泽，酌天泉于天池。

手少阳三焦之脉，在小指次指之端。关冲开乎液门，中渚、阳池、外关。支沟、会宗、三阳络，四渎、天井、清泠渊，消泺、臑会、肩髎相连。天髎处天牖之下，翳风让瘛脉居先。颅息定而角孙近耳，丝竹空而和髎倒悬。耳门既辟，夏蚋闻焉。

足少阳兮胆经，穴乃出乎窍阴。溯侠溪兮地五会，过临泣兮丘墟平。悬钟兮阳辅、光明，外丘兮阳交、阳陵。西出阳关兮，抵中渎、风市之境；环跳、居髎兮，循维道、五枢之名。考夫带脉，询至京门。日月丽兮辄筋荣，渊腋泄兮肩井盈。临风池兮脑空鸣，穷窍阴兮完骨明。举浮白于天冲，接承灵于正营。目窗兮临泣，阳白兮本神。率谷回兮曲鬓出，悬厘降兮悬颅承。颔厌兮佳客主人，听会兮瞳子髎迎。

厥阴在足，肝经所终。起大敦于行间，循太冲于中封。蠡沟、中都之会，膝关、曲泉之宫；袭阴包于五里兮，阴廉乃发；寻羊矢于章门兮，期门可攻。

至若任脉行乎腹与胸，承浆泄兮廉泉通。窥天突于璇玑，捣华盖于紫宫。登玉堂兮膻中逢，集中庭兮鸠尾冲。瞻巨阙兮上脘、中脘，过建里兮下脘攸同。水分兮神阙缥缈，阴交兮气海鸿蒙。石门直兮关元、中极，曲骨横兮会阴乃终。

督脉行乎背部中，兑端接兮龈交从。素髎在鼻兮，水沟疏通；神庭入发兮，上星瞳朦。囟会现兮前顶，百会俨兮尊崇；后顶转兮强间逢，脑空闭兮风府空。哑门通于大椎兮，陶道坦夷；身柱缥于神道兮，灵台穹窿。至阳立下，筋缩脊中；接脊悬枢，命门重重。歌阳关兮舞腰俞，愿长强兮寿无穷。

十二经脉歌

手太阴肺中焦生，下络大肠出贲门，
上膈属肺从肺系，系横出腋臑中行，
肘臂寸口上鱼际，大指内侧爪甲根。
支络还从腕后出，接次指属阳明经。
此经多气而少血，是动则病喘与咳，
肺胀膨膨缺盆痛，两手交瞀为臂厥。
所生病者为气咳，喘喝烦心胸满结，
臑臂之内前廉痛，小便频数掌中热。
气虚肩背痛而寒，气盛亦疼风汗出。
欠伸少气不足息，遗矢无度溺变别。

阳明之脉手大肠，次指内侧起商阳，
循指上廉出合谷，两筋歧骨循臂肪，
入肘外廉循臑外，肩端前廉柱骨旁，
从肩下入缺盆内，络肺下膈属大肠。
支从缺盆上入颈，斜贯颊前下齿当，
还出人中交左右，上夹鼻孔注迎香。
此经血盛气亦盛，是动颈肿并齿痛。
所生病者为鼽衄，目黄口干喉痹生，
大指次指难为用，肩臑外侧痛相仍。

胃足阳明交鼻起，下循鼻外下入齿，
还出夹口绕承浆，颐后大迎颊车里，
耳前发际至额颅。支下人迎缺盆底，
下膈入胃络脾宫。直者缺盆下乳内。
一支幽门循腹中，下行直合气冲逢。
遂由髀关抵膝膑，胻跗中指内间同。
一支下膝注三里，前出中指外关通；

一支别走足跗指，大指之端经尽矣。
此经多气复多血，是动欠伸面颜黑，
凄凄恶寒畏见人，忽闻木声心振惕，
登高而歌弃衣走，甚则腹胀仍贲响，
凡此诸疾皆骭厥。所生病者为狂疟，
湿温汗出鼻流血，口㖞唇裂又喉痹，
膝髌疼痛腹胀结，气膺伏兔骱外廉，
足跗中指俱痛彻。有余消谷溺色黄，
不足身前寒振栗，胃房胀满食不消，
气盛身前皆有热。

太阴脾起足大指，上循内侧白肉际，
核骨之后内踝前，上腨循胻胫膝里，
股内前廉入腹中，属脾络胃与膈通，
夹喉连舌散舌下，支络从胃注心宫。
此经气盛而血衰，是动则病气所为，
食入即吐胃脘痛，更兼身体痛难移，
腹胀善噫舌本强，得后与气快然衰。
所生病者舌亦痛，体重不食亦如之，
烦心心下仍急痛，泄水溏瘕寒疟随，
不卧强立股膝肿，疸发身黄大指痿。

手少阴脉起心中，下膈直与小肠通。
支者还从肺系走，直上咽喉系目瞳。
直者上肺出腋下，臑后肘内少海从，
臂内后廉抵掌中，兑骨之端注少冲。
多气少血属此经，是动心脾痛难任，
渴欲饮水咽干燥。所生胁痛目如金，
胁臂之内后廉痛，掌中有热向经寻。

手太阳经小肠脉，小指之端起少泽，

循手外廉出踝中，循臂骨出肘内侧，
上循臑外出后廉，直过肩解绕肩胛，
交肩下入缺盆内，向腋络心循咽嗌，
下膈抵胃属小肠。一支缺盆贯颈颊，
至目锐眦却入耳，复从耳前仍上颊，
抵鼻升至目内眦，斜络于颧别络接。
此经少气还多血，是动则病痛咽嗌，
颔下肿兮不可顾，肩如拔兮臑似折。
所生病兮主肩臑，耳聋目黄肿腮颊，
肘臂之外后廉痛，部分犹当细分别。

足经太阳膀胱脉，目内眦上悬额尖。
支者巅上至耳角，直者从巅脑后悬，
络脑还出别下项，仍循肩膊夹脊边，
抵腰脊肾膀胱内。一支下与后阴连，
贯臀斜入委中穴。一支膊内左右别，
贯胛夹脊过髀枢，髀外后廉腘中合，
下贯腨内外踝后，京骨之下指外侧。
是经血多气少也，是动头疼不可当，
项如拔兮腰似折，髀强痛彻脊中央，
腘如结兮腨如裂，是为踝厥筋乃伤。
所生疟痔小指废，头囟项痛目色黄，
腰尻腘脚疼连背，泪流鼻衄及癫狂。

足经肾脉属少阴，小指斜透涌泉心，
然骨之下内踝后，别入跟中腨内侵，
出腘内廉上股内，贯脊属肾膀胱临。
直者属肾贯肝膈，入肺循喉舌本寻。
支者从肺络心内，仍至胸中部分深。
此经多气而少血，是动病饥不欲食，
喘嗽唾血喉中鸣，坐而欲起面如垢，

目视眈眈气不足，心悬如饥常惕惕。
所生病者为舌干，口热咽痛气贲逼，
股内后廉并脊疼，心肠烦痛疝而澼，
痿厥嗜卧体怠惰，足下热痛皆肾厥。

手厥阴心主起胸，属包下膈三焦宫。
支者循胸出胁下，胁下连腋三寸同。
仍上抵腋循臑内，太阴少阴两经中，
指透中冲支者别，小指次指络相通。
是经少气原多血，是动则病手心热，
肘臂挛急腋下肿，甚则胸胁支满结，
心中澹澹或大动，善笑目黄面赤色。
所生病者为心烦，心痛掌心热病则。

手经少阳三焦脉，起自小指次指端，
两指歧骨手腕表，上出臂外两骨间，
肘后臑外循肩上，少阳之后交别传，
下入缺盆膻中分，散络心膈高里穿。
支者膻中缺盆上，上项耳后耳角施，
屈下至颐仍注颊。一支出耳入耳前，
却从上关交曲颊，至目内眦乃尽焉。
斯经少血还多气，是动耳鸣喉肿痹；
所生病者汗自出，耳后痛兼目锐眦，
肩臑肘臂外皆疼，小指次指亦如废。

足脉少阳胆之经，始从两目锐眦生，
抵头循角下耳后，脑空风池次第行，
手少阳前至肩上，交少阳右上缺盆。
支者耳后贯耳内，出走耳前锐眦循；
一支锐眦大迎下，合手少阳抵项根，
下加颊车缺盆合，入胸贯膈络肝经，

属胆仍从胁里过，下入气街毛际萦，
横入髀厌环跳内。直者缺盆下腋膺，
过季胁下髀厌内，出膝外廉是阳陵，
外辅绝骨踝前过，足跗小指次指分；
一支别从大指去，三毛之际接肝经。
此经多气乃少血，是动口苦善太息，
心胁疼痛难转移，面尘足热体无泽。
所生头痛连锐眦，缺盆肿痛并两腋，
马刀侠瘿生两旁，汗出振寒痎疟疾，
胸胁髀膝至胻骨，绝骨踝痛及诸节。

厥阴足脉肝所终，大指之端毛际丛，
足跗上廉太冲分，踝前一寸入中封；
上踝交出太阴后，循腘内廉阴股充，
环绕阴器抵小腹，夹胃属肝络胆逢，
上贯膈里布胁肋，夹喉颃颡目系同，
脉上巅会督脉出。支者还生目系中，
下络颊里还唇内。支者便从膈肺通。
是经血多气少焉，是动腰疼俯仰难，
男疝女人小腹肿，面尘脱色及咽干。
所生病者为胸满，呕吐洞泄小便难，
或时遗溺并狐疝，临证还须仔细看。

十二经本一脉歌

中焦肺起脉之宗，出手大指之端冲。
大肠即起手次指，上行环口交鼻里。
胃经源又下鼻交，出足大指之端毛。
脾脉就起指端上，注于心中少阴向。
心经中之入掌循，手内端出小指行。
小肠从手小指起，上斜络于目内眦。

膀胱经从目内生，至足小指外侧行。
肾脉动于小指下，起注胸中过腹膀。
心包出处又连胸，循手小指次指中。
三焦起手次指侧，环走耳前目锐息。
胆家接生目锐旁，走足大指三毛上。
足肝就起三毛际，注入肺中循不已。

经穴起止歌

手肺少商中府起，大肠商阳迎香二。
足胃厉兑头维三，脾部隐白大包四。
膀胱睛明至阴间，肾经涌泉俞府位。
心包中冲天池随，三焦关冲耳门继。
胆家窍阴瞳子髎，厥肝大敦期门已。
手心少冲极泉来，小肠少泽听宫去。
十二经穴始终歌，学者铭于肺腑记。

十五络脉歌

人身络脉一十五，我今逐一从头数。
手太阴络为列缺，手少阴络即通里。
手厥阴络名内关，手太阳络支正是。
手阳明络偏历当，手少阳络外关位。
足太阳络号飞扬，足阳明络丰隆系。
足少阳络是光明，足太阴络公孙寄。
足少阴络为大钟，足厥阴络蠡沟配。
阳督之络号长强，阴任之脉络屏翳。
脾之大络大包是，十五络穴君须记。

经脉气血多少歌

多气多血经须记，大肠手经足经胃。

少血多气有六经，三焦胆肾心脾肺。
多血少气心包络，膀胱小肠肝所异。

禁针穴歌

禁针穴道要先明，脑户囟会及神庭。
络却玉枕角孙穴，颅息承泣随承灵。
神道灵台膻中忌，水分神阙并会阴。
横骨气冲手五里，箕门承筋及青灵。
更加臂上三阳络，二十二穴不可针。
孕妇不宜针合谷，三阴交内亦通伦。
石门针灸应须知，女子终身无妊娠。
外有云门并鸠尾，缺盆客主人莫深。
肩井深时人闷倒，三里急补人还平。

禁灸穴歌

禁灸之穴四十五，承光哑门及风府，
天柱素髎临泣上，睛明攒竹迎香数。
禾髎颧髎丝竹空，头维下关与脊中。
肩贞心俞白环俞，天牖人迎共乳中。
周荣渊腋并鸠尾，腹哀少商鱼际位，
经渠天府及中冲，阳关阳池地五会。
隐白漏谷阴陵泉，条口犊鼻窍阴市，
伏兔髀关委中穴，殷门申脉承扶忌。

血忌歌

行针须要明血忌，正丑三寅二之未，
四申五卯六酉宫，七辰八戌九居巳，
十亥十一月午当，腊子更加逢日闭。

逐日人神歌

初一十一廿一起，足拇鼻柱手小指。
初二十二廿二日，外踝发际外踝位。
初三十三二十三，股内牙齿足及肝。
初四十四廿四右，腰间胃脘阳明手。
初五十五廿五并，口内遍身足阳明。
初六十六廿六同，手掌胸前又在胸。
初七十七二十七，内踝气冲及在膝。
初八十八廿八辰，腕内股内又在阴。
初九十九二十九，在尻在足膝胫后。
初十二十三十日，腰背内踝足跗觅。

九宫尻神歌

尻神所在足根由，坤内外踝圣人留，
震宫牙腮分明记，巽位还居乳口头，
中宫肩骨连尻骨，面目背从乾上游，
手膊兑宫难砭灸，艮宫腰项也须休，
离宫膝肋针难下，坎肘还连肚脚求。
为医精晓尻神法，万病无干禁忌忧。

尻神之图

此图乃神农所制。一岁起坤，二岁震，逐年
顺飞九宫，周而复始，行年到处，则所主败体，
切忌针灸。若误犯之，必致重则丧命，轻则发痈
疽，宜速治之。

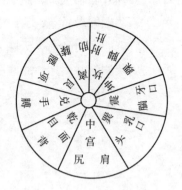

太乙人神歌

立春艮上起天留，戊寅己丑左足求。
春分左胁仓门震，乙卯日见定为仇。

立夏戊辰己巳巽，阴洛宫中左手愁。
夏至上天丙午日，正直应喉离首头。
立秋玄委宫右手，戊申己未坤上游。
秋分仓果西方兑，辛酉还从右胁谋。
立冬右足加新洛，戊戌己亥乾位收。
冬至坎方临叶蛰，壬子腰尻下窍流。
五脏六腑并脐腹，招摇诸戊己中州。
溃治痈疽须要避，犯其天忌疾难瘳。

孙思邈先生针十三鬼穴歌

百邪颠狂所为病，针有十三穴须认。
凡针之体先鬼宫，次针鬼信无不应。
一一从头逐一求，男从左起女从右。
一针人中鬼宫停，左边下针右出针。
第二手大指甲下，名鬼信刺三分深。
三针足大指甲下，名曰鬼垒入二分。
四针掌后大陵穴，入寸五分为鬼心。
五针申脉名鬼路，火针三下七锃锃。
第六却寻大杼上，入发一寸名鬼枕。
七刺耳垂下五分，名曰鬼床针要温。
八针承浆名鬼市，从左出右君须记。
九针间使鬼路上，十针上星名鬼堂。
十一阴下缝三壮，女玉门头为鬼藏。
十二曲池名鬼臣，火针仍要七锃锃。
十三舌头当舌中，此穴须名是鬼封。
手足两边相对刺，若逢孤穴只单通。
此是先师真妙诀，狂猖恶鬼走无踪。

长桑君天星秘诀歌

天星秘诀少人知，此法专分前后施。

若是胃中停宿食，后寻三里起璇玑。
脾病血气先合谷，后刺三阴交莫迟。
如中鬼邪先间使，手臂挛痹取肩髃。
脚若转筋并眼花，先针承山次内踝。
脚气酸疼肩井先，次寻三里阳陵泉。
如是小肠连脐痛，先刺阴陵后涌泉。
耳鸣腰痛先五会，次针耳门三里内。
小肠气痛先长强，后刺大敦不要忙。
足缓难行先绝骨，次寻条口及冲阳。
牙疼头痛兼喉痹，先刺二间后三里。
胸膈痞满先阴交，针到承山饮食喜。
肚腹浮肿胀膨膨，先针水分泻建里。
伤寒过经不出汗，期门三里先后看。
寒疟面肿及肠鸣，先取合谷后内庭。
冷风湿痹针何处，先取环跳次阳陵。
指痛挛急少商好，依法施之无不灵。
此是桑君真口诀，时常莫作等闲轻。

马丹阳天星十二穴并治杂病歌

三里内庭穴，曲池合谷彻。委中配承山，太冲昆仑穴。
环跳与阳陵，通里并列缺。合担用法担，合截用法截。
三百六十穴，不出十二诀。治病如神灵，浑如汤泼雪。
北斗降真机，金锁教开彻。至人可传受，非人莫浪说。

三里足膝下，三寸两筋间。能除心腹痛，善治胃中寒。
肠鸣并积聚，肿满脚胫酸。伤寒羸瘦损，气蛊疾诸般。
人过三旬后，针灸眼重观。取穴举足取，去病不为难。

内庭足指内，胃脘属阳明。善疗四肢厥，喜静恶闻声。
耳内鸣喉痛，数欠及牙疼。疟疾不思食，针后便醒醒。

曲池曲肘里，曲骨陷中求。能治肘中痛，偏风半不收。
弯弓开不得，臂痪怎梳头。喉闭促欲死，发热更无休。
遍身风疹瘩，针后即时瘳。

合谷在虎口，两指歧骨间。头疼并面肿，疟疾热还寒。
体热身汗出，目暗视朦胧。牙疾并鼻衄，口禁更难言。
针入看深浅，令人病自安。

委中曲腘里，动脉正中央。腰重不能举，沉沉夹脊梁。
风痹及筋转，热病不能当。膝头难伸屈，针入即安康。

承山在鱼腹，腨肠分肉间。善理腰疼痛，痔疾大便难。
脚气足下肿，两足尽寒酸。霍乱转筋急，穴中刺便安。

太冲足大指，节后二寸中。动脉知生死，能除惊痫风。
咽喉并心胀，两足不能动。七疝偏坠肿，眼目似云朦。
亦能疗腰痛，针下有神功。

昆仑足外踝，后跟微脉寻。转重腰尻痛，阳踝更连阴。
头疼脊背急，暴喘满中心。踏地行不得，动足即呻吟。
若欲求安好，须寻此穴针。

环跳在足髀，侧卧下足舒。上足屈乃得，针能废毒躯。
冷风并冷痹，身体似绳拘。腿重腨痛甚，屈伸转侧嘘。
有病须针灸，此穴最苏危。

阳陵泉膝下，外廉一寸中。膝肿并麻木，起坐腰背重。
面肿胸中满，冷痹与偏风。努力坐不得，起卧似衰翁。
针入五分后，神功实不同。

通里腕侧后，掌后一寸中。欲言言不出，懊憹在心胸。
实则四肢重，头腮面颊红。平声仍欠数，喉闭气难通。
虚则不能食，咳嗽面无容。毫针微微刺，方信有神功。

列缺腕侧上，盐指手交叉。专疗偏头患，偏风肘木麻。
痰涎频壅上，口噤不开牙。若能明补泻，应手疾如拿。

四总穴歌

肚腹三里留，腰背委中求。头项寻列缺，面口合谷收。

千金十一穴歌

三里内庭穴，肚腹中妙诀。曲池与合谷，头面病可彻。
腰背痛相连，委中昆仑穴。胸项如有痛，后溪并列缺。
环跳与阳陵，膝前兼腋胁。可补即留久，当泻即疏泄。
三百六十名，十一千金穴。

杂治病十一证歌

攒竹丝竹主头疼，偏正皆宜向此针。
更去大都徐泻动，风池宜刺三分深。
曲池合谷先针泻，永与除痾病不侵。
依此下针无不应，管教随手便安宁。

头风头痛与牙疼，合谷三间两穴寻。
更向大都针眼痛，太渊穴内用行针。
牙痛三分针吕细，齿疼依前指上明。
更推大都左之右，交互相迎仔细寻。

听会兼之与听宫，七分针泻耳中聋。

耳门又泻三分许，更加七壮灸听宫。
大肠经内将针泻，曲池合谷七分中。
医者若能明此理，针下之时便见功。

肩背并和肩膊疼，曲池合谷七分深。
未愈尺泽加一寸，更于三间次第行。
各入七分于穴内，少风二府刺心经。
穴内浅深依法用，当时蠲疾两之经。

咽喉以下至于脐，胃脘之中百病危。
心气痛时胸结硬，伤寒呕哕闷涎随。
列缺下针三分许，三分针泻到风池。
二手三间并三里，中冲返刺五分依。

汗出难来刺腕骨，五分针泻要君知。
鱼际经渠并通里，一分针泻汗淋漓。
手指三间及三里，大指各刺五分宜。
汗至如若通遍体，有人明此是良医。

四肢无力中邪风，眼涩难开百病攻。
精神昏倦多不语，风池合谷用针通。
两手三间随后泻，三里兼之与太冲。
各入五分于穴内，迎随得法有神功。

风池手足指诸间，右瘫偏风左曰痪。
各刺五分随后泻，更灸七壮便身安。
三里阴交行气泻，一寸三分量病看。
每穴又加三七壮，自然瘫痪即时安。

疟疾将针刺曲池，经渠合谷共相宜。
五分针刺于二穴，疟病临身便得离。

未愈更加三间刺，五分深刺莫忧疑。
又兼气痛增寒热，间使行针莫用迟。

腿膝腰疼痞气攻，髋骨穴内七分穷。
更针风市兼三里，一寸三分补泻同。
又去阴交泻一寸，行间仍刺五分中。
刚柔进退随呼吸，去疾除疴捻指功。

肘膝疼时刺曲池，进针一寸是相宜。
左病针右右针左，依此三分泻气奇。
膝痛三分针犊鼻，三里阴交要七吹。
但能仔细寻其理，却病之功在片时。

流注指微赋

疾居荣卫，扶救者针。观虚实于瘦肥，辨四时之浅深。是见取穴之法，但分阴阳而溪谷；迎随逆顺，须晓气血而升沉。

原夫指微论中，颐义成赋，知本时之气开，说经络之流注。每披文而参其法，篇篇之誓审存。覆经而察其言，字字之功明谕。疑隐皆知，虚实总附。移疼住痛如有神，针下获安。暴疾沉疴至危笃，刺之勿误。

详夫阴日血引，值阳气流，口温针暖，牢濡深求。诸经十二作数，络脉十五为周。阴俞六十脏主，阳穴七二腑收。刺阳经者，可卧针而取；夺血络者，先俾指而柔。呼为迎而吸作补，逆为鬼而从何忧。淹疾延患，着灸之由。躁烦药饵而难极，必取八会；痛肿奇经而蓄邪，纤犹砭廖。

况夫甲胆乙肝，丁心壬水，生我者号母，我生者名子。春井夏荣乃邪在，秋经冬合乃刺矣。犯禁忌而病复，用日衰而难已。孙络在于肉分，血行出于支里。闷昏针晕，经虚补络须然；痛实痒虚，泻子随母要指。

想夫先贤迅效，无出于针；今人愈疾，岂离于医。徐文伯泻孕于苑内，斯由甚速；范九思疗咽于江夏，闻见言希。

大抵古今遗迹，后世皆师。王纂针魅而立康，獭从被出；秋夫疗鬼而鍼效，魂免伤悲。用针直诀，窍齐于筋骨皮肉。须协乎深浅，又宜察于久新，脏腑寒热。接气通经，短长依法，里外之绝，羸盈必别，勿刺大劳，使人气乱而神堕；慎妄呼吸，防他针昏而闭血。又以常寻古义，由有藏机，遇高贤真趣，则超然得悟；逢达人示教，则表我愚衷。男女气脉，行分时合度；养子时刻，注穴穴须依。今详定疾病之仪，神针法式。广搜《难》《素》之秘密文辞，深考诸家之肘函妙臆。故称庐江流注之指微，以为后学之规则。

通玄指要赋

必欲治病，莫如用针。巧运神机之妙，功开圣理之深。外取砭针，能蠲邪而辅正；中含水火，善回阳而倒阴。

原夫络别支殊，经交错综。或沟渠溪谷以歧异，或山海丘陵而隙共。斯流派以难睽，在条纲而有统。理繁而昧，从补泻有何功，法捷而明，必迎随而得用。

且如行步难移，太冲最奇。人中除脊膂之强痛，神门去心性之呆痴。风伤项急，须求于风府；头晕目眩，要觅于风池。耳闭须听会而治也，眼痛则合谷以推之。胸结身黄，泻涌泉而即可；脑昏目赤，泻攒竹以便宜。若两肘之拘挛，仗曲池而平扫。牙齿痛吕细堪治，头项强承浆可痊。太白宣导于气冲，阴陵开通于水道。腹膨而胀，夺内庭以休迟；筋转而疼，泻承山而在早。

大抵脚腕痛，昆仑可解；股膝疼，阴市能医。痫发癫狂兮，凭后溪而疗理；疟生寒热兮，仗间使以扶持。期门罢胸满血膨，劳宫退胃翻心痛。

稽夫大敦去七疝之偏坠，王公谓此；三里去五劳之羸瘦，华佗言斯。固知腕骨祛黄，然谷为肾。行间治膝肿目疾，尺泽去肘疼筋紧。目昏不见，二间宜取；鼻窒无闻，迎香可引。肩井除两臂之难任，攒竹疗头疼之不忍。咳嗽寒痰，列缺堪治；眵䁾冷泪，临泣堪攻。髋骨将腿痛以祛残，肾俞以腰疼而泻尽。又见越人治尸厥于维会，随手而苏；文伯泻死胎于阴交，应针而殒。

圣人于是察麻与痛，分实与虚。实则自外而入也，虚则自内而出之。是故济母而裨其不足，夺子而平其有余。观二十七之经络，一一明辨；据四百四之病症，件件皆除。故得夭枉都无，跻斯民于寿域；机微已判，彰往古之玄书。

抑又闻心胸病，求掌后之大陵；肩背疼，责肘前之三里。冷痹肾余，取足阳阴之土；连脐腹痛，泻足少阴之水。脊间心后者，针中渚而立痊；胁下筋边者，刺阳陵而即止。头项痛，拟后溪以安然；腰背疼，在委中而顿愈。夫用针之士，于此理苟明者焉。收祛邪之功，而在乎捻指。

灵光赋

黄帝岐伯针灸诀，依他经里分明说。
三阴三阳十二经，更有两经分八脉。
灵光典注极幽深，偏正头疼泻列缺。
睛明治眼努肉攀，耳聋气痞听会间。
两鼻衄蚵针禾髎，鼻窒不闻迎香间。
治气上壅足三里，天突宛中治喘痰。
心痛手颤针少海，少泽应除心下寒。
两足拘挛觅阴市，五般腰痛委中安。
脾俞不动泻丘墟，复溜治肿如神医。
犊鼻治疗风邪痰，住喘脚痛昆仑愈。
后跟痛在仆参求，承山筋转并久痔。
足掌下去寻涌泉，此法千金莫妄传。
此穴多治妇人疾，男蛊女孕两病痊。
百会鸠尾治痢疾，大小肠俞大小便。
气海血海疗五淋，中脘下脘治腹坚。
伤寒过经期门应，气刺两乳求太渊。
大敦二穴主偏坠，水沟间使治邪癫。
吐血定喘补尺泽，地仓能止而流涎。
劳宫医得身劳倦，水肿水分灸即安。
五指不伸中渚取，颊车可针牙齿愈。
阴跷阳跷两踝边，脚气四穴先寻取。
阴阳陵泉亦主之，阴跷阳跷与三里。
诸穴一般治脚气，在腰玄机宜正取。
膏肓岂止治百病，灸得玄切病须愈。
针灸一穴数病除，学者尤宜加仔细。
悟得明师流注法，头目有病针四肢。

针有补泻明呼吸，穴应五行顺四时。

悟得人身中造化，此歌依旧是筌谛。

席弘赋

凡欲行针须审穴，要明补泻迎随诀。

胸背左右不相同，呼吸阴阳男女别。

气刺两乳求太渊，未应之时泻列缺。

列缺头疼及偏正，重泻太渊无不应。

耳聋气痞听会针，迎香穴泻功如神。

谁知天突治喉风，虚喘须寻三里中。

手连肩脊痛难忍，合谷针时要太冲。

曲池两手不如意，合谷下针宜仔细。

心疼手颤少海间，若要根除觅阴市。

但患伤寒两耳聋，金门听会疾如风。

五般肘痛寻尺泽，太渊针后却收功。

手足上下针三里，食癖气块凭此取。

鸠尾能治五般痫，若下涌泉人不死。

胃中有积刺璇玑，三里功多人不知。

阴陵泉治心胸满，针到承山饮食思。

大杼若连长强寻，小肠气痛即行针。

委中专治腰间痛，脚膝肿时寻至阴。

气滞腰疼不能立，横骨大都宜急救。

气海专能治五淋，更针三里随呼吸。

期门穴主伤寒患，六日过经犹未汗，

但向乳根二肋间，又治妇人生产难。

耳内蝉鸣腰欲折，膝下明存三里穴。

若能补泻五会间，且莫逢人容易说。

睛明治眼未效时，合谷光明安可缺。

人中治癫功最高，十三鬼穴不须饶。

水肿水分兼气海，皮内随针气自消。

冷嗽先宜补合谷，却须针泻三阴交。

牙齿肿痛并咽痹，二间阳溪疾怎逃。

更有三间肾俞妙，主除痛背浮风劳。

若针肩井须三里，不刺之时气未调。

最是阳陵泉一穴，膝间疼痛用针烧。

委中腰痛脚挛急，取得其经血自调。

脚痛膝肿针三里，悬钟二陵三阴交。

更向太冲须引气，指头麻木自轻飘。

转筋目眩针鱼腹，承山昆仑立便消。

肚疼须是公孙妙，内关相应必然瘳。

冷风冷痹疾难愈，环跳腰间针与烧。

风府风池寻得到，伤寒百病一时消。

阳明二日寻风府，呕吐还须上脘疗。

妇人心痛心隆穴，男子疝疼三里高。

小便不禁关元好，大便闭涩大敦烧。

脘骨腿疼三里泻，复溜气滞便离腰。

从来风府最难针，却用功夫度浅深。

倘若膀胱气未散，更宜三里穴中寻。

若是七疝小腹痛，照海阴交曲泉针。

又不应时求气海，关元同泻效如神。

小肠气撮痛连脐，速泻阴交莫在迟。

良久涌泉针取气，此中玄妙少人知。

小儿脱肛患多时，先灸百会次鸠尾。

久患伤寒肩背痛，但针中渚得其宜。

肩上痛连脐不休，手中三里便须求。

下针麻重即须泻，得气之时不用留。

腰连胯痛急必大，便于三里攻其隘，

下针一泻三补之，气上攻噎只管在，

噎不住时气海灸，定泻一时立便瘥。

补自卯南转针高，泻从卯北莫辞劳。

逼针泻气令须吸，若补随呼气自调。

左右捻针寻子午，抽针泻气自迢迢。
用针补泻分明说，更用搜穷本与标。
咽喉最急先百会，太冲照海及阴交。
学者潜心宜熟读，席弘治病最名高。

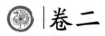 **卷二**

标由赋

拯救之法，妙用者针。

夫今人愈疾，岂离于医治。劫病之功，莫妙于针刺。故经云：拘于鬼神者，不可与言至德；恶于针石者，不可与言至巧。正此之谓也。

察岁时于天道，

夫人身十二经，三百六十节，以应一岁十二月三百六十日。岁时者，春暖、夏热、秋凉、冬寒，此四时之正气。苟或春应暖而反寒，夏应热而反凉，秋应凉而反热，冬应寒而反暖。是故冬伤于寒，春必温病；春伤于风，夏必飧泄；夏伤于暑，秋必痎疟；秋伤于温，上逆而咳。岐伯曰：凡刺之法，必候日月星辰，四时八正之气，气定乃刺焉。是故天温月明，则人血淖液而卫气浮，故血易泻，气易行；天寒日阴，则人血凝泣而卫气沉，故血难泻，气难行。月始生，则气血始精，卫气始行；月廓满，则气血实，肌肉生；月廓空，则气血虚，肌肉减，是以因天时而调血气也。天寒无刺，天温无凝；月生无泻，月满无补，月廓空无治，是谓得天时而调之。若日月生而泻，是谓脏虚；月满而补，血气扬溢，络有留血，名曰重实。月廓空而治，是谓乱经。阴阳相错，真邪不别，外虚内乱，淫邪乃起。又曰：天有五运，金水木火土也；地有六气，风寒暑湿燥热也。学者必察斯焉。

定形气于予心。

经云：凡用针者，必先度其形之肥瘦，以调其气之虚实。实则泻之，虚则补之，以定其形气于我心矣。形盛脉细，少气不足以息者，危。形瘦脉大，胸中多气者，死。形气相得者，生，不调者病，相失者死。是故色脉不顺而莫针，戒之戒之。

春夏瘦而刺浅，秋冬肥而刺深。

经云：病有沉浮，刺有浅深，无太过不及。过之则内伤，不及则外壅，壅则邪从之。浅深不得宜，反为大贼。内伤五脏，后生大病。故曰：春病在毫毛腠理，夏病在皮肤。故春夏之人，阳气轻浮，肌肉瘦薄，血气未盛，宜刺之浅。秋病在肌肉，冬病在筋骨。秋冬则阳气收藏，肌肉肥厚，血气充满，刺之宜深。又云：春刺十二井，夏刺十二荥，季夏刺十二俞，秋刺十二经，冬刺十二合，以配木火土金水。理见《子午流注》。

不穷经络阴阳，须逢禁刺。

经有十二：手太阴肺，少阴心，厥阴心包络，太阳小肠，少阳三焦，阳明大肠；足太阴脾，少阴肾，厥阴肝，太阳膀胱，少阳胆，阳明胃也。络有十五：肺络列缺，心络通里，心包络内关，小肠络支正，三焦络外关，大肠络偏历，脾络公孙，肾络大钟，肝络蠡沟，膀胱络飞扬，胆络光明，胃络丰隆，阴跷络照海，阳跷络申脉，脾之大络大包，督脉络长强，任脉络屏翳也。阴阳者，天之阴阳，平旦至日中，天之阳，阳中之阳也。日中至黄昏，天之阳，阳中之阴也。合夜至鸡鸣，天之阴，阴中之阴也。鸡鸣至平旦，天之阴，阴中之阳也。故人亦应之。夫言人之阴阳，则外为阳，内为阴。言身之阴阳，则背为阳，腹为阴。手足皆以赤白肉分之。言脏腑之阴阳，则五脏为阴，六腑为阳。是以春夏之病在阳，秋冬之病在阴，皆视其所在，与施针石也。又言背为阳，阳中之阳，心也；阳中之阴，肺也。腹为阴，阴中之阴，肾也；阴中之阳，肝也；阴中之至阴，脾也。此皆阴阳、表里、内外、雌雄相输应也，是以应天之阴阳。学者苟不明此经络、阴阳升降，左右不同之理，如病在阳明，反攻厥阴，病在太阳，反和太阴，遂致贼邪未除，本气受弊，则有劳无功，禁刺之犯，可不勉哉。

既论脏腑虚实，须向经寻。

脏者，心、肝、脾、肺、肾也。腑者，胆、胃、大、小肠、三焦、膀胱也。虚者痒麻也，实者肿痛也。脏腑居在内，经络行乎外。虚则补其母，实则泻其子。如心病虚，则补肝木，实则泻脾土。又且本经亦有子母，如心之虚，取少海穴以补之，实则取少府穴以泻之。诸经皆然，并不离乎五行相生之理。

原夫起自中焦，水初下漏，太阴为始，至厥阴而方终。穴出云门，抵期门而最后。

此言平人气象气脉，行于十二经，一周为身，除任督之外，计三百九十三穴。一日一夜有百刻，分于十二时，每一时有八刻二分，每一刻计六十分，一时共计五百分。每日寅时，太阴肺脉生自中焦府，穴出于云门起，至少商穴止。卯时阳明大肠经，自商阳穴至迎香穴。辰时阳明胃经，自头维至厉兑。巳时太阴脾经，自隐白至大包。午时少阴心经，自极泉至少冲。未时太阳小肠经，自少泽至听宫。申时太阳膀胱经，自睛明至至阴。酉时少阴肾经，自涌泉至俞府。戌时心包络，自天池至中冲。亥时少阳三焦经，自关冲至禾髎。子时少阳胆经，自瞳子髎至窍阴。丑时厥阴肝经，自大敦至期门而终。

经有十二，别络走三百余支。

十二经者，即手足三阴三阳之正经也。别络者，除十五络，又有横络、丝络，不知其纪，散走于三百余支之脉也。

正侧偃伏，气血有六百余候。

此言经络或正或侧，或仰或覆，而气血循行孔穴，一周于身，荣行脉中，三百余候，卫行脉外，三百余候。

手足三阳，手走头而头走足；手足三阴，足走腹而胸走手。

此言经络阴升阳降，气血出入之机，男女无以异。

要识迎随，须明顺逆。

迎随者，要知荣卫之流注，经脉之往来也。明其阴阳之经，逆顺而取之。迎者，以针头朝其原而逆之；随者，以针头从其流而顺之。是故逆之者为泻、为迎，顺之者为补、为随。若能知迎知随，令气必和，和气之方，必通阴阳升降上下，源流往来，逆顺之道明矣。

况夫阴阳气血，多少为最。厥阴太阳，少气多血；太阴少阴，少血多气；而又气多血少者，少阳之分；气盛血多者，阳明之位。

此言三阴三阳，气血多少之不同，取之必记为最要也。

先详多少之宜，次察应至之气。

言用针者，先明上文气血之多少，次观针气之来应也。

轻滑慢而未来，沉涩紧而已至。

轻浮、滑虚、慢迟也，入针之后，值此三者，乃真气之未到也。沉重、涩滞、紧实也，入针之后，值此三者，是正气之已来也。

既至也，量寒热而留疾。

留，住也；疾，速也。此言正气既至，必审寒热而施之。故经云：刺热须至寒者，必留针。阴气隆至，乃呼之去徐，其穴不闭。刺寒须至热者，阳气隆至，针气必热，乃吸之去疾，其穴急扪。

未至也，据虚实而痛气。

此言针气之未来也。经云：虚则推内进搓，以补其气。实则循扪弹怒，以引其气。

气之至，如鱼吞钓饵之沉浮；气未至也，如闲处幽室之深邃。

气既至，则针自涩紧，似鱼吞钩，或沉或浮而动。其气不来，针自轻滑，如闲居静室之中，寂然无所闻也。

气至速而效速，气至迟而不治。

言下针若得气来速，则病易痊，而效亦速也。气若来迟则病难愈，而有不治之忧。故赋云：气速效速，气迟效迟，候之不至，必死无疑矣。

观夫九针之法，毫针最微，七星可应，众穴主持。

昔黄帝制九针者，上应天地，下应阴阳四时。九针之名，各不同形。一曰镵针以应天，长一寸六分，头大末锐，去泻阳气。二曰员针以应地，长一寸六分，针如卵形，揩磨分肉间，不得伤肌肉，以泻分气。三曰锝针以应人，长三寸半，锋如黍粟之锐，主脉如陷，以致其气。四曰锋针，以应四时，长一寸六分，刃三隅，以发痼疾。五曰铍针，以应五音，长四寸，广二分半，末如剑锋，以取大脓。六曰员利针，以应六律，长一寸六分六厘，且员且锐，中身微大，以取暴气。七曰毫针，以应七星，长三寸六分，尖如蚊虻喙，静以徐往，微以久留之而痒，以取痛痹。八曰长针，以应八风，长七寸，锋利身薄，可以取远痹。九曰大针，以应九野，长四寸，其锋微员，尖如挺，以泻机关之水。九针毕矣。此言九针之妙，毫针最精，能应七星，又为三百六十穴之主持也。

本形金也，有蠲邪扶正之道。

本形，言针也，针本出于金。古人以砭石，今人以铁代之。蠲，除也。邪气盛，针能除之。扶，辅也。正气衰，针能辅之。

短长水也，有决凝开滞之机。

此言针有长短，犹水之长短也。人之气血凝滞而不通，犹水之凝滞而不通也。水之不通，决之使流于湖海。气血不通，针之使周于经络，故言针应水也。

定刺象木，或斜或正。

此言木有斜正，而用针亦有或斜或正之不同，刺阳经者，必斜卧其针，毋中其卫；刺阴分者，必正立其针，毋伤其荣。故言针应木也。

口藏比火，进阳补赢。

口藏，以针含于口也。气之温，如火之温也。赢，瘦也。凡欲下针之时，必效仿真人，口温针暖，使荣卫相接。进己之阳气，补彼之瘦弱。故言针应火也。

循机扪而可塞以象土，

循者，用手上下循之，使气血往来也。机扪者，针毕以手扪闭其穴，如用土填塞之义。故言针应土也。

方知是应五行而不虚。

五行者，金水木火土也。此结上文针能应五行之理。

然是一寸六分，包含妙理。

言针虽但长一寸六分，能巧运神机之妙，中含水火、阴阳之理，最玄妙也。

或细桢于毫发，同贯多歧。

桢，针之干也。歧，气血往来之路也。言针之干虽如毫发之微小，能贯通诸经血气之道路也。

可平五脏之寒热，能调六腑之虚实。

平，治也；调，理也。言针能调治脏腑之疾。有寒则温之，有热则清之。虚则补之，实则泻之。

拘挛闭塞，遣八邪而去矣。

拘挛者，筋脉之拘束也；闭塞者，气血不通也。八邪者，所以候八风之虚邪也。言疾有挛闭者，必驱散八风之邪也。

寒热痛痹，开四关而已之。

寒者，身作颤而发寒也。热者，身作潮而发热也。痛，疼痛也。痹，麻木也。四关者，五脏有六腑，六腑有十二原，十二原出于四关，太冲、合谷是也。

凡刺者，使本神朝而后人。即刺也，使本神定而气随。神不朝而勿刺，神已定而可施。

凡用针者，必使患者精神已朝，而后方可入针。既刺之，必使患者精神才定，而后施针行气。若气不朝，其针为轻滑，不知疼痛，如插豆腐者，莫与进之，必使之候。如神气既至，针自紧涩，可与依法察虚实而针之。

定脚处，取气血为主意。

言欲下针之时，必取阴阳气血多少为主，详见上文。

下手处，认水木是根基。

下手，亦言用针也。水者，母也。木者，子也。是水能生木也。是故济母裨其不足，夺子平其有余。此言用针必先认子母相生之义。举水木而不及土金火者，省文也。

天、地、人三才也，涌泉同璇玑、百会。

百会一穴在头，以应乎天；璇玑一穴在胸，以应乎人；涌泉一穴在足掌心，以应乎地，是谓三才也。

上、中、下三部也，大包与天枢、地机。

大包二穴在乳后，为上部。天枢二穴在脐旁，为中部。地机二穴在足跗，为下部。是谓三部也。

阳跷、阳维并督脉，主肩、背、腰、腿在表之病。

阳跷脉起于足跟中，循外踝，上入风池。阳维脉维持诸阳之会。如脐会太仓之类。督脉起自下极之俞，并与脊里上行风府，过脑、额、鼻，入龈交穴也。言此奇经三脉属阳，主治肩、背、腰、腿在表之疾也。

阴跷、阴维、任、冲、带，去心腹胁肋在里之疑。

阴跷脉亦起于足跟，循内踝上行至咽喉，交贯冲脉。阴维脉维持诸阴之交，如足太阴之脉交出厥阴之前。任脉起于中极之下，循腹上至咽喉而终。冲脉起于气冲，并足阳明之经，夹脐上行，至胸中而散也。带脉起于季胁，回身一周，如系带也。言此奇经五脉属阴，能治心腹胁肋在里之疾也。

二陵、二跷、二交，似续而交五大。

二陵者，阴陵泉、阳陵泉也。二跷者，阴跷、阳跷也。二交者，阴交、阳交也。续，接续也。五大者，五体也。言此六穴，递相交接于两手两足并头也。

两间、两商、两井，相依而列两支。

两间者，二间、三间也。两商者，少商、商阳也。两井者，天井、肩井也。言六穴，相依而分别于手之两支也。

是见取穴之法，必有分寸，先审自意，次观肉分。

此言取量穴法，必以男左女右，中指与大指相屈如环，取内侧纹两角为一寸，各随长短大小取之，此乃同身之寸。先审病者，是何病，属何经，用何穴，于我意。此察病者，瘦肥长短，大小肉分，骨节发际之间，量度以取之。

或伸屈而得之，或平直而安之。

伸屈者，如取环跳之穴，必须伸下足、屈上足以取之，乃得真穴。平直者，或平卧而取之，或正坐而取之，或直立而取之。自然安定，如承浆在唇下宛宛中之类也。

在阳部筋骨之侧，陷下为真。在阴分郄腘之间，动脉相应。

阳部者，诸阳之经也。如合谷、三里、阳陵泉等穴，必取夹骨侧指陷中为真也。阴分者，诸阴之经也，如箕门、五里、太冲等穴，在屈心之间，必以动脉应指，乃为真穴也。

取五穴用一穴而必端，取三经用一经而可正。

此言取穴之法，必须点取五穴之中而用一穴，则可为端的矣。若用一经，必须取三经而正一经之是非也。

头部与肩部详分，督脉与任脉易定。

头部与肩部则穴繁多，但医者以自意详审大小、肥瘦而分之；督、任二脉，值乎背腹中行，而有分寸则易定也。

明标与本，论刺深刺浅之经。

标本者，非止一端也，有六经之标本，有天地阴阳之标本，有传病之标本。夫六经之标本者，足太阳之本在足跟上五寸，标在目也。足少阳之本在窍阴，标在耳也。足阳明之本在厉兑，标在人迎、颊挟颃颡也。足太阴之本在中封前上四寸，标在背脾俞与舌本也。足少阴之本在内踝上三寸中，标在背肾俞、舌下两脉也。足厥阴之本在行间上五寸中，标在背肝俞也。手太阳之本在手外踝后，标在命门之上一寸也。手少阳之本在小指、次指之间上一寸，标在耳后上角下外眦也。手阳明之本在肘骨中上别阳，标在颔下合钳上也。手太阴之本在寸口之中，标在腋内动脉也。手少阴之本在锐骨之端，标在背心俞也。手厥阴之本在掌后两筋之间二寸中，标在胁下三寸也。此乃十二之标本。

经云：病有标本，刺有逆从、浅深之理。凡刺之方，必别阴阳，前后相应，逆从得施，标本相移。故曰有其在标而求之于标，有其在本而求之于本，有其在本而求之于标，有其在标而求之于本。故治有取标而得者，有取本而得者，有逆取而得者，有从取而得者。故明知标本者，万举万当；不知标本者，是谓妄行。夫阴阳标本，逆从之道也。以浅而知深，察近而知远，标本易言而世人识见无能及也。治反为逆，治得为从。先病而后逆者，先逆而后病者，先病而后生寒者，先热而后生病者，此五者俱治其本也。先热而后生中满者，治其标。先病而后泄者，治其本。先泄而后生他病者，治其本，必且调之，乃治其他病。先病而后中满者，治其标；先中满而后烦心者，治其本。大小便不利治其标，大小便利治其本。大小便不利而后生病者，治其本。病发而有余，本而标之，先治其本，后治其标。病发而不足，标而本之，先治其标，后治其本。又云：得病日为本，传病为标也。浅深者，刺阳经必中荣，须浅而卧针，无伤于卫也。刺阴分必中卫，须深而立针，无损于荣也。此谓阴阳、标本、浅深之道也。

住痛移疼，取相交相贯之经。

此言用针之法，有住痛移疼之功者，必先以针左行左转，而得九数，复以针右行右转而得六数，此乃阴阳交贯之道也。经脉亦有交贯，如太阴肺之列缺，交于阳明大肠之路；阳明胃之丰隆，别走于少阳之径，此之类也。

岂不闻脏腑病而求门、海、俞、募之类；

门海者，如章门、气海之类。俞者，五脏六腑之俞也，俱在背部二行中。募者，脏腑之募。肺募中府，心募巨阙，胃募中脘，肝募期门，胆募日月，脾募章门，肾募京门，大肠募天枢，小肠募关元，但三焦、包络，膀胱而无募矣。此言五脏六腑之有病，必取此门海俞募之微妙也。

经络滞而求原别交会之道。

原者，十二经之原也。别，阳别也。交，阴交也。会，八会也。夫十二原者，胆原丘墟，肝原太冲，小肠原腕骨，心原神门，胃原冲阳，脾原太白，大肠原合谷，肺原太渊，膀胱原京骨，肾原太溪，三焦原阳池，包络原大陵。八会者，血会膈俞，气会膻中，脉会太渊，筋会阳陵泉，骨会大杼，髓会绝骨，脏会章门，腑会中脘也。此言经络血气凝结不通者，必取此原别交会之穴而刺之。

更穷四根三结，依标本而刺无不痊。

根结者，十二经之根结也。《灵枢经》云：太阴根于隐白，结于太仓也。少阴根于涌泉，结于廉泉也。厥阴根于大敦，结于玉堂也。太阳根于至阴，结于目也。阳明根于厉兑，结于钳耳也。少阳根于窍阴，结于耳也。手太阳根于少泽，结于天窗、支正也。手少阳根于关冲，结于天牖、外关也。手阳明根于商阳，结于扶突、偏历也。手三阴之经不载，不敢强注。又云四根者，耳根、鼻根、乳根、脚根也。三结者，胸结、腹结、便结也。此言能究根结之理，依上文标本之法刺之，则疾无不愈也。

但用八法五门，分主客而针无不效。

八法者，奇经八脉也。公孙冲脉胃心胸，内关阴维下总同，临泣胆经连带脉，阳维目锐外关逢。后溪督脉内眦颈，申脉阳跷络亦通，列缺肺任行肺系，阴跷照海膈喉咙。五门者，天干配合，分于五也。甲与己合，乙与庚合，丙与辛合，丁与壬合，戊与癸合也。主客者，公孙主内关客，临泣主外关客，后溪主申脉客，列缺主照海客也。此言若用八法，必以五门，推时取穴，先主后客，而无不效也。详载四卷之中。

八脉始终连八会，本是纪纲。

八脉者，即奇经也，注见上文。八会者气、血、脉、筋、骨、髓、脏、腑之会也，亦注见前。纪纲者，如网之有纲也。此言奇经八脉起止连及八会，本是人身经脉之纲领也。

十二经络十二原，是谓枢要。

十二经、十五络、十二原穴，俱注见前。此言十二原者，乃十二经络出入门户之枢纽也。

一日取六十六穴之法，方见幽微。

六十六穴者，即子午流注，井荥俞原经合也。阳干注腑三十六穴，阴干注脏三十穴，共成六十六穴，俱载于后子流注图中。此言经络一日一周于身，历行十二经穴。当此之时酌取流注之中一穴用之，则幽微之理可见矣。

一时取一十二经之原，始知要妙。

十二经原，注见于前。此言一时之中，当审此日是何经所主，当此之时该取本日此经之原穴而刺之，则流注之法玄妙始可知矣。

原夫补泻之法，非呼吸而在手指。

此言补泻之法，非但呼吸，而在乎手之指法也。法分十四者，循扪提按，弹捻搓盘，推纳动摇，爪切进退，出摄者是也。法则如斯，巧拙在人之活法，备详《金针赋》内。

速效之功，要交正而识本经。

交正者，如大肠与肺为传送之府，心与小肠为受盛之官，脾与胃为消化之官，肝与胆为清净之位，膀胱与肾阴阳相通，表里相应也。本经者，受病之经。如心之病，必取小肠之穴兼之。余仿此。言能识本经之病，又要认交经正经之理，则针之功必速矣。

交经缪刺，左有病而右畔取。

缪刺者，刺络脉也。右痛而刺左，左痛而刺右，此乃交经缪刺之理也。

泻络远针，头有病而脚上针。

三阳之经，从头下足，故言头有病，必取足穴而刺之。

巨刺与缪刺各异，

巨刺者，刺经脉也。痛在左而右脉病者，则巨刺之，左痛刺右，右痛刺左，中其经也。缪刺者，刺络脉也，身形有痛，九候无病，则缪刺之，右痛刺左，左痛刺右，中其络也。经云：左盛则右病，右盛则左病。亦有移易者，右痛未已而左脉先病。如此者，必巨刺之，中其经，非络脉也。故络病，其痛与经脉缪处，故曰缪刺。此刺法之相同，但一中经，一中络之异耳。

微针与妙刺相通。

微针者，刺之巧也；妙刺者，针之妙也。言二者之相通。

观部分而知经络之虚实。

言针入肉分，则以天地人三部而进，必察其得气，则内外虚实而可知矣。又云：察脉之三部，则知何经虚，何经实也。

视沉浮而辨脏腑之寒温。

言下针之后，看针气缓急，可决脏腑之寒热也。

且夫先令针耀，而虑针损；次藏口内，而欲针温。

言欲下针之时，必先令针光耀，看针莫有损坏，次将针含于口内，令针温暖，与荣卫相接，无相触犯也。

目无外视，手如握虎，心无内慕，如待贵人。

此戒用针之士，贵乎专心诚意而自重也。令目无他视，如握虎，恐有伤也。心无他想，如待贵人，恐有责也。经云：凡刺之道，必观其部，心无别慕，手如擒虎，犹待贵人，不知日暮，着意留心，不失其所，此之谓也。

左手重而多按，欲令气散。右手轻而徐入，不痛之因。

言欲下针之时，必先以左手大指爪甲于穴上切之，则令其气散，以右手持针，轻轻徐入，此乃不痛之因也。

空心恐怯，直立侧而多晕；

空心者，未食之前。此言无刺饥人，其气血未定，则令人恐惧，有怕怯之心，或直立或侧卧，必有眩晕之咎也。

背目沉掐，坐卧平而少昏。

此言欲下针之时，必令患人莫视所针之处。以手爪甲重切其穴，或卧或坐，而无昏闷之患也。

推于十干十变，知孔穴之开阖。

十干者，甲、乙、丙、丁、戊、己、庚、辛、壬、癸也。十变者，逐日临时之变也。备载四卷《八法》之中。故得时为之开，失时为之阖。苟能明此，则知孔穴之得失也。

论其五行、五脏，察日时之旺衰。

五行、五脏俱注见前。此言病于本日时之下，得五行生者旺，受五行克者衰。知心之病，得甲乙之日时者，生旺；遇壬癸之日时者，克衰。余皆仿此。

伏如横弩，应若发机。

此言用针之捷效，如射之发中也。

阴交、阳别而定血晕，阴跷、阳维而下胎衣。

阴交穴有二，一在脐下一寸，一在足内踝上三寸，名三阴之交也。言此二穴能定妇人之血晕。又言照海、内关二穴，能下产妇之胎衣也。

痹厥偏枯，迎随俾经络接续。

痹厥者，四肢厥冷麻痹。偏枯者，中风半身不遂。言治此症，必须接气通经，更以迎随之法，使血脉贯通，经络接续也。

漏崩带下，温补使气血依归。

漏崩带下者，女子之疾也。言有此症，必须温针待暖以补之，使荣卫调和而归依也。

静以久留，停针待之。

此言下针之后，必须静而久停之。

必准者，取照海治喉中之闭塞；端的处，用大钟治心内之呆痴。

照海等穴，俱载五卷折量法中，故不重录。

大抵疼痛实泻，痒麻虚补。

此言疼痛者热，宜泻之以凉；痒麻者冷，宜补之以暖。

体重节痛而俞居，心下痞满而井主。

俞者，十二经中之俞穴。井者，十二经中之井也。

心胀咽痛，针太冲而必除；脾冷胃疼，泻公孙而立愈。胸满腹痛，刺内关；胁痛肋疼，针飞虎。

太冲等穴，俱载后图。但飞虎穴即章门穴也，又云是支沟穴，以手于虎口一飞，中指尽处是穴也。

筋挛骨痛而补魂门，体热劳嗽而泻魄户。头风头痛，刺申脉与金门；眼痒眼疼，泻光明于地五。泻阴都止盗汗，治小儿骨蒸；刺偏历利小便，医大人水蛊。中风环跳而宜刺，虚损天枢而可取。

地五者，即地五会也。

由是午前卯后，太阴生而疾温；离左酉南，月死朔而速冷。

此以月生死为期，午前卯后者，辰、巳二时也。当此之时，太阴月之生也，是故月廓空无泻，宜疾温之。离左酉南者，未、申二时也。当此之时，太阴月之死也，是故月廓盈无补，宜速冷之。将一月而比一日也。经云：月生一日一痛，二日二痛，至十五日十五痛，十六日十四痛，十七日十三痛，渐退至三十日一痛也。月望以前谓之生，月望以后谓之死。午前谓之生，午后谓之死也。

循扪弹弩，留吸母而坚长。

循者，用针之后，以手上下循之，使血气往来而已。扪者，出针之后，以手扪闭其穴，使气不泄也。弹弩者，以手轻弹而补虚也。留吸母者，虚则补其母，须待热之至后，留吸而坚长也。

爪下伸提，疾呼子而嘘短。

爪下者，切而下针也。伸提者，施针轻浮豆许曰提。疾呼子者，实则泻其子，务待寒至之后，去之速，而嘘且短矣。

动退空歇，迎夺右而泻凉。

动退，以针摇动而退。如气不行，将针伸提而已。空歇，撒手而停针。迎以针逆而迎，夺即泻其子也。如心之病，必泻脾胃之子。此言欲泻必施此法也。

推纳进搓，随济左而补暖。

推纳进者，用针推纳而入也。搓者，犹如搓线之状，慢慢转针，勿令太紧。随，以针顺而随之。济则济其母也，如心之病，必补肝之母。此言欲补必用此法也。

慎之，大凡危疾色脉不顺而莫针。

慎之者，戒之也。此言有危笃之疾，必观其形色，更察其脉，若相反者，莫与用针。恐劳而无功，反获罪也。

寒热风阴，饥饱醉劳而切忌。

此言针不可轻用，大寒、大热、大风、大阴雨、大饥、大饱、大醉、大劳，凡此之类，决不可用针，实大忌也。

望不补而晦不泻，弦不夺而朔不济。

望，每月十五日也。晦，每月三十日也。弦，有上、下弦。上弦，或初七、或初八。下弦，或二十二、或二十三也。朔，每月初一日也。凡值此日，不可用针施法也。暴急之疾，则亦不可拘此。

精其心而穷其法，无灸艾而坏其身。

此言灸也，勉医者宜专心究其穴法，无误于着艾之功，庶不犯于禁忌，而坏人之皮肉也。

正其理而求其原，免投针而失其位。

此言针也，勉学者要明其针道之理，察病之原，则用针不失其所也。

避灸处而和四肢，四十有九；禁刺处而除六俞，二十有二。

禁灸之穴四十五，更和四肢之井，共四十九也。禁针之穴二十二，外除六腑之俞也，俱载于前。

抑又闻高皇抱疾未瘥，李氏刺巨阙而复苏；太子暴死为厥，越人针维会而复醒。肩井、曲池，甄权刺臂痛而复射；悬钟、环跳，华佗刺躄足而立行。秋夫针腰俞而鬼免沉疴，王纂针交俞而妖精立出。取肝俞与命门，使瞽士视秋毫之末；刺少阳与交别，俾聋夫听夏蚋之声。

此引先师用针，有此立效之功，以励学者用心之诚耳。

嗟夫去圣逾远，此道渐坠，或不得意而散其学，或衍其能而犯禁忌。愚庸智浅，难契于玄言。至道渊深，得之者有几，偶述斯言，不敢示诸明达，毋嫌鄙句，庶几开乎童蒙。

此先师叹圣贤之古远，针道之渐衰。理法幽深，难造其极，复以谦逊之言以结之。

卷三

　　此金针赋，乃先师秘传之要法。得之者，每每私藏而不以示人，必待价之千金乃可得也。予今以活人为心，更不珍藏，载于卷中，与同志之士共知。学者慎勿轻视，若能熟读玩味，则用针之法，尽于此矣。后学廷瑞识。

金针赋序

　　大明洪武庚辰仲春，予学针法。初学于洞玄先生、孟仲倪公。明年公没过维阳，又学于东隐先生、九思彭公。深得二先生发明窦太师针道之书、梓岐风谷飞经走气补泻之法，游江湖间，以之参问他师，皆不过能谈其概，及求精微之妙，百无一二。间有知者，亦莫尽知其奥。予于是甚悦于心，则知世所得者鲜矣。固深胸臆，宝而重之。数年间用而百发百中，无不臻效。永乐己丑，惜予遭诬，徙居于民乐耕锄之内，故退寓西河，立其堂曰"资深"，其号曰"泉石心"。以遁守自娱，过者皆曰此读书耕者之所也。凡有疾者求治，不用于针，多用于灸，自是梓岐风谷之法荒废，而名不闻。非不以济人之心为心，盖不欲取誉于时耳。今也，予年向暮，髭鬓皆霜，恐久失传，拳拳在念，正统己未春末，养疾之暇，阅其所传针法之书，繁而无统，于是撮其简要，不愧疏庸，编集成文，名曰"金针赋"。金，乃世之宝也，非富贵不能得之，岂贫贱所能有也。名其金，称其贵也。贵能劫疾于顷刻之间，故以观夫发端，而嗟夫结意，则深叹美其法，而有收效之捷耳。篇中首论头病取足，左病取右，男女早晚之气，手足经络顺逆之理；次论补泻下针，调气出针之法；末论治病驱运气血，通接至微之妙，而又叮咛勉其学人，务必尽精诚，则可以起沉疴之疾。言虽鄙直，义则详明，尤且贯穿次第有序，使后之学者易为记诵，诵传不泯。俟他日有窦汉卿复出，而攻之熟，造之深，得于心而应于目，显用光大，必念乎今之删繁撮简成文者谁欤。是亦遗言于后也，必学者敬之哉。

时正统四年己未岁八月既望泉石心谨识

梓岐风谷飞经撮要金针赋

观夫针道，捷法最奇。须要明于补泻，方可起于倾危。先分病之上下，次定穴之高低。头有病而足取之，左有病而右取之。男子之气早在上而晚在下，取之必明其理；女子之气，早在下而晚在上，用之必识其时。午前为早属阳，午后为晚属阴。男女上下，凭腰分之。手足三阳，手走头而头走足；手足三阴，足走腹而胸走手。阴升阳降，出入之机。逆之者，为泻为迎；顺之者，为补为随。春夏刺浅者以瘦，秋冬刺深者以肥。更观原气厚薄，浅深之刺尤宜。

原夫补泻之法，妙在呼吸手指。男子者，大指进前左转，呼之为补；退后右转，吸之为泻；提针为热，插针为寒。女子者，大指退后右转，吸之为补；进前左转，呼之为泻；插针为热，提针为寒。左与右有异，胸与背不同。午前者如此，午后者反之。是故爪而切之，下针之法；摇而退之，出针之法；动而进之，催针之法；循而摄之，行气之法。搓而去病，弹则补虚。肚腹盘旋，扪为穴闭。重沉豆许曰按，轻浮豆许曰提。一十四法，针要所备。补者一退三飞，真气自归；泻者一飞三退，邪气自避。补则补其不足，泻则泻其有余。有余者为肿为痛，曰实；不足者为痒为麻，曰虚。气速效速，气迟效迟。死生贵贱，针下皆知。贱者硬而贵者脆，生者涩而死者虚。候之不至，必死无疑。

且夫下针之，先须爪按，重而切之，次令咳嗽一声，随咳下针。凡补者呼气，初针刺至皮内，乃曰天才；少停进针，刺至肉内，乃曰人才；又停进针，刺至筋骨之间，名曰地才，此为极处，就当补之。再停良久，却须退针至人之分，待气沉紧，倒针朝病。进退往来，飞经走气，尽在其中矣。凡泻者吸气，初针至天，少停进针，直至于地，得气泻之。再停良久，却须退针，复至于人，待气沉紧，倒针朝病，法同前矣。其或晕针者，神气虚也，以针补之，口鼻气回，热汤与之，略停少顷，依前再施。

及夫调气之法，下针至地之后，复人之分。欲气上行，将针右捻，欲气下行，将针左捻。欲补先呼后吸，欲泻先吸后呼。气不至者，以手循摄，以爪切掐，以针摇动，进捻搓弹，直待气至，以龙虎升腾之法，按之在前，使气在后；按之在后，使气在前，运气走至疼痛之所，以纳气之法，扶针直插，复向下纳，使气不回。若关节阻涩，气不过者，以龙虎龟凤通经接气大段之法，驱而运之，仍以循摄爪切，无不应矣。此通仙之妙。

况夫出针之法，病势既退，针气微松；病未退者，针气始根，推之不动，转之不移，此为邪气吸拔其针，乃真气未至，不可出。出之者，其病即复，再须补泻，停以待之，直候微松，方可出针豆许，摇而停之。补者吸之去疾，其穴急扪；泻者呼之去徐，其穴不闭。欲令腠密，然后吸气，故曰下针贵迟，太急伤血；出针贵缓，太急伤气。以上总要，于斯尽矣。

考夫治病其法有八：一曰烧山火，治顽麻冷痹，先浅后深，用九阳而三进三退，慢提紧按，热至紧闭，插针除寒之有准。二曰透天凉，治肌热骨蒸，先深后浅，用六阴而三出三入，紧提慢按，徐徐举针，退热之可凭。细细搓之，去病准绳。三曰阳中之阴，先寒后热，浅而深，以六九之法，则先补后泻也。四曰阴中之阳，先热后寒，深而浅，以六九之方，则先泻后补也。补者直须热至，泻者务待寒侵，犹如搓线，慢慢转针。法其浅则用浅，法其深则用深，二者不可兼而紊之也。五曰子午捣臼，水蛊膈气，落穴之后，调气均匀，针行上下，九入六出，左右转之，千遭自平。六曰进气之诀，腰背肘膝痛，浑身走注疼，刺九分，行九补，卧针五七吸，待上行。亦可龙虎交战，左捻九而右捻六，是亦住痛之针。七曰留气之诀，痃癖癥瘕，刺七分，用纯阳，然后乃直插针，气来深刺，提针再停。八曰抽添之诀，瘫痪疮癫，取其要穴，使九阳得气，提按搜寻，大要运气周遍。扶针直插，复向下纳，回阳倒阴。指下玄微，胸中活法，一有未应，反复再施。

若夫过关过节，催运气，以飞经走气，其法有四：一曰青龙摆尾，如扶舡舵，不进不退，一左一右，慢慢拨动。二曰白虎摇头，似手摇铃，退方进员，兼之左右，摇而振之。三曰苍龟探穴，如入土之象，一退三进，钻剔四方。四曰赤凤迎源，展翅之仪，入针至地，提针至天，候针自摇，复进其元，上下左右，四围飞旋。病在上吸而退之，病在下呼而进之。

至夫久患偏枯，通经接气之法有定息寸数。手足三阳，上九而下十四，过经四寸；手足三阴，上七而下十二，过经五寸。在乎摇动出纳，呼吸同法，驱运气血，顷刻周流，上下通接，可使寒者暖而热者凉，痛者止而胀者消，若开渠之决水，立见时功，何倾危之不起哉？虽然病有三因，皆从气血。针分八法，不离阴阳。盖经络昼夜之循环，呼吸往来之不息。和则身体康健，否则疾病竞生，譬如天下国家地方，山海田园，江河溪谷，值岁时风雨均调，则水道疏利，民物安阜。其或一方一所，风雨不均，遭以旱涝，使水道涌竭不同，灾忧遂至。人之气血，受病三因，亦犹方所之旱涝也。盖针砭所以通经脉，均气血，蠲邪扶正，故曰捷法最奇者哉。

嗟夫轩岐古远，卢扁久亡，此道幽深，非一言而可尽。斯文细密，在久习而能通。岂世上之常辞，庸流之乏术。得之者若科之及第，而悦于心；用之者如射之发中，而应于目。述自先贤，传之后学，用针之士，有志于斯。果能洞造玄微，而尽其精妙，则世之伏枕之疴，有缘者遇，针到病除，随手而愈。

论子午流注之法

夫子午流注者，刚柔相配，阴阳相合，气血循环，时穴开阖也。何以子午言之？曰：子时一刻，乃一阳之生，至午时一刻，乃一阴之生，故以子午分之，而得乎中也。流者，往也；注者，住也。天干有十，经有十二，甲胆、乙肝、丙小肠、丁心、戊胃、己脾、庚大肠、辛肺、壬膀胱、癸肾，余两经者，乃三焦、包络也。三焦乃阳气之父，包络乃阴血之母。此二经虽寄于壬癸，亦分派于十干。且每经之中，有井荥俞经合，以配金水木火土。是故阴井木而阳井金，阴荥火而阳荥水，阴俞土而阳俞木，阴经金而阳经火，阴合水而阳合土也。经中必有返本还原者，乃十二经出入之门户也。阳经有原，遇俞穴并过之；阴经无原，以俞穴即代之。是以甲出丘墟乙太冲之例。又按《千金》云：六阴经亦有原穴，乙中都、丁通里、己公孙、辛列缺、癸水泉，包络内关也。故阳日气先行而血后随也，阴日血先行而气后随也。得时为之开，失时为之阖。阳干注腑，甲丙戊庚壬而重见者，气纳于三焦。阴支注脏，乙丁己辛癸而重见者，血纳包络。如甲日戌时，以开胆井，至戊寅时，正当胃俞，而又并过胆原，重见甲申时，气纳三焦荥穴，属水，甲属木，是以水生木，谓甲合还元化本。又如乙酉时，以开肝井，至己丑时，当脾之俞，并过肝原，重见乙未时，血纳包络荥穴，属火，乙属木，是以木生火也，谓乙合还元化本。此俱以子午相生，阴阳相济也。阳日无阴时，阴日无阳时。故甲与己合，乙与庚合，丙与辛合，丁与壬合，戊与癸合也。何以甲与己合？曰：中央戊己属土，畏东方甲乙之木所克，戊属阳为兄，己属阴为妹，戊兄遂将己妹嫁与木家，于甲为妻，庶得阴阳和合而不相伤。所以甲与己合，余皆然。子午之法，尽于此矣。

五虎建元日时歌

甲己之日丙寅起，乙庚之辰戊寅头。丙辛便从庚寅起，
丁壬壬寅顺行求。戊癸甲寅定时候，六十首法助医流。

十二经纳天干歌

甲胆乙肝丙小肠，丁心戊胃己脾乡，庚属大肠辛属肺，
壬属膀胱癸肾脏，三焦亦向壬中寄，包络同归入癸方。

十二经纳地支歌

肺寅大卯胃辰宫，脾巳心午小未中，申胱酉肾心包戌，亥三子胆丑肝通。

十二经之原歌

甲出丘墟乙太冲，丙居腕骨是原中。
丁出神门原内过，戊胃冲阳气可通。
己出太白庚合谷，辛原本出太渊同。
壬归京骨阳池穴，癸出太溪大陵中。

子午流注十二经井荥俞原经合歌

手大指内太阴肺，少商为井荥鱼际，
太渊之穴号俞原，行入经渠尺泽类。

盐指阳明曰大肠，商阳二间三间详。
合谷阳溪依穴取，曲池为合正相当。

中指厥阴心包络，中冲掌中劳宫索，

大陵为俞本是原，间使从容求曲泽。

无名指外是三焦，关冲寻至液门头，
俞原中渚阳池取，经合支沟天井求。

手小指内少阴心，少冲少府井荥寻，
神门俞穴为原穴，灵道仍须少海真。

手小指外属小肠，少泽流于前谷内，
后溪腕骨之俞原，阳谷为经合小海。

足大指内太阴脾，井荥隐白大都推，
太白俞原商丘穴，阴陵泉合要须知。

足大指端厥阴肝，大敦为井荥行间，
太冲为俞原神是，经在中封合曲泉。

足第二指阳明胃，厉兑内庭须要会，
陷谷冲阳经解溪，三里膝下三寸是。

足掌心中少阴肾，涌泉然谷天然定，
太溪肾俞又为原，复溜阴谷能医病。

足第四指少阳经，窍阴为井侠溪荥，
俞原临泣丘墟穴，阳辅阳陵泉认真。

足小指外属膀胱，至阴通谷井荥当，
束骨次寻京骨穴，昆仑经合委中央。

子午流注逐日按时定穴歌

甲日戌时胆窍阴，丙子时中前谷荥，

戊寅陷谷阳明俞，返本丘墟木在寅，
庚辰经注阳溪穴，壬午膀胱委中寻，
甲申时纳三焦水，荥合天干取液门。

乙日酉时肝大敦，丁亥时荥少府心，
己丑太白太冲穴，辛卯经渠是肺经，
癸巳肾宫阴谷合，乙未劳宫水穴荥。

丙日申时少泽当，戊戌内庭治胀康，
庚子时在三间俞，本原腕骨可祛黄，
壬寅经水昆仑上，甲辰阳陵泉合长，
丙午时受三焦水，中渚之中仔细详。

丁日未时心少冲，己酉大都脾土逢，
辛亥太渊神门穴，癸丑复溜肾水通，
乙卯肝经曲泉合，丁巳包络大陵中。

戊日午时厉兑先，庚申荥穴二间迁，
壬戌膀胱寻束骨，冲阳土穴必还元，
甲子胆经阳辅是，丙寅小海穴安然，
戊辰气纳三焦脉，经穴支沟刺必痊。

己日巳时隐白始，辛未时中鱼际取，
癸酉太溪太白原，乙亥中封内踝比，
丁丑时合少海心，己卯间使包终止。

庚日辰时商阳居，壬午膀胱通谷之，
甲申临泣为俞木，合谷金原返本归，
丙戌小肠阳谷火，戊子时居三里宜，
庚寅气纳三焦合，天井之中不用疑。
辛日卯时少商本，癸巳然谷何须忖，

乙未太冲原太渊，丁酉心经灵道引，
己亥脾合阴陵泉，辛丑曲泽包络准。

壬日寅时起至阴，甲辰胆脉侠溪荥，
丙午小肠后溪俞，返求京骨本原寻，
三焦寄有阳池穴，返本返原似的亲，
戊申时注解溪胃，大肠庚戌曲池真，
壬子气纳三焦寄，井穴关冲一片金，
关冲属金壬属水，子母相生恩义深。

癸日亥时井涌泉，乙丑行间穴必然，
丁卯俞穴神门是，本寻肾水太溪原，
包络大陵原并过，己巳商丘内踝边，
辛未肺经合尺泽，癸酉中冲包络连，
子午截时安定穴，留传后学莫忘言。

上子午流注之法，无以考焉。虽《针灸四书》所载，尤且不全。还元化本之理，气血所纳之穴，俱隐而不具矣。今将流注按时定穴编成歌括一十首，使后之学者易学记诵，临用之时，不待思忖。且后图乃先贤所缀，故不敢废，备载于后庶有所证。原图十二，今分作十耳。

详具子午流注图式于后

足少阳胆之经

甲主　与己合　胆引气行

○甲日

甲戌时　开胆　为井　金

丙子时　小肠　荥　水

戊寅时　胃　俞　木

所过胆原坵墟穴本原在寅

庚辰时　大肠　经　火

壬午时　膀胱　合　土

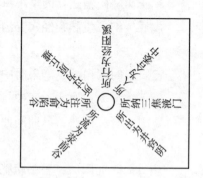

甲申时，气纳三焦，为水，故水能生木谓甲合，还元化本也。后皆仿此。

足厥阴肝之经

乙主　与庚合　肝引血行

○乙日

　　乙酉时　开肝　为井　木

　　丁亥时　心　　荥　火

　　己丑时　脾　　俞　土

所过肝原

　　辛卯时　肺　　经　金

　　癸亥时　肾　　合　水

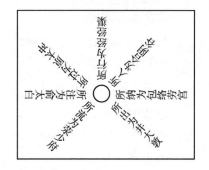

　　乙未时，血纳包络穴，属火，是谓木能生火，俱以子母相生。后皆仿此。

手太阳小肠之经

丙主　与辛合　小肠引气行

○丙日

　　丙申时　开小肠　为井　金

　　戊戌时　胃　　　荥　火

　　庚子时　大肠　　俞　木

并过小肠之原

　　壬寅时　膀胱　　经　火

　　甲辰时　胆　　　合　土

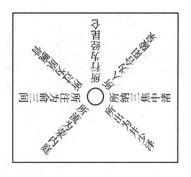

　　丙午时，气纳三焦之木，理同。

手少阴心之经

丁主　与壬合　心引血行

○丁日

　　丁未时　开心　井　木

　　乙酉时　脾　　荥　火

　　辛亥时　肺　　俞　土

并过心原

　　癸丑时　肾　　经　金

　　乙卯时　肝　　合　水

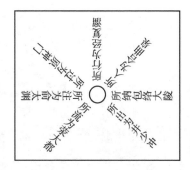

丁巳时，血纳包络之俞土，义同前。

足阳明胃之经

戊主　与癸合　胃引气行

○戊日

　　戊午时　开胃　井　金

　　庚申时　　大肠　荥　水

　　壬戌时　　膀胱　俞　木

　并过胃原

　　甲子时　　胆　经　火

　　丙寅时　　小肠　合　土

　　戊辰时，气纳三焦之经，火也。

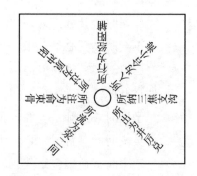

足太阴脾之经

己主　与甲合　脾引血行

○己日

　　己巳时　开脾　井　木

　　辛未时　　肺　荥　火

　　癸酉时　　肾　俞　土

　并过脾原

　　乙亥时　　肝　经　金

　　丁丑时　　心　合　水

　　己卯时，纳包络之经，金也。

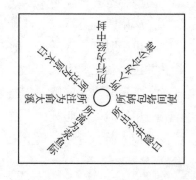

手阳明大肠之经

庚主　与乙合　大肠引气行

○庚日

　　庚辰时　开大肠　井　金

　　壬午时　　膀胱　荥　水

　　甲申时　　胆　俞　木

　并过大肠之原

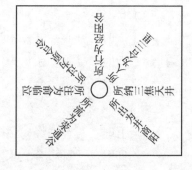

丙戌时　小肠　经　火

戊子时　胃　　合　土

庚寅时，气纳三焦之合，土也。

手太阴肺之经

辛主　与丙合　肺引血行

○辛日

　辛卯时　开肺　井　木

　癸巳时　肾　　荥　火

　乙未时　肝　　俞　土

并过肺原

　丁酉时　心　　经　水

　己亥时　脾　　合　水

　辛巳时，血纳包络之合，水也。

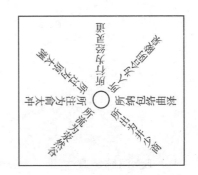

足太阳膀胱之经

壬主　与丁合　膀胱引气行

○壬日

　壬寅时　开膀胱　井　金

　甲申时　胆　　荥　水

　丙午时　小肠　俞　木

并过本原京骨水，原在午，水入火乡，故壬
丙子午相交也，兼过三焦之原。

　戊申时　胃　　经　火

　庚戌时　大肠　合　土

　壬子时，气纳三焦之井，金也。

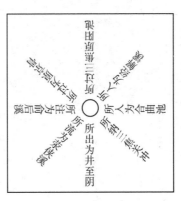

足少阴肾之经

癸主　与戊合　肾引血行

○癸日

　癸亥时　开肾　井　木

乙丑时　　肝　荥　火

丁卯时　　心　俞　土

并过肾原太溪，又过包络之原。

己巳时　　脾　经　金

辛未时　　肺　合　水

癸酉时，血纳包络之井，水也。

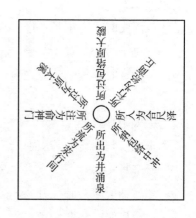

手太阴肺经流注图

少商二穴在手大指端内侧，去爪甲如韭叶许。鱼际二穴，在手大指本节后，内侧散脉中。太渊二穴，在掌后横纹陷中。经渠二穴，在手掌后寸口脉中。列缺二穴，在手侧腕上以盐指相叉，指尽处是穴。尺泽二穴，在手肘约纹中。

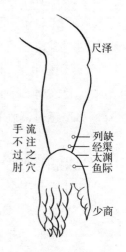

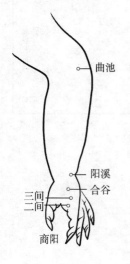

手阳明大肠经流注图

商阳二穴，在手大指次指内侧，去爪甲角如韭叶许。二间二穴，在次指本节前内侧陷中。三间二穴，在本节后内廉侧陷中。合谷二穴，在虎口歧骨之间陷中。阳溪二穴，在手腕上侧陷中。曲池二穴，在肘外辅骨，屈肘曲骨之中。

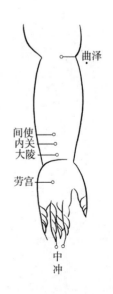

手厥阴心包络流注图

中冲二穴，在手中指内廉之端，去爪甲如韭叶。劳宫二穴，在手掌中心。大陵二穴，在手掌后横纹中。内关二穴，在手掌后二寸中两筋间。间使二穴，去内关一寸，在掌后三寸中。曲泽二穴，在手肘内廉陷中，曲肘得之。

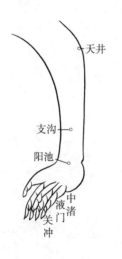

手少阳三焦经流注图

关冲二穴，在手无名指端端廉，去爪甲如韭叶许。液门二穴，在小指次指本节前陷中。中渚二穴，在本节后陷中，握拳取之。阳池二穴，在手表腕上陷中。支沟二穴，在手腕后三寸，两筋骨之间。天井二穴，在肘外大骨上陷中。

手少阴心经流注图

少冲二穴，在手小指内廉端，去爪甲如韭叶许。少府二穴，在手掌内小指本节后陷中，直劳宫。神门二穴，在手掌后兑骨之端。通里二穴，在掌后一寸。灵道二穴，在掌后一寸五分。少海二穴，在肘内廉横纹头，曲手取之。

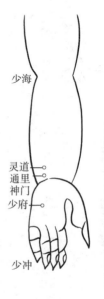

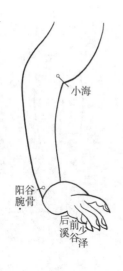

手太阴（阳）小肠经流注图

　　少泽二穴，在手小指之端外廉，去爪甲一分。前谷二穴，在手小指外侧本节前陷中。后溪二穴，在外侧本节后横纹尖上陷中。腕骨二穴，在手外侧腕前起骨下陷中。阳谷二穴，在手外侧踝下。小海二穴，在肘大骨侧踝肘端五分端（陷）中。

足太阴脾经流注图

　　隐白二穴，在足大指内侧端，去爪甲如韭叶许。大都二穴，在大指本节后陷中。太白二穴，在大指内侧核骨下陷中。公孙二穴，在大指内侧，去本节后一寸。商丘二穴，在足内踝前。阴陵泉二穴，在足膝下内侧，辅骨下陷中。

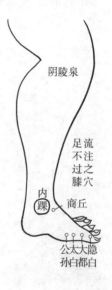

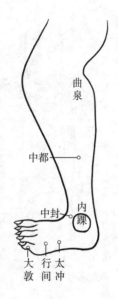

足厥阴肝经流注图

　　大敦二穴，在足大指端去爪甲一分。行间二穴，在大指外间动脉应手。太冲二穴，在大指本节后二寸动脉中。中封二穴，在内踝前一寸，仰足取之。中都二穴，在内踝上七寸。曲泉二穴，在膝内辅骨下横纹尽处。

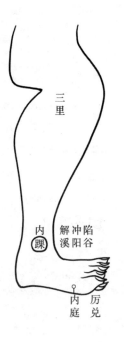

足阳明胃经流注图

厉兑二穴，在足大指次指端去爪甲一分。内庭二穴，在足次指间陷中。陷谷二穴，在足次指本节后陷中，去内庭二寸。冲阳二穴，在跗上，去内庭五寸。解溪二穴，在足腕上系草鞋练处陷中。三里二穴，在膝下三寸大筋内宛宛中。

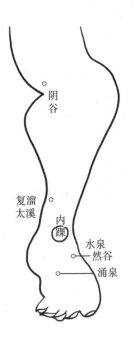

足少阴肾经流注图

涌泉二穴，在足掌心陷中，屈足卷指取之。然骨二穴，在足内踝前大骨下。太溪二穴，在足内踝后踝骨上动脉之中。水泉二穴，在太溪下一寸。复溜二穴，在足内踝上二寸。阴谷二穴，在足膝内辅骨后，大筋下，小筋上。

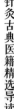

足少阳胆经流注图

窍阴二穴，在足第四指端去爪甲一分。侠溪二穴，在足四指外歧骨间本节前。临泣二穴，在本节后去侠溪七分半。丘墟二穴，在足外踝微前陷中。阳辅二穴，在足外踝上四寸，辅骨前，绝骨端如前三分。阳陵泉二穴，在膝下骨下宛宛中。

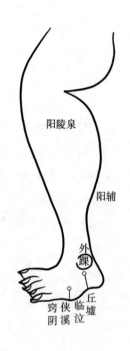

足太阳膀胱经流注图

至阴二穴，在足小指外侧去爪甲各一分。通谷二穴，在足小指外侧本节前陷中。束骨二穴，在小指本节后陷中。京骨二穴，在指外侧大骨下赤白肉际。昆仑二穴，在外踝后骨上。委中二穴，在足膝腕内腘内约纹中。

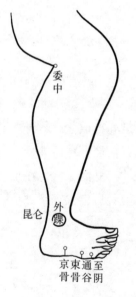

| **卷四**

窦文真公八法流注

论经脉有奇经八脉

《难经》云：脉有奇经八脉者，不拘于十二经，何谓也？然，有阳维，有阴维，有阳跷，有阴跷，有冲，有任，有督，有带之脉。凡此八脉，皆不拘于经，故曰奇经八脉也。经有十二，络有十五。凡二十七气相随上下，何独不拘于经也？然，圣人图设沟渠，通利水道，以备不然。天雨降下，沟渠溢满，当此之时，霶霈妄行，圣人不能复图也。此络脉满溢，诸经不能复拘也。既不拘于十二经络，皆从何起何继，详见下文。

奇经八脉周身交会歌

督脉起自下极腧，并与脊里上风府，
过脑额鼻入龈交，为阳脉海都纲要。
任脉起于中极底，上腹循喉承浆里，
阴脉之海任所为。
冲脉出胞至胸止，从腹会咽络口唇，
女人成经为血室，脉并少阴之肾经，
与任督本于阴会，三脉并起而异行。
阳跷起足跟之底，循外踝上入风池。
阴跷内踝循喉嗌，本是阴阳脉别支。
诸阴会起阴维脉，发足少阴筑宾郄。
诸阳会起阳维脉，太阳之郄金门是。
带脉周回季胁间，会于维道足少阳。
所谓奇经之八脉。

八脉交会八穴歌

公孙冲脉胃心胸，内关阴维下总同。

临泣胆经连带脉，阳维目锐外关逢。

后溪督脉内眦颈，申脉阳跷络亦通。

列缺肺任行肺系，阴跷照海膈喉咙。

八脉配八卦歌

乾属公孙艮内关，巽临震位外关还。

离居列缺坤照海，后溪兑坎申脉间。

补泻浮沉分逆顺，定时呼吸不为难。

祖传秘诀神针法，万病如拈立便安。

八穴相配合歌

公孙偏与内关合，列缺能消照海疴。

临泣外关分主客，后溪申脉正相和。

左针右病知高下，以意通经广按摩。

补泻迎随分逆顺，五门八法是真科。

八法五虎建元日时歌

甲己之辰起丙寅，乙庚之日戌寅行，

丙辛便起庚寅始，丁壬壬寅一顺寻，

戊癸甲寅定时候，五门得合是元因。

八法逐日支干歌

甲己辰戌丑未十，乙庚申酉九为期。

丁壬寅卯八成就，戊癸巳午七裁衣。

丙辛亥子亦七数，逐日支干即得知。

八法临时支干歌

甲己子午九宜用，乙庚丑未八无疑。

丙辛寅申七作数，丁壬卯酉六须知。

戊癸辰戌各有五，巳亥单加四共齐。

阳日除九阴除六，不及零余穴下推。

按灵龟飞腾图有二，人莫适从，今取其效验者录之耳。

灵龟八法之图

戴九履一，左三右七，二四为肩，六八为足，五木居申，寄于坤局。阳日寄艮，阴日寄坤。

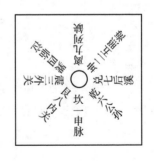

坎一申脉主，照海坤二五，震三属外关，巽四临泣数，乾六是公孙，兑七后溪府，艮八主内关，离九列缺住。

假如甲子日，戊辰时，就数逐日支干内。甲得十数，子得七数。又算临时支干内，戊得五数，辰得五数，共成二十七数。此是阳日，该除二九一十八数，余有九数，离九列缺穴也。

假如乙丑日，壬午时，就算逐日支干内。乙得九数，丑得十数。又算临时支干内，壬得六数，午得九数，共成三十四数。此是阴日，该除五六方三十数，零有四数，是巽四临泣也。余仿此。

飞腾八法歌

壬甲公孙即是乾，丙居艮上内关然。戊午临泣生坎水，庚属外关震相连。

辛上后溪装巽卦，己癸申脉到坤传。己土列缺南离上，丁居照海兑金全。

　　其法只取本日天干为例，假如甲己日戊辰时，即取戊干临泣穴，己巳时，即列缺；庚午时，即外关。余仿此。

　　愚谓奇经八脉之法，各不相同。前灵龟八法，有阳九阴六、十干十变开阖之理，用之得时，无不捷效。后飞腾八法，亦明师所授，故不敢弃，亦载于此，以示后之学者。

八法交会八脉

公孙二穴父通　冲脉
内关二穴母通　阴维脉　　｝合于心胸胃

后溪二穴夫通　督脉
申脉二穴妻通　阳跷脉　　｝合于目内眦、颈项、耳眉、膊、小肠、膀胱

临泣二穴男通　带脉
外关二穴女通　阳维脉　　｝合于目内锐眦、耳后、颊、颈肩

列缺二穴主通　任脉
照海二穴客通　阴跷脉　　｝合于肺系、咽喉、胸膈

八法主治病证

　　公孙二穴通冲脉，脾之经，在足大指内侧本节后一寸陷中。令病患坐，合两掌相对取之，主治三十一证。凡治后证，必先取公孙为主，次取各穴应之。

　　九种心疼，一切冷气。

　　　大陵二穴　中脘一穴　隐白二穴。

　　痰膈涎闷，胸中隐痛。

　　　劳宫二穴　膻中一穴　间使二穴。

　　脐腹胀满，气不消化。

　　　天枢二穴　水分一穴　内庭二穴。

　　胁肋下痛，起止艰难。

　　　支沟二穴　章门二穴　阳陵泉二穴。

　　泄泻不止，里急后重。

下脘一穴　　天枢二穴　　照海二穴。
胸中刺痛，隐隐不乐。
　　内关二穴　　大陵二穴　　彧中二穴。
两胁胀满，气攻疼痛。
　　阳陵泉二穴　　章门二穴　　绝骨二穴_{一名悬钟}
中满不快，翻胃吐食。
　　中脘一穴　　太白二穴　　中魁二穴_{一名阳溪}
气膈五噎，饮食不下。
　　膻中一穴　　三里二穴　　太白二穴
胃脘停痰，口吐清水。
　　巨阙一穴　　厉兑二穴　　中脘一穴
中脘停食，疼刺不已。
　　解溪二穴　　太仓一穴_{一名中脘穴}　　三里二穴
呕吐痰涎，眩晕不已。
　　丰隆二穴　　中魁二穴　　膻中一穴
心疟令人心内怔忡。
　　神门二穴　　心俞二穴　　百劳一穴_{即天枢穴}
脾疟令人怕寒，腹中痛。
　　商丘二穴　　脾俞二穴　　三里二穴
肝疟令人气色苍苍，恶寒发热。
　　中封二穴　　肝俞二穴　　绝骨二穴
肺疟令人心寒怕惊。
　　列缺二穴　　肺俞二穴　　合谷二穴
肾疟令人洒热，腰脊强痛。
　　大钟二穴　　肾俞二穴　　申脉二穴
疟疾大热不退。
　　间使二穴　　百劳一穴　　绝骨二穴
疟疾先寒后热
　　后溪二穴　　曲池二穴　　劳宫二穴
疟疾先热后寒。
　　曲池二穴　　百劳一穴　　绝骨二穴

疟疾心胸疼痛。

内关二穴　上脘一穴　大陵二穴

疟疾头痛眩晕，吐痰不已。

合谷二穴　中脘一穴　列缺二穴

疟疾骨节酸痛。

魄户二穴　百劳一穴　然谷二穴

疟疾口渴不已。

关冲二穴　人中一穴　间使二穴

胃疟令人善饥而不能食。

厉兑二穴　胃俞二穴　大都二穴

胆疟令人恶寒怕惊，睡卧不安。

临泣二穴　胆俞二穴　期门二穴

黄汗疸四肢俱肿，汗出染衣。

至阳一穴　百劳一穴　腕骨二穴　中脘一穴　三里二穴

黄疸，遍身皮肤及面目小便俱黄。

脾俞二穴　隐白二穴　百劳一穴　至阳一穴　三里二穴　腕骨二穴

谷疸，食毕则头眩心中拂郁，遍体发黄。

胃俞二穴　内庭二穴　至阳一穴　三里二穴　腕骨二穴　阴谷二穴

酒疸，身目俱黄，心中俱痛，面发赤斑，小便赤黄。

胆俞二穴　至阳一穴　委中二穴　腕骨二穴

女痨疸，身目俱黄，发热恶寒，小便不利。

关元一穴　肾俞二穴　然骨二穴　至阳一穴

内关二穴，阴维脉、心包络之经，在掌后二寸两筋之间陷中，令患人稳坐，仰手取之，主治二十五证。

中满不快，胃脘伤寒。

中脘一穴　大陵二穴　三里二穴

中焦痞满，两胁刺痛。

支沟二穴　章门二穴　膻中一穴

脾胃虚冷，呕吐不已。

内庭二穴　中脘一穴　气海一穴　公孙二穴

脾胃气虚，心腹胀满。

太白二穴　三里二穴　气海一穴　水分一穴

胁肋下疼，心脘刺痛。

气海一穴　行间二穴　阳陵泉二穴

痞块不散，心中闷痛。

大陵二穴　中脘一穴　三阴交二穴

食癥不散，人渐羸瘦。

腕骨二穴　脾俞二穴　公孙二穴

食积血瘕，腹中隐痛。

胃俞二穴　行间二穴　气海一穴

五积气块，血积血癖。

膈俞二穴　肝俞二穴　大敦二穴　照海二穴

脏腑虚冷，两胁痛疼。

支沟二穴　建里一穴　章门二穴　阳陵泉二穴

风壅气滞，心腹刺痛。

风门二穴　膻中一穴　劳宫二穴　三里二穴

大肠虚冷，脱肛不收。

百会一穴　命门一穴　长强一穴　承山二穴

大便艰难，用力脱肛。

照海二穴　百会一穴　支沟二穴

脏毒肿痛，便血不止。

承山二穴　肝俞二穴　膈俞二穴　长强一穴

五种痔疾，攻痛不已。

合阳二穴　长强一穴　承山二穴

五痫等证，口中吐沫。

后溪二穴　神门二穴　心俞二穴　鬼眼四穴

心性呆痴，悲泣不已。

通里二穴　后溪二穴　神门二穴　大钟二穴

心惊发狂，不识亲疏。

少冲二穴　心俞二穴　中脘一穴　十宣十穴

健忘易失，言语不记。

心俞二穴　　通里二穴　　少冲二穴

心气虚损，或歌或笑。

灵道二穴　　心俞二穴　　通里二穴

心中惊悸，言语错乱。

少海二穴　　少府二穴　　心俞二穴　　后溪二穴

心中虚怯，神思不安。

乳根二穴　　通里二穴　　胆俞二穴　　心俞二穴

心惊中风，不省人事。

中冲二穴　　百会一穴　　大敦二穴

心脏诸虚，心怔惊悸。

阴郄二穴　　心俞二穴　　通里二穴

心虚胆寒，四体颤掉。

胆俞二穴　　通里二穴　　临泣二穴

临泣二穴，通带脉、胆之经，在足小指次指间，去侠溪一寸五分。令患者垂足取之。主治二十五证。

足跗肿痛，久不能消。

行间二穴　　申脉二穴

手足麻痹，不知痒痛。

太冲二穴　　曲池二穴　　大陵二穴　　合谷二穴　　三里二穴　　中渚二穴

两足颤掉，不能移步。

太冲二穴　　昆仑二穴　　阳陵泉二穴。

两手颤掉，不能握物。

曲泽二穴　　腕骨二穴　　合谷二穴　　中渚二穴

足指拘挛，筋紧不开。

丘墟二穴　　公孙二穴　　阳陵泉二穴

手指拘挛，伸缩疼痛。

尺泽二穴　　阳溪二穴　　中渚二穴　　五虎二穴

足底下发热，名曰湿热。

涌泉二穴　　京骨二穴　　合谷二穴

足外踝红肿，名曰穿踝风。

昆仑二穴　丘墟二穴　照海二穴

足跗发热，五指节痛。

冲阳二穴　侠溪二穴　足十宣十穴

两手发热，五指疼痛。

阳池二穴　液门二穴　合谷二穴

两膝红肿疼痛，名曰鹤膝风。

膝关二穴　行间二穴　鹤顶二穴　阳陵泉二穴

手腕起骨痛，名曰绕踝风。

太渊二穴　腕骨二穴　大陵二穴

腰胯疼痛，名曰寒疝。

五枢二穴　委中二穴　三阴交二穴

臂膊痛连肩背。

肩井二穴　曲池二穴　中渚二穴

腿胯疼痛，名曰腿叉风。

环跳二穴　委中二穴　阳陵泉二穴

白虎历节风疼痛。

肩井二穴　三里二穴　曲池二穴　委中二穴　合谷二穴　行间二穴　天应一穴遇痛处针，弹针出血。

走注风游走，四肢疼痛。

天应一穴　曲池二穴　三里二穴　委中二穴

浮风，浑身瘙痒。

百会一穴　太阳紫脉　百劳一穴　命门一穴　风市二穴　绝骨二穴　水分二穴　气海一穴　血海二穴　委中二穴　曲池二穴

头项红肿强痛。

承浆一穴　风池二穴　肩井二穴　风府一穴

肾虚腰痛，举动艰难。

肾俞二穴　脊中一穴　委中二穴

闪挫腰痛，起止艰难。

脊中一穴　腰俞二穴　肾俞二穴　委中二穴

虚损湿滞，腰痛，行动无力。

脊中一穴　腰俞一穴　肾俞二穴　委中二穴

诸虚百损，四肢无力。

　　百劳一穴　　心俞二穴　　三里二穴　　关元一穴　　膏肓俞二穴

胁下肝积，气块刺痛。

　　章门二穴　　支沟二穴　　中脘一穴　　阳陵泉二穴　　大陵二穴

外关二穴，阳维脉、三焦之经。在手背腕后二寸陷中。令患人稳坐，覆手取之。主治二十七证。

臂膊红肿，肢节疼痛。

　　肘髎二穴　　肩髃二穴　　腕骨二穴。

足内踝骨红肿痛，名曰绕踝风。

　　太溪二穴　　丘墟二穴　　临泣二穴　　昆仑二穴

手指节痛，不能伸屈。

　　阳谷二穴　　五虎二穴　　腕骨二穴　　合谷二穴

足指节痛，不能行步。

　　内庭二穴　　太冲二穴　　昆仑二穴

五脏结热，吐血不已。取五脏俞穴，并血会治之。

　　心俞二穴　　肝俞二穴　　脾俞二穴　　肺俞二穴　　肾俞二穴　　膈俞二穴

六腑结热，血妄行不已。取六腑俞，并血会治之。

　　胆俞二穴　　胃俞二穴　　小肠俞二穴　　大肠俞二穴　　膀胱俞穴　　三焦俞穴

鼻衄不止，名血妄行。

　　少泽二穴　　心俞二穴　　膈俞二穴　　涌泉二穴

吐血昏晕，不省人事。

　　肝俞二穴　　膈俞二穴　　通里二穴　　大敦二穴

虚损气逆，吐血不已。

　　膏肓二穴　　膈俞二穴　　丹田一穴　　肝俞二穴

吐血衄血，阳乘于阴，血热妄行。

　　中冲二穴　　肝俞二穴　　膈俞二穴　　三里二穴　　三阴交二穴

血寒亦吐，阴乘于阳，名心肺二经呕血。

　　少商二穴　　心俞二穴　　神门二穴　　肺俞二穴　　膈俞二穴　　三阴交二穴

舌强难言，及生白苔。

　　关冲二穴　　中冲二穴　　承浆一穴　　聚泉一穴

重舌肿胀，热极难言。

十宣十穴　海泉一穴在舌理中　金津一穴在舌下左边　玉液一穴在舌下右边

口内生疮，名曰枯曹风。

兑端一穴　支沟二穴　承浆一穴　十宣十穴

舌吐不收，名曰阳强。

涌泉二穴　兑端一穴　少冲二穴　神门二穴

舌缩不能言，名曰阴弱。

心俞二穴　膻中一穴　海泉一穴

唇吻裂破，血出干痛。

承浆一穴　少商二穴　关冲二穴

项生瘰疬，绕颈起核，名曰蟠蛇疬。

天井二穴　风池二穴　肘尖二穴　缺盆二穴　十宣十穴

瘰疬延生胸前连腋下者，名曰瓜藤疬。

肩井二穴　膻中一穴　大陵二穴　支沟二穴　阳陵泉二穴

左耳根肿核者，名曰惠袋疬。

翳风二穴　后溪二穴　肘尖二穴

右耳根肿核者，名曰蜂巢疬。

翳风二穴　颊车二穴　后溪二穴　合谷二穴

耳根红肿痛。

合谷二穴　翳风二穴　颊车二穴

颈项红肿不消，名曰项疽。

风府一穴　肩井二穴　承浆一穴

目生翳膜，隐涩难开。

睛明二穴　合谷二穴　肝俞二穴　鱼尾二穴在眉外头

风沿烂眼　迎风冷泪。

攒竹二穴　丝竹空穴　二间二穴　小骨空穴在手小指二节尖上

目风肿痛，胬肉攀睛。

禾髎二穴　睛明二穴　攒竹二穴　肝俞二穴　委中二穴　合谷二穴　肘
尖二穴　照海二穴　列缺二穴　十宣十穴

牙齿两颔肿痛。

人中一穴　合谷二穴　吕细二穴即太溪穴也

上片牙痛及牙关紧急不开。

太渊二穴　颊车二穴　合谷二穴　吕细二穴
下片牙疼及颊项红肿痛。

阳溪二穴　承浆一穴　颊车二穴　太溪二穴
耳聋气痞疼痛。

听会二穴　肾俞二穴　三里二穴　翳风二穴
耳内或鸣或痒或痛。

客主人穴　合谷二穴　听会二穴
雷头风晕，呕吐痰涎。

百会一穴　中脘一穴　太渊二穴　风门二穴
肾虚头痛，头重不举。

肾俞二穴　百会一穴　太溪二穴　列缺二穴
痰厥头晕，及头目昏沉。

大敦二穴　肝俞二穴　百会一穴
头顶痛，名曰正头风。

上星一穴　百会一穴　脑空二穴　涌泉二穴　合谷二穴
目暴赤肿及疼痛。

攒竹二穴　合谷二穴　迎香二穴

后溪二穴，通督脉、小肠之经，在手小指本节后，握拳尖上。令患人手握拳取之。主治三十三证。

手足挛急，屈伸艰难。

三里二穴　曲池二穴　尺泽二穴　合谷二穴　行间二穴　阳陵泉二穴
手足俱颤，不能行步握物。

阳溪二穴　曲池二穴　腕骨二穴　阳陵泉二穴　绝骨二穴　公孙二穴
太冲二穴
颈项强痛，不能回顾。

承浆一穴　风池二穴　风府一穴
两腮颊痛红肿。

大迎二穴　颊车二穴　合谷二穴
咽喉闭塞，水粒不下。

天突一穴　商阳二穴　照海二穴　十宣十穴

双鹅风，喉闭不通。此乃心肺二经热。

少商二穴　金津一穴　玉液一穴　十宣十穴

单鹅风，喉中肿痛。肺三焦经热。

关冲二穴　天突一穴　合谷二穴

偏正头风及两额角痛。

头临泣穴　丝竹空穴　太阳紫脉　列缺二穴　合谷二穴

两眉角痛不已。

攒竹二穴　阳白二穴　印堂一穴两眉中间　合谷二穴　头维二穴

头目昏沉，太阳痛。

合谷二穴　太阳紫脉　头缝二穴在额角发尖处

头顶拘急，引肩背痛。

承浆一穴　百会一穴　肩井二穴　中渚二穴

醉头风，呕吐不止，恶闻人言。

涌泉二穴　列缺二穴　百劳一穴　合谷二穴

眼赤痛肿，风泪下不已。

攒竹二穴　合谷二穴　小骨空穴　临泣二穴

破伤风，因他事搐发，浑身发热颠强。

大敦二穴　合谷二穴　行间二穴　十宣十穴　太阳紫脉宜锋针出血

申脉二穴，阳跷脉、膀胱之经。在足外踝下微前赤白肉际是穴。主治二十五证。

腰背强不可俯仰。

腰俞一穴　膏肓二穴　委中二穴决紫脉出血

肢节烦痛，牵引腰脚疼。

肩髃二穴　曲池二穴　昆仑二穴　阳陵泉二穴

中风不省人事。

中冲二穴　百会一穴　大敦二穴　印堂一穴

中风不语。

少商二穴　前顶一穴　人中一穴　膻中一穴　合谷二穴　哑门一穴

中风半身瘫痪。

手三里穴　腕骨二穴　合谷二穴　绝骨二穴　行间二穴　风市二穴　三

阴交二穴

中风偏枯，痛疼无时。

绝骨二穴　太渊二穴　曲池二穴　肩髃二穴　三里二穴　昆仑二穴

中风四肢麻痹不仁。

肘髎二穴　上廉二穴　鱼际二穴　风市二穴　膝关二穴　三阴交二穴

中风手足瘈痒，不能握物。

臑会二穴　腕骨二穴　合谷二穴　行间二穴　风市二穴　阳陵泉二穴

中风口眼㖞斜，牵连不已。

颊车二穴针入一分，沿皮向下地仓穴，㖞左泻右，㖞右泻左，可灸二七壮。　人中一穴　合谷二穴　太渊二穴　瞳子髎二穴　十宣十穴

中风角弓反张，眼目盲视。

百会一穴　百劳一穴　合谷二穴　曲池二穴　行间二穴　十宣十穴　阳陵泉二穴

中风口噤不开，言语謇涩。

地仓二穴宜针透　颊车二穴　人中一穴　合谷二穴

夫中风者，有五不治也。开口闭眼，撒手遗尿，喉中雷鸣，皆恶候也。且中风者，为百病之长，至其变化各不同焉。或中于脏，或中于腑，或痰或气，或怒或喜，逐其隙而害成也。中于脏者，则令人不省人事，痰涎壅盛，喉中雷鸣，四肢瘫痪，不知疼痛，语言謇涩，故难治也。中于腑者，则令人半身不遂，口眼㖞斜，知痒痛，能言语，形色不变，故易治也。治之先审其证而后刺之，其中五脏六腑形证各有名，先须察其源，而名其证，依标本刺之，不无效也。

一、肝中之状，无汗恶寒，其色青，名曰怒中。

二、心中之状，多汗怕惊，其色赤，名曰思虑中。

三、脾中之状，多汗身热，其色黄，名曰喜中。

四、肺中之状，多汗恶风，其色白，名曰气中。

五、肾中之状，多汗身冷，其色黑，名曰气劳中。

六、胃中之状，饮食不下，痰涎上壅，其色淡黄，名曰食后中。

七、胆中之状，自侵牵连，鼾睡不醒，其色绿，名曰惊中。

腰脊项背疼痛。

肾俞二穴　人中一穴　肩井二穴　委中二穴

腰疼头项强，不得回顾。

承浆一穴　腰俞一穴　肾俞二穴　委中二穴

腰痛，起止艰难。

然谷二穴　膏肓二穴　委中二穴　肾俞二穴

足背生毒，名曰发背。

内庭二穴　侠溪二穴　行间二穴　委中二穴

手背生毒，名曰附筋发背。

液门二穴　中渚二穴　合谷二穴　外关二穴

手臂背生毒，名曰附骨疽。

天府二穴　曲池二穴　委中二穴

照海二穴，阴跷脉、肾之经，在足内踝下微前，赤白肉际陷中是穴。主治三十证。

小便淋沥不通。

阴陵泉穴　三阴交穴　关冲二穴　合谷二穴

小腹冷痛，小便频数。

气海一穴　关元一穴　三阴交穴　肾俞二穴

膀胱七疝，贲豚等证。

大敦二穴　兰门二穴　丹田一穴　三阴交穴　涌泉二穴　章门二穴　大陵二穴

偏坠水肾，肿大如升。

大敦二穴　曲泉二穴　然谷二穴　三阴交穴　归来二穴　兰门二穴在曲骨两旁各三寸，脉上是穴　膀胱俞穴　肾俞二穴横纹可灸七壮

乳弦疝气，发时冲心痛。

带脉二穴　涌泉二穴　太溪二穴　大敦二穴

小便淋血不止，阴器痛。

阴谷二穴　涌泉二穴　三阴交二穴

遗精白浊，小便频数。

关元一穴　白环俞穴　太溪二穴　三阴交穴

夜梦鬼交，遗精不禁。

中极一穴　膏肓二穴　心俞二穴　然谷二穴　肾俞二穴

妇人产难，子掬母心不能下。

巨阙一穴　合谷二穴　三阴交穴　至阴二穴_{灸效}

女人大便不通。

申脉二穴　阴陵泉穴　三阴交穴　太溪二穴

妇人产后脐腹痛，恶露不已。

水分一穴　关元一穴　膏肓二穴　三阴交穴

妇人脾气，血蛊、水蛊、气蛊、石蛊。

膻中一穴　水分一穴　关元一穴　气海一穴　三里二穴　行间二穴_{治血}
公孙二穴_{治气}　内庭二穴_{治石}　支沟二穴　三阴交二穴

女人血分，单腹气喘。

下脘一穴　膻中一穴　气海一穴　三里二穴　行间二穴

女人血气劳倦，五心烦热，肢体皆痛，头目昏沉。

百会一穴　膏肓二穴　曲池二穴　合谷二穴　绝骨二穴　肾俞二穴

老人虚损，手足转筋，不能举动。

承山二穴　阳陵泉穴　临泣二穴　太冲二穴　尺泽二穴　合谷二穴

霍乱吐泻，手足转筋。

京骨二穴　三里二穴　承山二穴　曲池二穴　腕骨二穴　尺泽二穴　阳
陵泉穴

寒湿脚气，发热大痛。

太冲二穴　委中二穴　三阴交二穴

肾虚脚气红肿，大热不退。

气冲二穴　血海二穴　太溪二穴　公孙二穴　委中二穴　三阴交穴

干脚气，膝头并内踝及五指疼痛。

膝关二穴　昆仑二穴　绝骨二穴　委中二穴　阳陵泉穴　三阴交穴

浑身胀满，浮肿生水。

气海一穴　三里二穴　曲池二穴　合谷二穴　内庭二穴　行间二穴　三
阴交穴

单腹蛊胀，气喘不息。

膻中一穴　气海一穴　水分一穴　三里二穴　行间二穴　三阴交二穴

心腹胀大如盆。

中脘一穴　膻中一穴　水分一穴　行间二穴　三阴交穴

四肢面目浮肿大不退。

人中一穴　合谷二穴　三里二穴　临泣二穴　曲池二穴　三阴交二穴

妇人虚损形瘦，赤白带下。

百会一穴　肾俞二穴　关元一穴　三阴交二穴

女人子宫久冷，不受胎孕。

中极一穴　三阴交穴　子宫二穴在中极两旁各三寸

女人经水正行，头晕小腹痛。

阴交一穴　内庭二穴　合谷二穴

室女月水不调，脐腹疼痛。

天枢二穴　气海一穴　三阴交二穴

室女月水不调，淋沥不断，腰腹痛。

肾俞二穴　关元一穴　三阴交二穴

妇人产难，不能分娩。

三阴交穴　合谷二穴　独阴二穴即至阴穴，灸之

列缺二穴，通任脉、肺之经，在手腕后一寸五分，是两穴，相来盐指头尽处是穴，两筋间。主治三十三证。

鼻流浊涕臭，名曰鼻渊。

曲差二穴　上星一穴　百会一穴　风门二穴　迎香二穴

鼻生息肉，闭塞不通。

印堂一穴　迎香二穴　上星一穴　风门二穴

伤风面赤，发热头痛。

通里二穴　曲池二穴　绝骨二穴　合谷二穴

伤风感寒，咳嗽胀满。

膻中一穴　风门二穴　合谷二穴　风府一穴

伤风四肢烦热，头痛。

经渠二穴　曲池二穴　合谷二穴　委中二穴

腹中肠痛，下利不已。

内庭二穴　天枢二穴　三阴交二穴

赤白痢疾，腹中冷痛。

水道二穴　气海一穴　外陵二穴　天枢二穴　三里二穴　三阴交二穴

胸前两乳红肿痛。

少泽二穴　大陵二穴　膻中一穴

乳痈红肿痛，小儿吹乳。

中府二穴　膻中一穴　少泽二穴　大敦二穴

腹中寒痛，泄泻不止。

天枢二穴　中脘一穴　关元一穴　三阴交二穴

妇人血积痛，败血不止。

肝俞二穴　肾俞二穴　膈俞二穴　三阴交二穴

咳嗽寒痰，胸膈闭痛。

肝俞二穴膻中一穴　三里二穴

久嗽不愈，咳唾血痰。

风门二穴　太渊二穴　膻中一穴

哮喘气促，痰气壅盛。

丰隆二穴　俞府二穴　膻中一穴　三里二穴

吼喘胸膈急痛。

彧中二穴　天突一穴　肺俞二穴　三里二穴

吼喘气满，肺胀不得卧。

俞府二穴　风门二穴　太渊二穴　膻中一穴　中府二穴　三里二穴

鼻塞不知香臭。

迎香二穴　上星一穴　风门二穴

鼻流清涕，腠理不密，喷涕不止。

神庭一穴　肺俞二穴　太渊二穴　三里二穴

妇人血沥，乳汁不通。

少泽二穴　大陵二穴　膻中一穴　关冲二穴

乳头生疮，名曰妒乳。

乳根二穴　少泽二穴　肩井二穴　膻中一穴

胸中噎塞痛。

大陵二穴　内关二穴　膻中一穴　三里二穴

五瘿等证

项瘿之证有五：一曰石瘿，如石之硬；二曰气瘿，如绵之软；三曰血瘿，如赤脉细丝；四曰筋瘿，乃无骨；五曰肉瘿，如袋之状。此乃五瘿之形也。

扶突二穴　天突一穴　天窗二穴　缺盆二穴　俞府二穴　膺俞一穴喉上

膻中一穴　合谷二穴　十宣十穴_{出血}

口内生疮，臭秽不可近。

十宣十穴　人中一穴　金津一穴　玉液一穴　承浆一穴　合谷二穴

三焦热极，舌上生疮。

关冲二穴　外关二穴　人中一穴　迎香二穴　金津一穴　玉液一穴　地仓二穴

口气冲人，臭不可近。

少冲二穴　通里二穴　人中一穴　十宣十穴　金津一穴　玉液一穴

冒暑大热，霍乱吐泻。

委中二穴　百劳一穴　中脘一穴　曲池二穴　十宣十穴　三里二穴　合谷二穴

中暑目热，小便不利。

阴交二穴　百劳一穴　中脘一穴　委中二穴　气海一穴　阴陵泉二穴

小儿急惊风，手足搐搦。

印堂一穴　百会一穴　人中一穴　中冲二穴　大敦二穴　太冲二穴　合谷二穴

小儿慢脾风，目直视，手足瘈，口吐沫。

百会一穴　上星一穴　人中一穴　大敦二穴　脾俞二穴

消渴等证

三消其证不同，消脾、消中、消肾。《素问》云：胃府虚，饮一斗不能充饥，肾脏渴，饮百杯不能止渴及房劳不称心意，此为三消也。乃土燥承渴，不能克化，故成此证。

人中一穴　公孙二穴　脾俞二穴　中脘一穴　照海二穴　三里二穴_{治食不充饥}　太溪二穴_{治房劳不称心}　关冲二穴

黑痧，腹痛头疼，发热恶寒，腰背强痛，不得睡卧。

百劳一穴　天府二穴　委中二穴　十宣十穴

白痧，腹痛吐泻，四肢厥冷，十指甲黑，不得睡卧。

大陵二穴　百劳一穴　大敦二穴　十宣十穴

黑白痧，头疼，发汗口渴，大肠泄泻，恶寒，四肢厥冷，不得睡卧，名曰绞肠痧，或肠鸣腹响。

委中二穴　膻中一穴　百会一穴　丹田一穴　大敦二穴　窍阴二穴　十宣十穴

以上八脉主治诸证，用之无不捷效，但临时看证，先取主治之穴，次取随证各穴而应之。或行针，或着艾，在乎用者之能以临时机变，活法施之，不可独拘于针也。

卷六

点穴论

《千金》云：人有老少，体有长短，肤有肥瘦，皆须精思斟量，准而折之。又以肌肉纹理、节解、缝会、宛陷之中，及以手按之，病者快然，如此仔细安详，用心者乃能得之耳。又云：或身短而手长，或身长而手短，或胸腹长或胸腹短，或大或小，又不可以一概而论也。凡点穴法，皆要平正四体，无使歪斜，灸时恐穴不正，徒坏好肉尔。若坐点则坐灸，卧点则卧灸，立点则立灸。反此一动，则不得真穴矣。凡灸先阳后阴，先上后下，先少后多，皆宜审之。

论艾炷大小

黄帝曰：灸不分三，是谓徒冤，炷务大也，小弱也乃小作之。凡小儿七日以上，周年以还，不过七壮，炷如雀粪大。经云：凡灸欲艾炷根下广三分。使火气不能远达，病未能愈，则是炷欲大，惟头与四肢欲小耳，但去风邪而已。

论壮数多少

《千金》云：凡言壮数者，若丁壮病根深笃，可倍于方数。老少衰弱，可减半。扁鹊灸法，有至五百壮千壮。曹氏灸法，有百壮五十壮，《小品》诸方亦然。惟《明堂本经》多云：针入六分，灸三壮，更无余论。故后人不准，惟以病之重轻而增损之。凡灸头顶，止于七壮，积至七七壮之。《铜人》若治风，则灸上星、前顶、百会，皆至二百壮。腹皆宜灸五百壮，若鸠尾、巨阙亦不宜灸多，多灸则四肢细而无力。又足三里穴乃云：多至二三百壮。心俞不灸，若中风则急灸至百壮，皆视其病之轻重而用之，不可泥一说，而又不知其有一说也。《下经》只云若是禁灸穴，《明堂》亦许灸一壮至三壮，恐未尽也。斯所谓五百壮、千壮，岂可一日而尽，必待三、五、七日，以至三年、五年，以尽其数乃可得也。

论点艾火

《下经》云：古来灸病，忌松、柏、枳、橘、榆、枣、桑、竹八木，切宜避之。凡取火，若得火珠曜日，以艾承之，得火为妙。次有火镜曜日，亦以艾引得火亦良。余用镔铁击碔石，得火亦可。今人有清油点灯，传火点艾是也，兼滋润灸疮，至愈不疼痛，用蜡烛更佳。

论避忌

《千金》云：欲行针灸，必先知本人行年宜忌，尻神及人神所在，不与禁忌相干即可。故男忌除，女忌破；男忌戌，女忌巳。又所谓血支血忌之类，凡医者不能知此避忌，若逢病人危会，男女气怯，下手至困，达人智士拘于此。若夫急难之际，卒暴之疾，命在须臾，宜速治之。若泥于禁忌，已伦（沦）于鬼神，岂不误哉。但一日止忌一时，如子午八法，不拘禁忌。若治未形之病，虽择良日服药针灸当也，亦宜架天时日恶。午以后不可灸，谓阴气未至，灸无不着，午前及早，恐人气虚，有眩晕之咎。急卒亦不可拘。若值大风大雨雷电，宜抽停之，必待晴明又灸可也。

论治灸疮

凡着艾，须要疮发，所患即瘥。不得疮发，其疾不愈。《甲乙经》云：灸疮不发者，用故履底灸令热熨之，三日而发。今又有用赤皮葱三、五茎去叶，于微火中煨熟，拍破热熨疮十余遍，其疮三日自发。亦有用麻油搽之而发者，亦有用皂角煎汤，候冷频点之而发者。又恐气血衰，宜服四物汤滋养者，盖不可一概而论。灸后务令疮发而去病也。凡贴疮，古人春用柳絮，夏用竹膜，秋用新绵，冬用兔腹上白细毛，猫腹上毛更佳。今人每用膏药贴之，日一二易，则疮易愈。无若一日两贴一易使疮脓出多而疾除也。若欲用膏药，必须用真麻油入治病之药，或祛风散气滋血疗损之药，随证入之为妙。

论忌食

经已灸之后，古人忌猪、鱼、热面，生酒动风冷物。鸡肉最毒，而今人灸疮不发者，用小鸡、鲢鱼食之而发者，所谓用毒而攻毒。其理亦可行也，但亦宜少用为佳。

论保养

凡灸后，切宜避风冷，节饮酒、戒房劳。喜、怒、忧、思、悲、恐七情之事，须要除之。可择幽静之居，养之为善，但君子智人，不必喻也。

择吉日

针灸吉日，丁卯庚午，甲戌丙子，丁丑壬午，甲申丙戌，丁亥辛卯，壬辰丙申，戊戌己亥，庚子辛丑，甲辰乙巳，丙午戊申，壬子癸丑，乙卯丙辰，己未壬戌，成开执日，忌辛未扁鹊死日。

吉日　月	正	二	三	四	五	六	七	八	九	十	十一	十二
天巫	辰	巳	午	未	申	酉	戌	亥	子	丑	寅	卯
天医	丑	寅	卯	辰	巳	午	未	申	酉	戌	亥	子
要安	寅	申	卯	酉	辰	戌	巳	亥	午	子	未	丑
凶日　月	正	二	三	四	五	六	七	八	九	十	十一	十二
白虎黑道	午	申	戌	子	寅	辰	午	申	戌	子	寅	辰
月厌	戌	酉	申	未	午	巳	辰	卯	寅	丑	子	亥
月煞	丑	戌	未	辰	丑	戌	未	辰	丑	戌	未	辰
独火	巳	辰	卯	寅	丑	子	亥	戌	酉	申	未	午
死别	戌	戌	戌	丑	丑	丑	辰	辰	辰	未	未	未
血支	丑	寅	卯	辰	巳	午	未	申	酉	戌	亥	子
血忌	丑	未	寅	申	卯	酉	辰	戌	巳	亥	子	午
除日 女吉日	卯	辰	巳	午	未	申	酉	戌	亥	子	丑	寅
破日 男吉日	申	酉	戌	亥	子	丑	寅	卯	辰	巳	午	未

| 火隔 | 午辰寅子戌申午辰寅子 | 戌 | 申 |
| 游祸忌服药 | 巳寅亥申巳寅亥申巳寅 | 亥 | 申 |

定取四花六穴之法

崔氏灸骨蒸痨瘵，若人初得此疾，即便如此法灸之，无不效者。但医多不得真穴，以致有误。今具真格，使学者一见了然无误，岂非活人之心哉。廷瑞谨识。

先用细绳一条，约三四尺，以蜡抽之，勿令展缩。以病人脚底贴肉量男取左足，女取右足，从足大拇指头齐起，从脚板底，当脚跟中心向后引绳，循脚肚贴肉直上，至膝腕曲䐐中大横纹截断。次令病人解发，分开两边，令见头缝，自囟门平分至脑后，乃平身正坐，取前所截绳子，一头从鼻端齐引绳向上，正循头缝至脑后，贴肉垂下，循脊骨引绳向下，至绳尽处，当脊骨以墨点记此墨不是灸穴。别以稻秆心，令病人合口，将秆心按于口上，两头至吻，却勾起秆心中心，至鼻端根下，如人此样，齐两吻截断，将秆展直，于先在脊墨记处取中横量。勿令高下，于秆心两头以墨点之，此是灸穴，名曰患门二穴，初灸七壮，累灸至一百壮妙。初只灸此二穴。次令其人平身正坐，稍缩臂膊，取一绳绕项向前，平结喉骨，又平大杼骨，俱以点记。向前双垂下与鸠尾齐，即截断灸鸠尾穴，却翻绳向后，以绳原点结喉墨放大杼上，大杼墨放结喉上，脊中双绳头齐会处，以墨点记此亦不是灸穴。别取秆心，令其人合口，无得动笑，横量齐两吻截断，还于背上墨记处，折中横量两头点之，此是灸穴。又将循脊直量，上下点之，此是灸穴，名曰四花穴。初灸七壮，累灸至百壮，迨疮愈。疾未愈，依前法复灸。故云：累灸至百壮。但当脊骨上两穴，切宜少灸，凡一次只可灸三五壮，多灸恐人蜷背。凡灸此六穴，亦要灸足三里，以泻火气为妙。若妇人缠帛裹足以至短小，所以第一次患门穴难以准量，但取右手肩髃穴，贴肉量至中指为尽亦可。不若只取膏肓穴灸之，其穴备载于后。次灸四花穴亦效。予尝见人初有此疾，即与依法灸之，无有不效。又有病根深固，亦依此法灸之，亦有可愈者，况初病者乎。具图于此。

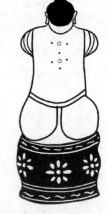

四花六穴图

此上二穴名患门，下四穴名四花，故曰四花六穴。

《千金方》 论取膏肓腧穴法

膏肓腧穴，无所不治，主羸瘦虚损，梦中失精，上气咳逆，狂惑失志。取穴之法，令人正坐，曲身，伸两手以臂着膝前，令正直手大指与膝头齐，以物支肘，勿令臂得摇动，从胛骨上角摸索至胛骨下头，其间当有四筋三间，灸中间，依胛骨之里，筋间深处是穴。骨容侧指许，摩筋肉之表筋骨空处，按之但觉牵引骨节动。灸至胛中各一穴，至六百壮，多至千壮，当觉气下砻砻然如若水状，亦当有所下出，并无停痰宿疾则无所下也。若病人已困，不能正坐，当令侧卧，挽一臂令前求穴灸之也。求穴大较，以右手从左肩上住指头表所不及者是也。左手亦然。乃以前法灸之。若不能正坐，常伸两臂，亦可伏衣袱上伸两臂。令人挽两胛骨，使相离，不尔胛骨遮穴不可得也。所伏衣袱当令大小常定，不然则失其穴。此灸讫后，令人阳气康盛，当消息以自补养，身体平复。其穴在五柱之上四柱之下，横去六寸许，相准望取之。

论曰：昔秦缓不救晋侯之疾，以在膏之下肓之上，针药所不及，即此穴也。孙真人笑其拙，不能求得此穴，所以宿疴难遣。若能用心按法灸之，无不愈者。其图明白备载于此，学者仔细详审，依法取之，无不得其真穴也。

一取穴法，医者先自坐，以目平正，却于壁上以墨作一大圈，却令患者坐，常使其目视圈，无得斜视别处，此亦良法也。须令灸人正坐，曲脊伸臂依法，医士以指揣颈后脊骨，一节为一寸，自一柱至五柱，逐一墨点记，令上下端直分明。且人有有颈骨者，亦有无颈骨者，当以平肩为一柱是也。以四柱至五柱，用秆心比量两柱上下远近，折为三分，亦以墨界脊上柱间，取第四柱下二分微多，五柱上一分微少，用笔点定，横过相去六寸之中，左右以为两穴，交下远近之准。大要两柱上下，合同身寸一寸三分七厘微缩，有无大段长短不同，以参考《甲乙经》。自大椎至尾骶，作二十一柱，量三尺之数分之。若柱节分明，纵然尺数不同，穴以柱数为定。若人肥大背厚，骨节难寻，当以平脐十四柱命门穴为准。上自大椎，下至命门，折为一十四柱，每柱一寸三分，合其穴无不真矣。

取膏肓穴图　　　　**二十一柱图**

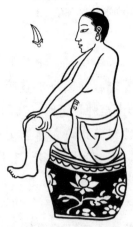
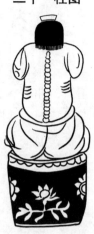

钩股取脊中五柱上

　　用前量同身寸秆心，自五柱上中央墨点处依脊骨向下量四寸至七柱点记，却两边斜量寸至灸穴。圈中心以为左右两穴高下平有准。

肾俞穴图

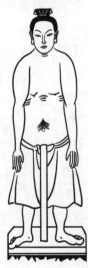

取肾俞穴法

　　令患人平身垂手，正立于平正木石之上，目无斜视，身无偏倚，去上衣服，用切直杖子，从地比至脐中央，截断，却回杖子于背上，当脊骨中杖尽处，即是十四柱命门穴也。以墨记，却用秆心取同身三寸，折作一寸五分，两头是肾俞穴也。

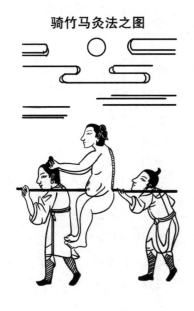

骑竹马灸法之图

取骑竹马灸法

　　其法从男左女右，臂腕中横纹起，用薄篾一条，量至中指齐肉尽处，不量爪甲，截断。次用薄篾，取前同身方一寸则可，却令病人脱去上下衣服，以大竹杠一条，跨定，两人随徐徐扛起。足要离地五寸许，两旁更以两人扶定，毋令摇不稳。却以前量长篾，贴定竹杠竖起，从尾骶骨贴脊量至篾尽处，以笔点记此不是灸穴。却用后取同身寸篾，取两寸平折，自中穴横量，两旁各一寸，方是灸穴。可灸三七壮。此二穴专治痈疽恶疮，发背疖毒，瘰疬诸风，灸之极效。

灸心气之法

　　先将秆心一条长者，比男左女右手掌内，大拇指根横纹量至爪甲肉止，以墨点记。次比盐指、中指、四指、小指，五指皆比如前法。再加同身寸一寸点定，别用秆心一条，与先所量秆心般齐，至再加一寸墨上，共结一磊，却令病人正坐，脱去上衣，以秆心分开，加于颈上，以指按定，磊于天突骨上，两边垂向背后，以两条秆心取般齐，垂下脊中尽处是穴。可灸五壮、七壮，神效。

灸心气法图

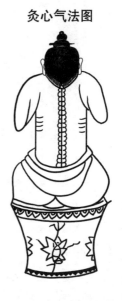

论一穴有二名

后顶—名交冲	强间—名大羽	脑户—名合颅
风府—名舌本	脑空—名颞颥	颅囟—名颅息
瘛脉—名资脉	素髎—名面王	水沟—名人中
承浆—名悬浆	廉泉—名舌本	睛明—名泪孔
巨髎—名巨窌	丝竹空—名目髎	颊车—名机关
肩井—名膊井	臑会—名臑髎	大椎—名百劳
命门—名属累	风门—名热府	督俞—名高盖
中膂内俞—名脊内俞	会阳—名利机	天窗—名窗笼
天鼎—名天顶	扶突—名水穴	缺盆—名天盖
人迎—名五会	天突—名天瞿	玉堂—名玉英
腧府—名输府	中府—名膺中俞	天池—名天会
中脘—名太仓	水分—名分水	神阙—名气合
会阴—名屏翳	四满—名髓府	横骨—名屈骨端
气冲—名气街	腹结—名肠窟	冲门—名慈宫
太渊—名太泉	商阳—名绝阳	二间—名间谷
三间—名少谷	合谷—名虎口	阳溪—名中魁
三里—名手三里	少冲—名经始	神门—名兑冲
少海—名曲节	少泽—名小吉	天泉—名天湿
阳池—名别阳	支沟—名飞虎	中都—名中郄
中封—名悬泉	蠡沟—名交仪	阴包—名阴胞
悬钟—名绝骨	漏谷—名太阴络	地机—名脾舍
血海—名百虫窠	下廉—名下巨虚	上廉—名上巨虚
阴市—名阴鼎	伏兔—名外勾	涌泉—名地冲
太溪—名吕细	然谷—名龙渊	照海—名阴跷
申脉—名阳跷	金门—名关梁	仆参—名安邪
昆仑—名上昆仑	付阳—名跗阳	飞扬—名厥阳
环跳—名髋骨	然谷—名然骨	

论一穴有三名

络却—一名强阳、一名脑盖

瞳子髎—一名太阳、一名前关

听会—一名听呵、一名后关

肩髃—一名中肩井、一名扁骨

膻中—一名亶中、一名元儿

上脘—一名上管、一名胃脘

气海—一名脖胦、一名下肓

气穴—一名胞门、一名子户

天枢—一名长溪、一名谷门

京门—一名气俞、一名气府

劳宫—一名五里、一名掌中

阳关—一名阳陵、一名关陵

复溜—一名昌阳、一名伏白

禾髎—一名长髎、一名禾窌

上关—一名容主、一名客主

前关—一名瞳子髎、一名太阳

脊中—一名神宗、一名脊俞

鸠尾—一名尾翳、一名𩨗骭

关元—一名丹田、一名大中极

中极—一名玉泉、一名气原

大赫—一名阴维、一名阴关

日月—一名神光、一名胆募

温溜—一名蛇头、一名逆注

阳交—一名别阳、一名足髎

承筋—一名腨肠、一名直肠

论一穴有四名

百会—一名三阳、一名五会、一名天满

攒竹—一名始光、一名光明、一名员柱

承山—一名鱼腹、一名肉柱、一名伤山

哑门—一名喑门、一名舌横、一名舌厌

章门—一名长平、一名季肋、一名胁髎

扶承—一名肉郄、一名阴关、一名皮部

论一穴有五名

石门—一名利机、一名丹田、一名精露、一名命门

论一穴有六名

腰俞—一名背解、一名腰户、一名髓孔、一名腰柱、一名髓俞

论一名有两穴

　　头临泣、足临泣　　腹通谷、足通谷　　手三里、足三里

　　头窍阴、足窍阴　　背阳关、足阳关

　　上针灸一书，京、闽叠刻，不无颠倒、差讹之弊，本堂谨依太医院校正，命工绣梓，通行天下，四方学士幸早镜之。